ESSAI

SUR LA MANIÈRE ET LES MOYENS

D'EXERCER LA MÉDECINE

HONORABLEMENT.

LYON.

IMPRIMERIE TYPOGRAPHIQUE ET LITHOGRAPHIQUE

DE LOUIS PERRIN,

rue d'Amboise, 6.

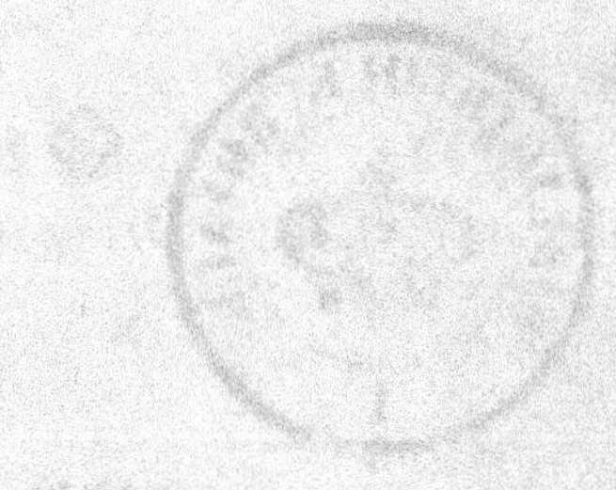

ESSAI

SUR LA MANIÈRE ET LES MOYENS

D'EXERCER LA MÉDECINE

HONORABLEMENT,

PAR

J. L. Fabre-Terreneuve,

Docteur en Médecine de la Faculté de Paris.

PARIS.

JUST ROUVIER ET E. LE BOUVIER,
rue de l'École-de-Médecine, 8.

LYON.

AYNÉ FILS, SUCCESSEUR DE LOUIS BABEUF,
rue Saint-Dominique, 2.

———

1836.

AVERTISSEMENT.

La manière et les moyens d'exercer la médecine
honorablement! Est-ce que l'art de guérir n'est pas
exercé avec toute la décence et la dignité convenables? Est-ce que les hommes honorables dont la mission est toute d'humanité et de bienfaisance, ne se
trouvent pas en harmonie avec l'état actuel de la
société? Existe-t-il quelque vice ou quelque déviation morale qui fasse descendre le médecin du
rang affecté aux bienséances et à l'honneur? Ou
enfin, est-ce que la science elle-même, inférieure
au siècle, ramène ses sectateurs aux époques de
superstition et de barbarie?

Bien des gens se feront ces questions, et fort
peu oseraient les résoudre par l'aveu des errements
existants et de la nécessité des améliorations.

C'est que d'abord fort peu sont compétents, et
que d'autres, satisfaits de l'état des choses, trou-

vent que tout est assez bien, par la difficulté pour eux de s'apercevoir que souvent tout est assez mal; que d'autres enfin, incrédules par nature, doutent de la possibilité d'amener à un état régulier l'exercice et l'usage de l'art.

Cependant des réclamations nombreuses, depuis plusieurs années, présentent des réformes à faire et des améliorations à introduire; depuis longtemps aussi le gouvernement a tenté d'y répondre favorablement, mais en vain : séances du conseil d'état, délibérations des corps savants, statistiques, documents, rapports, rien n'a pu jusqu'ici fixer assez les idées pour créer le code médical. C'est qu'il existe un principe vicieux dans la manière de considérer l'art de guérir, soit dans l'ensemble des connaissances qui le constituent, soit dans son exercice même; c'est qu'on a voulu fondre dans une pensée commune, tout ce qui est à l'usage de la société; et, au lieu de dégager la médecine de toutes les idées de trafic, de commerce ou d'industrie, on a cherché à la faire entrer en ligne avec toutes les professions; dès-lors il a fallu lui faire l'application des règles communes, et, dans les essais, s'apercevant à chaque pas de la multiplication des difficultés, on a tenté de lui tracer des dispositions législatives spéciales. Vains efforts encore! on ne fera pas une loi sur l'exercice de l'art de guérir, ou on en fera une très mauvaise.

Serait-ce que nous sommes prévenus personnellement, ou que nous voyons les objets sous un faux jour ? cela est possible. Cependant on trouve à redire à l'art, on trouve à redire aux hommes ; il y a sans doute des torts quelque part, et c'est à leur recherche que nous nous sommes appliqué ; il y a sans doute aussi des moyens d'y remédier, et nous nous sommes efforcé de le faire : tâche honorable s'il en fut jamais, mais périlleuse quand celui qui l'entreprend ne s'avance pasdans le monde, précédé d'une de ces réputations gigantesques qui écrasent les censeurs, avant que ceux-ci aient ouvert la bouche. Nous n'ignorons pas la prévention défavorable qui s'attache à de pareils essais, et l'on est toujours mal accueilli quand on conteste ou qu'on blâme, ou seulement qu'on fait entrevoir la possibilité du mieux autrement que les philanthropes du jour ne le présentent. Ne serait-ce pas plutôt que tout le monde veut bien faire, et que néanmoins, n'ayant pas la conscience d'avoir bien fait, chacun repousse les reproches en masse, pour qu'on ne puisse en faire aucune application personnelle. C'est une sorte d'égoïsme, c'est un tort d'une autre espèce ; et s'il ne s'agissait pas d'intérêts aussi majeurs que ceux dont traite la science médicale , on pourrait passer sous silence toutes ces faiblesses humaines , précisément par humanité.

Au reste , quelle que soit la forme que nous employions , notre but est aussi généreux que tout autre ; il a pu nous autoriser à parler avec franchise et à nous écarter de ce concert d'applaudissements, prodigués aux opinions et aux doctrines à la mode ; un sort malveillant n'a pas voulu nous abandonner à l'empire de ces croyances médicales qui , faisant le bonheur de tant de confrères , les laisse , dans une douce carrière , suivre le cours des choses, tracé dans le code écrit par les maîtres de notre époque. Hélas ! on n'est pas plus maître de soi pour croire que pour douter , et c'est peut-être pour un bien que notre voix hétérodoxe se fera entendre ; on a vu souvent les dissidents proscrits par une opinion , être réhabilités par une autre ; et , quel que soit le jugement qui nous condamne aujourd'hui , nous ne repoussons pas l'idée flatteuse d'avoir raison demain.

Et pourtant , quel motif n'avons-nous pas d'espérer d'être entendu à notre tour et même avec faveur? Nous célébrons dans la pratique de l'art, l'honneur , la probité , l'indépendance , la science , le talent , et nous en faisons des nécessités ; mais ce

n'est pas une raison de nous enfermer dans un éternel panégyrique; il y a un si grand inconvénient à
dire toujours ce qui est bien, que les gens honnêtes
finissent par n'en être pas flattés du tout; si peu
estimable que l'on soit, on ne se soucie guère d'ê-
tre enfermé dans ces éloges universels, espèce de
communauté où l'homme pervers prend effrontément
une grosse part, et où enfin chacun puise à son gré
et suivant le besoin qu'il en a. Il est donc nécessaire, pour mieux apprécier ses semblables, d'éten-
dre la latitude jusqu'aux examens des faits et dits
auxquels ils ont pris part; et, en respectant les
personnes, de signaler par conséquent les torts,
les erreurs, l'égoïsme, la servilité et toutes les
passions cupides qui, faisant d'un art divin une
branche d'industrie, l'ont rendu passif du tarif et
de la patente.

De cette manière, il sera plus facile de refaire
les lots de ceux qui se les sont faits à eux-mêmes à
contre-sens de ce qui leur est dû, et l'on pourra
juger un homme, non sur le fond banal de bienveillance et d'égards où se réfugient l'ignorance et
la fourberie, mais sur ce qu'il est et ce qu'il fait
personnellement.

Toutefois, si nous trouvons des torts à ce qui
existe, il sera bien aussi facile d'en trouver à ce

que nous disons ; mais nous ne travaillons pas à
rectifier les errements dans l'art de guérir avec la
condition d'avoir raison sans contrariétés.

Parmi les questions que nous soulevons et qui
pourraient donner lieu à de graves objections, il
en est qui seraient de nature à fixer l'art de guérir
dans la véritable voie, si nous avions assez de talents pour les résoudre : c'est celle de la certitude
des faits, puis celle de la manière d'observer, enfin
celle de la thérapeutique. Ces objets sont si importants, et il y a tellement à reprendre, si l'on croit
aux progrès, que, ne pouvant présumer tant d'hommes habiles dans l'erreur à cet égard, nous avons
presque douté de nous ; il serait possible qu'un mouvement d'orgueil ou de mécontentement eût bou-
leversé toutes nos idées contrairement à la justice
et à la vérité, ou que, dans l'absorbation profonde
d'une opinion particulière, nous ayons contesté les
résultats de l'observation et de l'expérience ; voyez
cependant nos chapitres des faits, de l'observation
et de l'expérience ; lisez-en quelques autres, ou
plutôt lisez le tout; aussi bien l'esprit de vertige
qui nous aurait inspiré dans quelques parties, n'aurait pas laissé assez de répit à la raison pour nous
faire dédire autre part ; et si nous avons mal fait
d'exposer que la chose médicale va mal et pourrait

aller mieux, nous consentons à avoir tort jusqu'au bout.

Après avoir donc examiné quelques points principaux, et fait ressortir les rapports et les proportions existantes entre la science médicale et les médecins, ce qui constitue la première partie de ce livre, nous passons à la deuxième sous le titre de *Rapports et proportions entre les Médecins et les Malades*. C'est là qu'il y aurait à observer et autant à dire, si nous étions capable de suffire à peindre tant d'actions louables, de procédés généreux, de faits sublimes, de la part des médecins, et tant de jugements faux, de comparaisons offensantes, d'appréciations ridicules de la part des individus qui souffrent et encore plus de ceux qui sont guéris.

Il nous faudrait, pour en venir là, passer en revue la société tout entière, et la montrer à notre égard gouvernée par l'égoïsme d'abord, puis par une opinion ridicule sur le nivellement des professions : opinion injuste et arriérée dans l'échelle de la civilisation, parce que les rapports d'un homme avec la puissance créatrice et conservatrice des êtres, ne peuvent être assimilés aux rapports d'un homme avec un autre ou avec les objets matériels dont il dispose à son gré. Il y aurait là sans doute une espèce d'insulte, si l'on avait senti de qui elle part ; mais elle n'en atteint pas moins au cœur, l'homme sage qui a étudié l'art de guérir dans un noble but.

Nous faisons donc ressortir les diverses positions où les médecins sont placés dans le monde, et toutefois, nous ne négligeons pas les occasions de donner les caractères qui distinguent ces hommes honorables de ceux qui, ayant les mêmes prétentions, sont loin d'avoir leur mérite.

Ainsi, après avoir exposé, non du mieux qu'il se pourrait, mais du mieux que nous avons pu, ce que c'est que les malades, la réputation, la confiance, la médiocrité, le charlatanisme, nous finissons par la considération et les honoraires : questions intéressantes par elles-mêmes, et qui, bien résolues, détermineraient les vraies relations entre les médecins et les autres membres de la société. On pourrait voir que le désintéressement, préconisé comme une des vertus nécessaires à l'exercice de l'art, est pourtant obligé de céder fréquemment à une autre vertu plus impérieusement exigée des deux parts, l'indépendance réciproque. A cette occasion, nous essayons de démontrer que la société, plus que les médecins, a demandé cet affranchissement de toute obligation morale par une expression matérielle : moyen pitoyable par fois, mais élevé au niveau des qualités et des mérites ayant cours dans le monde, par la gêne qu'impose à l'obligé la reconnaissance due à celui qui oblige, et surtout par la difficulté de mesurer ce que l'on se doit, quand le service est trop élevé pour être compris.

Ensuite nous passons à la troisième partie intitulée *Motifs, intérêts ou causes déterminantes dans l'exercice de la Médecine.* Bien des personnes pourraient être surprises de ce qu'il y ait là matière à plusieurs chapitres, parce que l'on croit généralement que si l'on a étudié l'art de guérir, c'est pour le pratiquer dans un seul but ; l'esprit public est assez façonné à un étroit égoïsme pour ne présumer aucune autre impulsion dans les fonctions sublimes que nous avons à remplir ; nous cherchons à la rectifier, et au besoin nous ne manquerions pas de généreux exemples pour appuyer nos raisons.

Cette troisième partie est donc consacrée à faire connaître les rapports de l'impulsion avec le but, et ce n'est pas la moins importante : il n'est pas messéant à un malade d'examiner, sous le rapport social seulement, pourquoi il accorde sa confiance à un médecin ; et il n'est pas mal que celui-ci puisse juger, lui et ses confrères : d'ailleurs, les actions des hommes ne sont pas des représentatifs tellement exacts de leur mérite, que, pour savoir à quoi s'en

tenir, il ne faille rechercher la cause des déterminations; on aura beau objecter des difficultés pour
en venir là, quelque mystérieuse que soit la conscience humaine, il n'est pas qu'elle ne se trahisse
quelquefois et ne révèle, malgré l'intérêt des uns
et la modestie des autres, aussi bien l'indigne et le
pervers que le sage et le vertueux; et il est toujours bon de les connaître tous.

Enfin, nous arrivons à la quatrième et dernière
partie, sous le titre de *Moyens pour exercer l'Art
honorablement et maintenir les médecins à la
hauteur de leur profession.* Nos discours ont ici
un air d'exhortations et de conseils, qui pourrait
bien ne leur être pas favorable; c'est peut-être à
cause de cela que notre livre sera mal venu dans
le monde : des conseils ont souvent plus besoin de
l'autorité d'un grand nom pour être entendus, que
de l'expression la plus bienveillante et la plus raisonnable; et tout en convenant qu'il y aurait du bon
dans nos pages, on pourrait trouver mauvais que
nous n'ayons pas laissé à d'autres le soin de le dire;
mais il ne s'agit pas de l'auteur : il est facile de
faire abstraction de lui pour voir seulement le sentier qu'il trace, et s'il indique la bonne voie; il en
sera assez flatté pour n'avoir pas besoin de remer-
ciments.

Nous parlons donc de la manière de se conduire, soit auprès des malades, soit entre confrères, soit relativement à la science elle-même. Nous insistons principalement sur la nécessité de l'indépendance pour exercer avec honneur et dignité, et l'on verra que nous n'entendons pas ici parler de ces ressources matérielles et vulgaires, départies à tort et à travers par la fortune à l'homme souvent le plus sot et le moins indépendant ; notre indépendance, à nous, se tire d'une source plus élevée, et n'est au pouvoir de personne ; le savoir, le talent, le génie, établissent un empire auquel les grands de la terre sont assujettis, bon gré mal gré, à leur tour, comme l'indigent ; ils sont une nécessité pour quiconque, en dépit des stoïciens et des esprits forts, veut obtenir un sursis à l'inévitable arrêt.

Ayant donc ainsi exposé la forme de notre livre et donné un sommaire de la matière dont il traite, il serait presque inutile de faire remarquer que notre pensée dominante, en l'écrivant, a été d'essayer ce que les lois, décrets et règlements n'obtiendront jamais dans l'exercice d'un art qui échappe à toutes les surveillances administratives, à toutes les prévisions des législateurs et à toutes les répressions de la justice. Nous étions persuadé que la législation médicale s'écrit mieux dans le cœur des

honnêtes gens que dans certains codes, parfois
ridicules et presque toujours inutiles ; que le seul
tribunal compétent était un public éclairé et non
encroûté de préjugés et de sottises ; qu'un autre
tribunal, tout spécial pour juger les actes médicaux, était le corps des médecins, mais des médecins capables ; et qu'enfin en montrant les divers
rapports de la science avec les hommes et des
hommes entr'eux, il y avait moyen de faire ressortir
le mérite ou les torts, les droits ou les usurpations,
et de fixer à chacun la place qu'il doit occuper dans
le monde.

*

ESSAI

SUR LA MANIÈRE ET LES MOYENS

D'EXERCER LA MÉDECINE

HONORABLEMENT.

PREMIÈRE PARTIE.

DES RAPPORTS ET DES PROPORTIONS QUI EXISTENT ENTRE LA MÉDECINE ET LES MÉDECINS.

Plus n'est le temps où il était permis à Paracelse de proclamer impunément ses extravagances scientifiques, et de proposer son bonnet à la présidence des académies. Un progrès réel dans l'esprit humain est celui des bienséances ; et quelque impétueuses que soient les passions jalouses et cupides, la pudeur publique oblige tout orateur à couvrir sa pensée de formes honnêtes et convenables. Les intentions n'en sont pas quelquefois meilleures ; mais elles s'expriment assez discrètement pour qu'elles soient tolérées. Enfin, quand on a dit décemment ce que l'on veut dire, il est presque convenu qu'on a raison ; nous n'oserions pas pourtant, malgré nos efforts, nous flatter d'un pareil avantage. La matière de cette première partie porte avec elle une difficulté qu'en dépit de nos précautions, bien des gens seront tentés de regarder comme un procès aussi injuste que mal défendu. Comment comprendre qu'il y a des disproportions entre la science médicale et les médecins, puisque la première n'existe que par rapport à ceux-ci ? Et comment concevoir qu'on n'exercera pas honorablement dès qu'on sera honnête homme ? C'est précisément là notre question.

La condition du médecin honnête homme, n'est pas seulement dans l'obligation de donner des soins à ceux qui les réclament, mais aussi de se mettre en position de savoir, de connaître, d'apprécier tout ce que ces soins exigent d'après l'état de la science ; dans ce but, de juger la science elle-même, et pour cela, se mettre en état de le faire. Certes, ce n'est pas dans une douce quiétude que l'esprit doit se tenir quand on dispose de la vie des hommes, quelque raison qu'on ait d'être satisfait de soi-même.

On voit donc que, pour pratiquer honorablement, il ne suffirait pas d'un cœur généreux, d'un caractère facile et humain, et d'une probité ordinaire ; c'est une existence scientifique, d'un ordre supérieur, qu'il faut se procurer ; c'est dans une atmosphère philosophique qu'il faut continuellement vivre, pour se mettre à l'abri des doctrines et des systèmes ; c'est dans une position élevée par les sentiments et la conduite personnelle qu'il faut se placer, pour n'être pas atteint de toutes les suggestions de la cupidité, et n'être pas dégradé par les impulsions de besoins matériels. Il est tant de causes aussi imprévues qu'impérieusement assaillantes dans la vie de l'homme, qu'on n'est jamais sûr de soi pour soi-même, et à plus forte raison pour les autres.

Toutefois, malgré notre envie de bien dire, il est des objets difficiles à présenter ; et quelque utile que soit au monde une expression de la vérité, elle est rarement de nature à réunir beaucoup de suffrages, et à glisser dans le monde entre les termes mesurés d'une censure bienveillante et les applandissements ménagés d'un compérage bénévole. Notre premier mot peut éveiller trop de susceptibilités pour passer en paix avec ceux qui viennent ensuite appuyer bien ou mal toutes ses conséquences : de ce que nous disons que la science est au dessus de l'homme, on interprétera naturellement que tel individu en réputation, loin de posséder l'omniscience médicale, en est encore à l'alphabet de l'art. Aussi nous hâterons-nous de déclarer dans quelles conditions notre assertion se trouve vraie, et combien, au contraire, elle mériterait l'assentiment de ces médecins respectables dont la tête est aussi encyclopédique que le cœur est loyal, dès que nous nous serons suffisamment expliqués. Jusque-là, loin de prendre en mauvaise part le dédain de tel savant à qui la médecine a des obligations et doit des progrès, nous n'y verrions que l'expression d'une conscience fatiguée par une supposition offensante ; et nous ne l'en estimerions pas moins, si, emporté par la conviction de sa supériorité, il croyait de sa dignité de refuser de nous entendre, par la raison que l'on garde un silence vengeur sur ce que l'on prend pour une injure. Mais en compensation, et la justice le veut ainsi, nous examinerons jusqu'à quel point l'amour-propre peut déguiser les véritables droits à nos déférences, et donner, sous des apparences trompeuses, le change à nos bonnes intentions.

Cependant nous sommes si faciles, que, bien loin de chercher à dénigrer le vrai mérite, nous donnons une telle latitude à tout ce qui lui ressemble, que nous consentons à prendre la médiocrité elle-même, si elle se trouve unie à la bonne foi, pour une espèce de vertu dont il faut tenir compte au siècle présent, surtout si on la rapproche de ces combinaisons astucieuses, de ces systèmes de jonglerie qui, au nom de la science elle-même, prennent des formes si habilement variées, que lorsqu'on crie de toutes parts au charlatanisme, on ne trouve nulle part le charlatan. Nous noterons surtout qu'un sot honnête, tant bouffi soit-il de sa suffisance ou empâté du peu qu'il a appris, est néanmoins susceptible, jusqu'à un certain degré, d'une conversion au sens commun et à la raison, pour peu qu'on opère sur ses facultés une démonstration matérielle de sa sottise. Les ressources, comme on le voit, existent ici en faveur de la probité médicale ; il n'en est pas de même du charlatan, parce que les rôles sont changés, et que celui-ci, loin d'être le sot, travaille seulement à rendre tel celui qui a la bonhomie de l'écouter. La matière n'y fait rien, et la science elle-même n'est pas assez privilégiée pour servir de texte à des intérêts autres que les siens.

Enfin, n'être pas charlatan est fort bien sans doute, mais encore il faut n'être pas dupé pour ne pas duper les autres, et retomber par la crédulité dans les inconvénients qu'on voudrait éviter par la bonne foi. Il faut frapper du pied et le siècle et ses erreurs, dès que les résultats vous ont appris à les juger. Vainement on veut se sauver des torts par la conviction, et l'on croit avoir rempli ses devoirs parce qu'on a cédé aux impulsions d'une croyance médicale quelconque : sottise et niaiserie ! si ce n'est pas une faute grave. Nous disons assez ailleurs que si l'on n'est pas médecin pour soi tout seul, il ne faut pas se faire centre de l'empire médical, et prendre sa foi pour les lois éternelles de la vie et de la santé. Il faut tout voir, tout savoir, tout juger. Certes, la médecine ne se borne pas à une opinion ; et quelque avantageuse que paraisse la doctrine d'Hippocrate, il n'est pas convenable de se livrer exclusivement à elle sans l'avoir comparée tour-à-tour à celle des animistes, des alchimistes, des arabes, des solidistes et autres. C'est dire assez que, dans cette première partie, loin de nous livrer à une doctrine quelconque, nous faisons entrevoir le danger de l'exclusion comme celui d'un dévouement absolu à telles idées plutôt qu'à telles autres ; c'est au moins ce qu'on pourra conclure de ce que nous allons dire. Que signifient, en effet, nos chapitres sur la vie, pour ne pas exposer ce ce qu'il en est ? sur la pathogénie, pour en proposer une sans développements ? sur les faits, pour dire qu'il ne faut pas s'y fier ? sur la thérapeutique, pour soutenir que la nature fait presque tout ? sur l'observation, pour prouver qu'on observe mal ? sur l'expérience, pour établir qu'on n'est pas sûr de soi ? et ainsi des autres. Mais de ces insuffisances et de ces contradictions, on fera jaillir l'esprit de prudence, de réserve, de doute et d'indépendance, sans lequel il n'y a point de vrai médecin.

CHAPITRE PREMIER.

DE LA VIE, OU DU PRINCIPE VITAL.

Si quelque physiologiste ou psycologiste se fût clairement expliqué sur l'article de la vie ou du principe vital, probablement tout le monde le saurait, et nous aussi ; et nous n'aurions pas besoin de nous demander pourquoi nous existons d'une certaine manière ici, à cette époque, et non autrement, ailleurs ou en d'autres temps.

La définition de la vie est une question présomptueuse qu'on se fait hardiment, et qu'on ne résout jamais. On s'essaie ; mais dans tous les efforts tentés pour pénétrer le secret, il y a une puissance qui ramène toutes les discussions à un examen de détails et de localités. Involontairement nous opérons ainsi pour acquérir les notions dont nous avons besoin, et il ne serait pas sans importance de rechercher pourquoi nous procédons de cette manière. La connaissance des voies par lesquelles on veut arriver au but, devrait être la première à acquérir, si une présomption innée ne nous conduisait directement à notre objet, sans l'examen préalable de nos moyens investigateurs.

Il est certain que la méthode analytique a pour effet de rapprocher l'objet de l'observateur, en conformant ses qualités ou propriétés à la manière

d'être de celui-ci, c'est-à-dire de donner les notions
que l'observateur est susceptible de recevoir, sans
établir que ces notions constatent bien la réalité de
l'objet dont elles partent. Il n'en serait probablement pas de même si, par le procédé opposé, l'observateur était appliqué à l'objet des études, ou,
en d'autres termes, si le premier était obligé de se
proportionner à l'objet, et partant d'examiner ses
propres ressources, ses facultés et leurs effets. Tout
ceci est plus important qu'on ne pense; nous mar-
chons directement au but dans nos études, comme
si nous avions la certitude de l'atteindre, tandis
qu'il serait si convenable d'examiner pourquoi nous
ne l'atteignons jamais.

Toutefois, l'examen des résultats dans l'étude
des sciences confirme notre opinion; et nous voyons
en effet les différents auteurs ramener dans leurs
doctrines l'élément de la vie ou la nature intime de
l'homme, à une idée d'organisation matérielle, et
partant de localité.

Consentirait-on à rappeler près des opinions modernes celles de quelques philosophes de l'antiquité?
l'orgueil de notre époque ne le permet pas trop !
Cependant le siècle de Platon ne le cède à aucun
dans l'histoire de la psycologie; mais nous ferions
ainsi, seulement pour prouver que de tout temps
on a procédé de la même manière, et qu'on a obtenu
des résultats toujours à peu près semblables.

Des résultats ! disons plutôt des opinions ; car
après tout, beaucoup ont dit où se trouvait le principe de la vie, mais nul ne l'a démontré.

Nous ferons remarquer que, sous cette expression de la vie, nous comprenons ce qu'on a enseigné de tout temps sur l'ame, l'archée, l'énormon, l'esprit vital, sans contrarier beaucoup les conséquences que les différents auteurs ont attribuées à ces diverses dénominations; nous constatons plutôt que ce que les sciences ont fait de progrès, regarde les organes en particulier, et non le principe qui les anime.

Ainsi, nous trouvons toujours l'élément immatériel logé en quelque sorte arbitrairement dans un organe, une partie d'organe, au gré de tel ou tel philosophe ou physiologiste. Xénocrate le place dans la partie supérieure du cerveau; Hérophile, à sa base; Straton, dans sa partie antérieure; Hérodote, auquel il faut joindre plusieurs modernes, entr'autres Willis, Perrault et Drelincourt, le loge dans sa partie postérieure, c'est-à-dire dans le cervelet; d'autres lui donnent pour siége diverses parties du centre de l'encéphale; Blemor, Lauscisi, Lapeyronie, Descartes, pensent que ce doivent être les couches optiques, le corps calleux ou la glande pinéale. Le centre des centres nerveux, trouvé par M. Magendie, s'y rapporterait assez. Hippocrate, les péripathéticiens, l'école de Montpellier, ont presque indiqué le cœur et le centre épigastrique comme le lieu principal où réside la vie. Diogène, Moschus, Héraclite, avaient à cet égard des idées peut-être plus vraies: ils considéraient plus probable le principe de la vie répandu universellement dans toutes les parties.

Que si maintenant tant d'opinions diverses ne répondent pas à la question, on n'est pas plus satisfait de celle qui attribuerait le siége principal de la vie à un système d'organe quelconque. Ce ne serait pas le système cérébro-spinal, puisqu'il n'est qu'un moyen, qu'un intermédiaire, et que ses fonctions mêmes ne sont pas rigoureusement démontrées, attendu que la huitième paire contrarie toutes les doctrines à ce sujet, et puisqu'encore le sang, la partie la plus animalisée, ne reçoit pas de nerfs, et pourtant se meut par elle-même, et qu'enfin l'appareil nerveux disparaît dans les dernières classes des invertébrés. La vie n'a pas plus son point central dans le cœur et le système sanguin ; les animaux des dernières classes zoologiques en sont privés, et il ne reste à ceux-ci, pour témoignage de leur participation à la vie, que des fonctions assimilatrices.

Que si maintenant on étudie la nature particulière de la fibre et de la molécule organique, on leur reconnaît des propriétés spéciales, un mouvement inhérent à leur manière d'être ; c'est ce que Haller avait appelé *irritabilité*, mais que Legallois avait distingué d'une nouvelle propriété, la *contractilité*, et puis enfin la *sensibilité*. Mais ce sont là seulement des résultats, des effets, des manifestations diverses de la puissance vitale.

L'anatomie est parvenue à peu près au degré de perfection que nous pouvons lui faire atteindre ; et tant qu'elle consiste dans la connaissance des formes, c'est une science d'objets matériels. Cependant, avec tant d'exactitude, nous ne sommes pas satisfaits; notre esprit cherche encore après que nos yeux ont tout vu. Nous sentons qu'il nous faudrait une idée positive du mécanisme animal, de la même manière que nous avons une idée du canard de Vaucanson. Nous savons comment l'oiseau-machine se meut, et nous avons foi au mécanicien, tandis que nous trouvons l'anatomiste en arrière de son but : c'est que celui-ci n'est pas l'ingénieur qui conçoit, ni l'ouvrier qui exécute ; il est seulement l'explicateur des objets dans le cercle étroit de ses perceptions, et ne peut aller au delà. Tout mécanisme consiste moins dans la connaissance des pièces matérielles, que des rapports amenant pour elles la nécessité de se mouvoir les unes par les autres. Or, la physiologie, si elle ne se bornait pas à ne relater, des mouvements vitaux, que ce qui tombe sous les sens, pourrait mieux apprécier la nature des ressorts secrets de l'organisme ; mais encore, parce que l'étude matérielle des organes donne les limites apparentes du phénomène, on ne va pas plus loin ; et l'on comprend facilement qu'on est encore bien plus restreint dans la connaissance du premier moteur.

Ne serait-ce pas que dans l'étude des êtres organisés, les notions d'objets matériels sont très insuffisantes pour expliquer le but auquel nous tendons, et que l'esprit se satisfait plutôt des phénomènes de la vie, considérés en eux-mêmes par l'effet direct de la puissance qui les produit, que par le moyen intermédiaire qui les exécute?

Cette proposition ne se concevrait pas trop dans

l'esprit systématique qui régente la science médicale à l'époque présente, mais nous avons besoin de dire ici, une fois pour toutes, que nous ne nous asservissons à aucun système ni à aucune doctrine ; nous jugeons comme nous mettons les autres dans le cas de juger eux-mêmes ; la science des êtres est de tous les temps, et ne s'astreint pas au joug de l'opinion. Aujourd'hui, on ne devrait pas être mieux vus en expliquant le monde par les corpuscules que par les qualités, par l'alchimie que par les formules d'Aristote.

Nous savons trop bien que les hommes se mettent ordinairement à la place des choses, et qu'ils donnent leur avis en témoignage de la vérité ; ils tiennent pour démontré ce qu'un d'entr'eux a dit, et c'est la foi des uns qui garantit les dogmes de l'autre.

Au reste, qu'importeraient les expressions particulières ? Dès que l'on constate un phénomène, ou plutôt la forme de ce phénomène, c'est toujours un progrès, sinon dans la science elle-même, au moins dans le langage physiologique ou médical, et l'on ne peut que s'encourager à continuer. Il ne faudrait donc pas rabaisser des travaux longs, pénibles, difficiles, sous prétexte qu'ils sont inutiles ; car il n'y en a aucun qui le soit absolument. Il s'agirait de s'avouer les difficultés que ces travaux soulèvent, comme de convenir de ceux qu'ils aplanissent, et enfin de voir la progression dans l'étendue, et non dans la limite.

Cependant il faut convenir que nos explications sur la vie et ses phénomènes sont plutôt des haltes que de vrais progrès ; ce sont des textes pour les systèmes ou les doctrines, qui nous reposent de nos excursions ; ce sont des buts factices qu'on se crée par le besoin qu'on en a.

Mais, il faut l'avouer, de quelque point que l'on parte, la disproportion entre les travaux ou les recherches, et les promesses qu'on se fait dès qu'on veut étudier la source ou le principe de la vie, se démontre presque toujours par la faiblesse ou la nullité des résultats ; mais s'il y a ensuite dégoût par l'impossibilité du succès tel qu'on l'entendait, ou lassitude par la longueur ou l'étendue des travaux, il survit à tant d'efforts quelque chose d'avantageux, dont nous allons parler, non attendu ni recherché, et qui n'est pas sans utilité. Cela est personnel à l'investigateur, physicien ou philosophe ; cela le dispose à mieux saisir les réalités, et à se tenir en garde contre toute espèce d'errement.

Cependant, il ne faut pas croire que pour se trouver dans les dispositions favorables à la pénétration de l'*éternel secret*, une volonté soit suffisante ; on ne se place pas à son gré dans la situation où l'on a besoin d'être pour contempler d'abord la matière de si hautes études, et la discuter ensuite ; il faut s'y préparer de loin par la science des êtres, la science de l'organisation matérielle, et celle des facultés morales et intellectuelles, et avec tout cela, avoir un esprit étendu et un jugement sûr.

Tant de conditions ne donnent encore aucune certitude à quiconque s'aventure dans cette ténébreuse carrière, et l'on n'avance guère dans la solution du problème ; mais si l'on reste toujours inférieur à la question principale, on acquiert, en raison des efforts faits pour s'élever jusqu'à elle, ce quelque chose qui, ainsi que nous venons de le dire, nous rend propres à l'examiner : c'est l'épreuve faite des difficultés ; c'est l'avantage d'apprécier mieux les distances. Celle qu'on a parcourue est déjà une richesse ; celle à parcourir charme l'esprit comme un encouragement motivé, et se rend facile de tout ce que l'imagination et une louable ambition lui donnent de possibilité. Du point où l'on est resté jusque bien loin au delà, on présume avec plus de raison des obstacles à vaincre, et dans les régions inconnues, on se trace plus aisément le chemin au but ; enfin si, positivement parlant, on n'a pas fait faire de progrès à la science elle-même, on s'est mis à portée de mieux juger des progrès possibles. On sourit à d'heureuses éventualités pressenties, mais laissées à l'étude, au hasard et au temps. On est dans la position de tel ou tel : Newton ou Boerhaave. Le premier entrevoit des vérités démontrées seulement après lui, et l'Hippocrate hollandais annonce au monde la possibilité d'éteindre deux fléaux destructeurs de l'espèce humaine, et il a déjà prédit juste à l'égard de la variole.

Ainsi, ce n'est point par une exaltation désordonnée de l'esprit, par un acte d'illuminisme qu'on peut chercher et trouver au dessus d'une sphère commune de sublimes vérités ; les deux noms illustres que nous venons de citer sont des garants de la possibilité des succès, aussi bien dans la connaissance de la nature du principe vivifiant, que dans celle des divers objets de sa dépendance : objets immenses, embrassant l'univers, et qui ne peuvent se concevoir isolés les uns des autres, ni de ce même principe, leur lien éternel !

*

CHAPITRE II.

DE LA PATHOGÉNIE.

On ne pourra jamais bien s'entendre qu'en ramenant à l'unité de principe et de langage, une science immortelle que, depuis le commencement des siècles, le brillant charlatanisme des hypothèses assujettit à ses vues ; l'instinct de l'individualité ou la propension de chacun à tout ramener au point qu'il occupe dans le monde, s'y oppose, et, ainsi que nous l'avons dit au chapitre précédent, c'est toujours l'homme personnellement qui se découvre quand il s'agit de science et d'art ; aussi les progrès réels sont-ils moins marqués dans l'histoire des connaissances humaines, que l'existence des chefs d'opinion ou de doctrine.

Cependant il se rencontre des points de ralliement dans les travaux de quelques médecins dont la supériorité n'a jamais été contestée, parce que ces mêmes travaux sont le résultat de l'observation, toute imparfaite qu'elle est, et non des conséquences de doctrines ou de systèmes. Hippocrate, Arétée, Aurélianus, Alexandre de Tralles, sont à la tête de cette galerie d'hommes vénérables de l'antiquité ; mais Galien cesse de figurer dans leurs rangs, dès qu'il parle des quatre qualités ; ainsi Hérodicus, Asclépiade, Thémison sont les types de l'égoïsme scientifique ; ils se sont occupés de leurs noms , et il ne reste d'eux rien de plus. Dans nos temps modernes , les torts de la personnalité ne sont pas moindres ; cependant d'illustres médecins soutiennent encore l'art contre les envahissements des fausses doctrines , et parmi eux , le patriarche de Cos reconnaîtrait encore de généreux descendants.

Il y aurait donc une témérité extraordinaire ou une grande inconséquence de notre part, d'après ces aveux, de nous croire en droit de dire comment il faut se conduire dans l'exercice de l'art , au lieu de suivre modestement les traces de tant de grands hommes ; mais tel est l'art de guérir que ses principes les plus certains doivent être modifiés continuellement suivant les individus, les temps et les lieux , et qu'en conséquence les médecins ont besoin de se former , d'après les exigences , et d'accord tout à la fois avec les dogmes précieux que vingt siècles ont consacrés.

C'est en vertu de cette liberté de penser et de juger, et de ce besoin de le faire, que nous oserions replacer l'art dans des éléments plus étendus , plus universels, et partant plus susceptibles d'embrasser toutes les formes sous lesquelles le dépérissement, la destruction des êtres , peuvent se manifester , comme leur restauration peut se faire.

Ainsi , faisant usage d'expressions admises au jour présent, faute d'autres, et sans adopter toutes les conséquences de ce qu'elles pourraient représenter, nous accepterions le terme même d'*irritation*, afin de nous en servir comme de point de départ pour l'étude que nous ferions, et nous commencerions à examiner quelle est la nature de la lésion qu'elle représente, et par conséquent de quel mouvement morbide elle procède elle-même; en remontant de cette manière, nous aurions assez de motifs pour établir que la débilité ou l'affaiblissement de l'organisme en entier, est le degré le plus élevé et le premier reconnu, d'où l'on puisse suivre la série progressive de toutes les maladies; ce grand phénomène est très remarquable en ce que, pendant que les états subséquents sont si divers, lui seul se manifeste par des caractères assez uniformes pour en inférer son rapport immédiat avec le principe vital; et, chose remarquable encore! c'est que, comme une des épreuves les plus certaines, les moyens de restauration sont invoqués plus promptement par l'instinct même du malade que délibérés par la raison médicale. Sans nous arrêter à discuter le sentiment intérieur qui donne ainsi aux individus des pressentiments non trompeurs sur leur état morbide, nous reconnaîtrions qu'en effet, les ressources analeptiques produisent des effets heureux, et démontrent combien sont vraies les inspirations de la nature comme base de l'art de guérir.

Tous les jours, les praticiens reconnaissent l'avantage de cette médication primitive : une infusion de café ou de labiées, un peu d'huile volatile relèvent le cerveau d'un collapsus précurseur de l'apoplexie; un cordial diffusible raffermit l'organe pulmonaire contre un frisson, prodrôme d'une

congestion inflammatoire; un opiacé arrête subite-
ment certaines coliques qui précèdent souvent les
entérites ; il n'est presqu'enfin aucune maladie
qu'on n'ait pu arrêter ainsi, à la manifestation du
premier ou du deuxième degré.

En remontant ainsi à l'élément pathologique le
plus simple, le premier qui se développe, et en en
déduisant ses conséquences naturelles, on satisfait
en quelque sorte à ces mécontentements, ce sentiment de l'incomplet, qui a toujours lieu chaque fois
que l'esprit rencontre des obscurités ou des obstacles nés du fait des hommes plutôt que de la
nature des choses. Généralement on aime mieux
tenter les hasards par une plus longue route qui
puisse rapprocher du but, tant éloigné soit-il, que
d'être, par un sentier trop court, quoique bien frayé,
forclos de l'espoir d'une progression : en un mot,
il est loisible, il est convenable, dans toutes les
sciences, de chercher la limite de l'objet, mais
non de se la fixer soi-même ; agir autrement, c'est
se masquer les distances, et renoncer au but.

On discute autrement aujourd'hui, et nous en
convenons; aussi, malgré les procédés méthodiques
appuyés de raisonnements rigoureux, dans lesquels
on s'efforce de contenir, avec toute l'autorité de
l'algèbre et la puissance de la logique, la marche
et les progrès d'une maladie, la nature franchit, à
la vue des sectaires, ces barrières impuissantes, et
guérit à contre-sens de la doctrine, ou achève la
destruction des organes en dépit du médecin. La
seule voie ouverte à celui-ci, que ses études ont

ainsi laissé en arrière , afin qu'il soit encore quelque chose quand il est débouté si inopinément , c'est le retour sur lui-même par la considération de sa médiocrité; c'est un nouvel examen des dogmes en vertu desquels il a agi , et auxquels , pour être dispensé du doute , il avait subordonné sa raison ; c'est enfin un élan rapide qu'il doit donner à son esprit pour suivre les mouvements de la puissance vitale , soit dans les régions nébuleuses où elle enveloppe quelquefois ses actes , et où il faut , pour ainsi dire , les deviner à force de contention et de perspicacité , soit dans les faits partiels, plus sensibles, et qu'à force de persévérance , nous parvenons à coordonner avec plus de certitude.

La pratique médicale ne se fait pas autrement , et nous adjurons ici les médecins de bonne foi : combien de cas se sont présentés à eux , où , après un succès inespéré , ils ont tenté de raccorder aux dogmes de leur art, ce résultat subversif de leurs idées pour se sauver de l'humiliation de l'attribuer à un hasard heureux. Certes , le hasard se présente quelquefois dans les combinaisons des hommes ; mais pourquoi lui laisser l'initiative dans les domaines de la nature , où il est si convenable de le présumer possible , pour n'en être étonné ni surpris?

Laissons à part ce qui pourrait paraître systématique dans la pathogénie universelle ; nous sommes tellement circonvenus d'opinions déraisonnables dans l'histoire de l'art, qu'il faut douter de soi-même en dépit des meilleures intentions, et s'en rapporter seulement à l'expérience.

Pour quiconque observe attentivement, les maladies paraissent , en effet , moins constituer un certain nombre de désordres , qu'une succession de divers modes ou plutôt de divers degrés d'intensité de la même affection ; il paraîtrait même que le désordre primitif est unique et commun à tous les autres , et se fait éprouver d'abord dans l'ensemble de l'économie ; puis , par une réaction vitale des organes les plus vigoureux contre les plus faibles , il se fait sentir sur ces derniers , et détermine ainsi l'affection locale ; quand les organes sont à peu près dans un équilibre de force , le même effet se continue dans toute l'économie , et produit ce qu'on nomme des fièvres essentielles ; c'est ce qui se reconnaît dans la fièvre artificielle, celle qui est causée par l'exercice du corps ou les boissons stimulantes, et qui se continue par l'éphémère , la synoque, et se termine par l'ataxique ou la synoque putrique , suivant que la localisation se décide sur les systèmes nerveux et cérébral ou sur les viscères abdominaux. Il y a seulement à remarquer que l'impression désorganisatrice sur les tissus se fait ici un peu tard et ensuite d'une série de maladies primitives, et qu'elle pourrait ne pas se faire du tout ; ce qui explique comment dans un grand nombre de cas , l'autopsie ne donne aucune apparence de désordres matériels. D'autres fois l'altération des tissus est très prompte à se manifester, parce que la série morbide se passe très rapidement ; à peine même si la maladie primitive a le temps de se prononcer ; ainsi, dans les inflammations du parenchyme pulmonaire , la débilité est de plus courte durée , mais aussi proportionnellement l'irritation , l'inflammation , la gangrène , le sphacèle se suivent plus rapidement. Dans la pleurésie et le catarrhe , la série met plus de temps à se développer, et se prononce assez dans ses divers degrés : l'affaiblissement général est plus distinct, et ainsi des autres ; il n'y a , comme on le voit , que les modifications apportées par la nature de l'organe et des fonctions qu'il remplit. Quand l'encéphale doit être lésé de la perte de l'équilibre, la première maladie ou débilité se prononce par la pesanteur du corps , la lenteur des mouvements , la faiblesse des membres ; la deuxième , par la propension au sommeil, la difficulté d'exercer sa pensée, l'affaiblissement des sens ; la troisième , par la douleur, les vertiges , le délire ; la quatrième, par l'intensité plus grande des mêmes symptômes, dénonçant les progrès de l'irritation et de l'inflammation ; la série se continue ainsi par le ramollissement , la gangrène , et toutes les conséquences de ces derniers accidents.

Il ne faudrait pas croire se sortir entièrement des difficultés par la détermination des caractères d'une maladie , et parce qu'on aurait remonté aussi haut qu'on puisse atteindre pour observer et agir ; on ne doit pas conclure que la carrière en est plus facile ; elle est seulement plus étendue et oblige à envisager les objets dans de plus vastes dimensions.

Ainsi, l'application des moyens médicaux développe d'autres rapports, et l'étude se complique ; un état morbide quelconque , bien connu , n'est plus suffisant pour déterminer une même médication dans tous les cas analogues ; il faut tenir compte de l'influence des localités , des époques , des affections morales et de la constitution physique du sujet : influence quelquefois trop faible pour changer les formes de la maladie, ainsi que l'expérience l'apprend, surtout dans les épidémies , mais produisant des effets différents quand elle est renforcée de l'action du remède. Cela se comprend bien , en ce que dans les maladies , une lésion locale ou même un seul symptôme prédominant , et formant le caractère épidémique , couvre d'autres accidents particuliers à l'individu , lesquels en se développant par une action différente , quoiqu'avec le même moyen thérapeutique, couvrent à leur tour la maladie régnante, et produisent de ces états métabolélogiques où il est difficile de se reconnaître ; c'est alors qu'ont lieu ces désappointements si bisarres et si étonnants , que beaucoup de médecins doutent de leur art , au lieu de douter d'eux-mêmes.

Ainsi que nous l'avons dit , tout désordre de l'économie , se manifestant dès son début de la même manière , par une lésion dynamique dans le principe de la vie , devrait tenir une marche uniforme dans sa progression ; mais les mille et une causes modifiantes en font autant d'espèces diverses dans les nosographies et obligent les praticiens, soit par le raisonnement , soit par l'expérience , à trouver en effet dans les idiosyncrasies , les constitutions athmosphériques , les épidémies , les contagions, la raison de tant de différences.

L'étiologie serait donc la source immense où l'on puiserait les notions les plus sûres pour se reconnaître dans cette foule de lésions qui, identiques au début, deviennent si diverses à mesure qu'elles se développent ; on s'expliquerait alors cette multiplicité d'espèces qui surchargent les nosographies; on serait appuyé en cela de l'autorité des plus grands praticiens : entr'autres de Stoll, qui déclarait la nécessité de connaître les constitutions atmosphériques pour avoir un guide dans les maladies ; de Sydenham, dont quelques médecins systématiques ont cru flétrir la mémoire en l'appelant épidémiste; de Sauvages, qui, à la fin de ce livre, composé après trente années de travaux, avoue que l'étiologie est la science des principes dont dépendent les maladies. On apprécierait mieux les raisons qui ont pu faire varier la nomenclature de la fièvre continue dans son entier développement, et l'on verrait que cette pyrexie appelée *maligne*, *ardente*, *continue*, *hémitritée* par Hippocrate, Arétée et Galien, est la même que la fièvre bilieuse, l'entérite folliculeuse, l'affection typhoïde de plusieurs modernes; qu'elle est aussi la fièvre mésentérique de Baglivi, la méningo-gastrique de Pinel, la gastro-duodénique de M. Broussais, la dothinentérite de M. Bretonneau. On serait en garde contre un avenir toujours menaçant de nouvelles dénominations fondées sur de nouvelles doctrines, à mesure que le temps use celles du moment présent.

Il faudrait donc chercher autre part des moyens de la reconnaître, et l'on ne peut toutefois discon-

venir que l'étiologie éclaire souvent mieux le praticien dans les divers désordres de l'économie que
le diagnostic lui-même, puisque nous sommes forcés
d'avouer que des cas reconnus semblables, soumis
à une même médication, ont fréquemment une terminaison différente : témoignage bien évident d'une
diversité de nature dans les éléments constitutifs
de la maladie, malgré des manifestations analogues.
Là un succès ! ici un revers ! et l'on ne cherche pas
trop à constater à quoi tiennent l'un et l'autre ; et
c'est cependant un but principal de la médecine
d'observation. Ces différences se montent à forcer
encore mieux la conviction dans les épidémies où
les causes peuvent être considérées comme identiques, et où l'on aurait droit d'attendre les mêmes
résultats ; cependant un moyen sauveur dans un
hameau ou une rue, laisse dans un autre le fléau
exercer toute sa rage ; et d'après une telle disparité
d'effets, on serait en droit de conclure que, malgré
les conditions morbides en apparence semblables,
et malgré les mêmes ressources thérapeutiques,
les signes de l'état présent d'une maladie n'éclairent pas le praticien sur la véritable nature de
celle-ci. Il ne serait donc pas inutile de pousser les
recherches en deçà comme en delà de l'objet présent, c'est-à-dire de soumettre à l'examen l'origine
et la fin d'une lésion : époques très diverses et qui
nécessitent d'autres modes d'investigations, mais
qui, n'étant pas comprises dans les mouvements
tumultueux du trouble pathologique, au moment
où l'observation les recueille, peuvent laisser à dé-

couvert les éléments de leur formation ; et dans le cas de la nullité des résultats, on serait toujours en droit de prononcer un jugement, sans laisser à l'art ou aux contradicteurs, des motifs quelconques d'appel ou de révision.

Nous tromperions-nous ? Il ne s'agit pas d'une théorie à proposer ; c'est ici le résultat de faits matériels dans la succession de leur manifestation ; c'est le récapitulatif de ce qui se passe, et c'est là où les médecins devraient s'appeler pour s'affranchir de cette servitude qui depuis le commencement des siècles nous tient sous des opinions contraires à l'expérience et à la raison la plus commune. Mais assurément, si en blâmant les hypothèses, nous en soutenons une dans ce que nous venons de proposer, nous sommes prêts à nous dédire et à adopter tout ce qui peut valoir mieux. Hélas ! dans ce cahos où l'orgueil et le charlatanisme confondent tous les éléments, il est bien difficile au médecin probe de dégager la lumière des nuages, et de proclamer le grand jour.

CHAPITRE III.

DES FAITS DE PRATIQUE.

C'est quelque chose d'admirable que cette persistance, ce courage à continuer des études sur les
maladies, avec des résultats si différents, si opposés, si désavantageux, et par conséquent si décou-
rageants, dans des cas des plus évidens et des mieux
compris.

Un malade meurt, un autre meurt encore, et
loin de rejeter les désastres de la pratique sur l'absurdité de la doctrine, on recherche au dedans de
soi la cause d'une telle déconvenue; et, consentant
à avoir tort, on se fait des promesses d'un mieux
à venir dans l'application des préceptes, on compte
sur l'expérience de ce jour pour assurer les succès
du lendemain, on honore plus les rêveries d'un
sectaire qu'on ne s'estime soi-même, et, don Quichotte de l'humanité, on combat quelque chimère
qu'après de longues divagations, on croit enfin
saisir. Vain espoir! un malade meurt un autre meurt
encore; on jette les yeux autour de soi, et comme
un scrupule honorable vous fait, après tant de revers, croire possibles votre incapacité et votre insuffisance, vous examinez avec attention les travaux
de vos confrères réputés les plus habiles, et vous
êtes encore accablé de cette éternelle déception:

un malade meurt, un autre meurt encore; vos confrères sont vos égaux dans le champ de la désolation; il faut alors que votre conscience fortement ébranlée par la crainte d'une complicité dans quelque tort, rappelle votre raison à elle-même, et lui ordonne de juger au lieu de croire.

Ce n'est pas qu'il existe des conditions scientifiques dans lesquelles on soit absolument exempt de revers : nous n'en sommes pas encore arrivés là ; mais il y a, en supplément de ce qui nous manque, des conditions de sagesse, de réserve, de prudence, propres à envisager l'avenir et à garantir des surprises ; il faut alors juger les motifs de détermination dans la pratique et ensuite les faits, pour établir les rapports de ceux-ci avec ceux-là ; il faut juger ces mêmes faits non seulement pour ce qu'ils paraissent à mesure qu'ils s'accomplissent, mais aussi pour ce qu'ils auraient pu être, d'après les mille et une circonstances propres à les modifier. Si l'on n'agit pas ainsi, on s'aperçoit bientôt qu'un fait de pratique, tel que l'observation actuelle nous l'offre, n'instruit pas ou instruit mal; parce qu'il force à marcher par induction, au lieu de laisser la conduite du médecin à la discussion de tout ce qui peut entrer dans la constitution du fait lui-même, indépendamment de ce qu'il est alors.

Il serait donc nécessaire de joindre par la pensée aux phénomènes actuels des cas morbides, les phénomènes possibles d'après toutes les causes possibles, ou autrement accompagner l'histoire du fait positif de celle des éventualités ; on expose bien,

comme une velléité d'en venir là, des observations
météréologiques, un aperçu de la constitution morbide régnante, puis l'historique des causes pro-
chaines, puis encore une notice physiologique et
morale de l'individu; mais c'est seulement pour
établir le rapport de l'état actuel de la maladie avec
celui des agents quelconques; et l'on n'insinue pas
ce que ceux-ci doivent produire, mais seulement ce
qu'ils ont produit; on semble ignorer que les résultats de causes indéterminées, ne doivent pas
être constants; et cependant, c'est d'eux qu'on tire
des conclusions positives en faveur de la possibilité
de résultats semblables, au lieu de conclure au
contraire des résultats à la cause.

Aussi l'on ne s'entend pas : celui qui parle et
celui qui écoute se placent tous les deux dans des
positions convenues et non conformes aux nécessités
de l'objet, et il ne serait pas difficile de prouver
que les faits, tels que l'observateur les donne, sont
très souvent loin d'être pour ce que nous les prenons, et plus souvent encore loin d'être dans notre
esprit ce qu'ils sont réellement dans la nature; ce
qui, démontré ainsi que nous tâchons de le faire,
expliquerait bien des mécomptes dans la pratique.
Cependant on ne peut se comprendre et marcher
dans une voie quelconque que d'après des objets
connus et des idées reçues; c'est ce besoin qui nous
force dans l'exercice de notre art à accepter les faits
tels qu'ils nous sont offerts, et à établir sur eux un
système de conduite, et enfin à faire un sacrifice de
nos doutes au besoin des réalités.

Toutes les maladies fourniraient suffisamment des matériaux à la preuve de ces désaccords, et l'on reconnaîtrait bientôt que si une affection quelconque se démontre par ses symptômes, on ne peut pas trop, parmi ces derniers, en trouver de caractéristiques; car ceux qu'on nomme ainsi, sont les symptômes convenus dans une opinion.

Ainsi, et pour servir d'exemple, ce qu'on appelle phlegmasie pulmonaire, offre si difficilement le type inflammatoire dans le parenchyme lui-même, qu'on est réduit quelquefois à ne pas y croire; la pyrexie n'a aucun rapport avec la congestion, et elles peuvent exister l'une sans l'autre; la douleur est trop peu constante; l'expectoration peut se manifester dans l'état sain; la difficulté de respirer est commune à beaucoup d'autres affections; la couënne n'établit plus l'état inflammatoire; il n'existe réellement aucun phénomène spécial.

Si enfin, avec le concours de tous les symptômes, on parvient à reconnaître une pneumonie, on n'est pas d'accord sur la nature intime de cette affection: Est-ce une simple pyrexie suivie quelquefois d'une congestion sanguine dans le poumon, comme elle le serait dans le cerveau ou le foie, ainsi que le prétend Brown? Est-ce une inflammation du sang à laquelle participent les poumons comme organes principaux de l'hématose, ainsi que quelques médecins allemands l'ont pensé? Est-ce une forme de la gastrite, comme l'insinue Franck et même les contro-stimulistes pour expliquer l'action des antimoniaux? Est-une maladie *sui generis* et indépendante, malgré l'opinion contraire de Triller , Pringle et Dehaën , lesquels soutiennent qu'il n'y a pas de pneumonie sans pleurésie ; Bordeu , le judicieux Bordeu, en se rapprochant de ces derniers, fait encore une distinction entre la tension inflammatoire et l'engorgement humoral ; et si la pneumonie est intermittente , ainsi que des exemples en ont été donnés , que comprendra un praticien à un état inflammatoire avec des intermissions ? Il pensera , non à une pyrexie , mais à une vraie fièvre tierce ou double-tierce.

Il y a donc, comme on le voit, dans une maladie, quelque chose en dehors de ses phénomènes apparents et de la lésion locale qu'ils traduisent au moment où on l'observe ; c'est ce quelque chose qui se dévoile en partie à tel observateur , se cache à un autre ou se montre sous une autre face , et ne se découvre jamais assez pour faire reconnaître la nature tout entière de l'objet mis sous les yeux : Brown , Franck , Dehaën et Bordeu ont vu la pneumonie , mais ils ne l'ont pas vue telle qu'elle est réellement ; voilà pourquoi leurs opinions ne sont pas les mêmes. On en dirait autant de toute autre affection et on s'expliquerait les divergences de dénominations et de traitement par celles de l'idée qu'on s'est faite.

Ne serait-ce pas plutôt que les maladies telles qu'elles nous paraissent sont seulement des expressions du désordre, mais ne constituent pas le désordre lui-même ? Ainsi, cette même phlegmasie pulmonaire serait-elle l'affection qu'il faut combattre sous ce nom et dans les idées que nous nous en sommes faites ? et ne serait-ce pas peut-être comme résultat ou plutôt comme succession morbide qu'il faudrait user des modificateurs ? La diversité de ceux-ci et surtout leurs heureux effets ne nous apprenent-ils pas tous les jours que derrière le tableau des infirmités humaines , il y a une force invisible qui enfante les événements ?

Ces réflexions s'appliquent à tous les dérangements de l'organisme , et confirment également ce que nous avons dit au chapitre *de la Pathogénie*; et pour donner encore un exemple : la paralysie ne serait pas une maladie *sui generis*, mais bien un accident de cinquième ou sixième succession morbide ; elle dépend ordinairement d'une hémorragie cérébrale , laquelle tient à un relâchement ou une érosion des vaisseaux , ce qui provient de quelque état sub-inflammatoire , qui a succédé à une irritation quelconque , provenant d'un affaiblissement dans le principe de la vie.

Outre les difficultés que nous présentent les faits en eux-mêmes , considérés dans l'actualité et non dans la succession de leurs diverses manières d'être, nous en trouverions beaucoup d'autres nées de la similitude des symptômes dans des maladies très différentes: difficultés qui se lèvent assez facilement dès qu'on remonte cette échelle d'états morbides successifs; c'est ce qui expliquerait pourquoi le diagnostic est très souvent insuffisant dans l'hydrothorax , l'hydropéricarde , l'angine pectorale et l'asthme spasmodique , pour distinguer ces différentes affections entr'elles ; on se reconnaît mieux dans le labyrinthe pathologique en scrutant plutôt les diverses époques de ces maladies que leur état présent.

Nous verrons au chapitre de l'observation la difficulté de recuellir les faits tels qu'ils existent ; et, comme l'art de guérir est d'une nécessité journalière qui ne permet pas l'expectative du perfectionnement, il faudrait donc, en attendant, utiliser l'histoire des cas nombreux de maladies dans le sens le plus convenable ; c'est-à-dire que ces mêmes cas seraient toujours admissibles pour fonder l'expérience, mais avec tous les accessoires que l'esprit philosophique peut leur adjoindre, comme des compléments nécessaires. Les grands médecins n'ont pas fait autrement, et ils l'ont fait par l'impulsion de leur génie, sans pouvoir, ainsi que nous l'avons dit ailleurs, nous transmettre leur secret, faute de langage.

Il y a donc, comme nous l'avons fait entrevoir, des ressources immenses dans une vaste instruction et un profond jugement ; et lors même que l'historique d'une maladie serait écrit contrairement au sens commun et à la vérité, il survivrait toujours la certitude d'un dérangement dans la mécanique animale, et ce sera toujours, ici comme ailleurs, au travail de l'esprit, à suppléer à ce qui manque aux résultats de la perception.

Nous le déclarons bien : notre intention n'est pas d'élever des difficutés, mais de démontrer qu'il en existe, et que l'art de guérir est celui de les reconnaître, de se les avouer, et non de passer outre, au hasard des conséquences. Cette confiance imperturbable, cette présomption constante, cet aplomb dans les cas les plus difficiles, cette ignorance de toutes les éventualités qui forme le caractère de l'école actuelle, sont beaucoup plus nuisibles que l'ignorance des progrès même de l'art, parce que ces mêmes progrès, tendant à une précision matérielle, fixent les esprits médiocres dans des règles devenues pour eux invariables. Qu'un sectaire habile établisse le système le plus erroné, il y a toujours assez de ressources en lui pour revenir à la saine raison, quand elle devient le seul moyen de succès ; et ce n'est pas alors dans sa conduite médicale qu'il faut juger les motifs de sa doctrine ; très souvent des paroles aux faits la différence est si frappante, que dans le même homme on en aperçoit deux : l'un, médecin habile, et l'autre, bateleur impudent ; mais les adeptes, troupeau servile et borné, se livrent avec le dévouement le plus religieux à l'empire de la nouvelle croyance, et c'est par les revers multipliés qu'ils s'éclairent. Mais est-il temps alors ?....

Qu'en disant tout ceci, nous mêmes ayons des torts d'une autre espèce, cela est possible : il n'est donné à personne de ne pas se tromper ; mais nous sommes sûrs de nos intentions, et c'est peut-être ce qui nous autorise à vous dire, à vous, honorables confrères, que votre supériorité ne vous excepte pas toujours des revers communs à d'autres praticiens, et qu'en conséquence, nous avons le droit de soumettre à l'examen les faits que vous nous présentez, puisque nous les croyons la source de nos erreurs. Dès que la foi a cessé de nous tenir sous son empire, et que les résultats ont motivé nos déterminations, notre conscience nous oblige à revenir sur tout ce qui s'est passé, et à discuter les dogmes de votre religion médicale ; vous-mêmes, dès que le doute, éveillé par les insuccès, vous fera chanceler dans votre pratique, vous vous trouverez engagés dans la même voie, et vous en appellerez de tout ce que vous avez appris.

Il est bien vrai que dans toutes les discussions qui partagent le monde, il ne suffit pas de donner sa conviction pour gage de la vérité ; on veut aujourd'hui des témoignages matériels, faciles à la démonstration, susceptibles de se reproduire pour la vérification, en un mot, du positif ; et chacun, d'un accord unanime, demande les preuves par les faits.

Des faits ! s'écrie-t-on ; mais quels faits ? c'est là que la discussion revient toujours, et c'est là que nous reconnaissons les faits comme causes fréquentes d'erreurs.

Et cependant, sur quoi peut-on appuyer sa raison dans tant de questions obscures de la vie et de la maladie ? C'est bien sur la connaissance des faits, non tels que nous les voyons le plus souvent à travers le prisme des hypothèses, mais tels qu'ils sont réellement : ce qu'il faut constater d'abord, et auparavant examiner le mode d'après lequel l'observation nous les transmet.

On croit généralement avec le langage adopté suffire à l'exposition des phénomènes, et l'on semble ignorer que toute expression porte avec elle moins l'idée réelle d'un phénomène que d'une opinion médicale ; il est possible que telle observation soit bien faite suivant une opinion donnée , mais ce n'est pas cela dont il s'agit ; nous admirons tous un tableau bien dessiné de Raphaël , bien expressif de Michel-Ange , bien coloré de Rubens ; mais il n'y a pas là des copies fidèles de la nature : ce sont seulement des types de l'école.

CHAPITRE IV.

DE L'ANATOMIE PATHOLOGIQUE.

Avec les plus louables intentions et dans le plus noble but, un médecin, dégoûté de l'histoire des dogmes de son art, forme la résolution de surprendre la nature dans ses errements, et d'étudier les désordres des organes dans les organes eux-mêmes; il dispose en conséquence son esprit aux formules sévères de la logique, et se promet une connaissance positive de ce qui a été dans ce qui est, et par une heureuse conséquence qui lui sourit déjà, il se promet aussi pour l'avenir une certitude inconnue jusqu'à ce jour dans l'exercice de l'art salutaire. Peu s'en faudrait qu'un mouvement d'un orgueil généreux ne le saisisse au milieu de ses futurs triomphes, et ne lui donne le droit de reléguer les coaques et les épidémies d'Hippocrate dans les archives de l'antiquité que l'on consulte plus pour l'Histoire que pour l'usage.

Habitué dès longtemps aux travaux exacts, ses sens mesurent tous les jours les dimensions et toutes les conditions matérielles des objets qui l'entourent. Pourquoi, avec les mêmes moyens d'études, ne se rendrait-il pas compte de tous les effets pathologiques qui peuvent s'opérer, puisque déjà, avant l'usage de nos instruments investigateurs, il avait une perception formelle et positive des mouvements anormaux dans le système physique des êtres organisés? Pourquoi le grand secret ne se dévoilerait-il pas aujourd'hui, s'il doit être connu un jour?

C'est ainsi qu'un esprit droit et juste, mais limité, prend ses déterminations. Il a un ton de bonne foi si simple, si clair, si rationnel, qu'il déduit sans objection les conséquences de la voie qu'il se trace. Il publie donc ses idées, et au milieu de tous les signes approbateurs de la nouvelle doctrine, à peine voit-on surgir quelques marques d'étonnement. Et cet étonnement, quel est-il? c'est celui de ne s'être pas avisé plus tôt, après avoir tant divagué sur la nature des maladies.

En effet, de quoi s'agit-il? Lorsque le mouvement régulier et mesuré de l'ingénieuse mécanique qui divise le temps s'arrête ou se ralentit, rien n'est plus simple que de vérifier les pièces actives de ce système d'organes matériels, dont le concours individuel compose un ensemble merveilleux qu'on appelle *pendule*, et rien n'est plus facile alors que de rétablir dans leur intégrité tous ces moyens, causes et effets de la vie mécanique.

O transfusion! or potable, alchimie, magnétisme, merveilles remplacées aujourd'hui par d'autres merveilles, il n'en faut pas tant pour remonter une pendule. Mais la volvoce! le vibrion et la monade! qui les reproduira à l'air et au jour, quand leur parcelle de vie sera ôtée à leur parcelle de matière?

Résultats des esprits fatigués de controverses,

lassés d'expériences physiques, dégoûtés de dogmes donnés pour infaillibles et démentis à chaque instant par la pratique. Les recherches nécroscopiques, utiles, il est vrai, à la science, ne sont et ne peuvent être qu'un accessoire très limité dans l'exercice de l'art. Trop de faits démentent les avantages qu'on s'en était promis, et la terrible expérience, qui rectifie les travaux de la veille, nous démontre les erreurs de ce jour, et nous commande le doute pour le lendemain.

L'anatomie pathologique n'éclaire point la médecine sur les causes de désorganisation, elle ne montre que des résultats ; le scalpel n'atteint point ce que nos sens ne peuvent atteindre : la rétrocession de l'ame universelle, l'affaiblissement du principe vital, et partant le premier degré d'altération morbide. Mais cette modification destructive dans les êtres organisés, s'opère insensiblement ; l'existence du mal n'est point simultanée à sa manifestation, elle est antérieure à ses effets sensibles. La matière a déjà perdu son équilibre dans le corps vivant, lorsqu'à peine, aux yeux des médecins, apparaissent quelques signes précurseurs d'une instante décomposition. Les derniers combats dans les éléments organiques, les dernières secousses dans les forces vitales enfantent plus tard, à la vérité, quelques mouvements extérieurs et anormaux que nous nommons des symptômes, et qui nous dévoilent la nature des désordres ; mais enfin ces désordres, s'ils sont au moment actuel tels que la séméiotique nous les présente, ils ne sont point tels qu'ils étaient

hier à leur début, ni ce qu'ils seront demain à leur
solution.

Il n'y a point de contestation sur l'existence de
faits nombreux démontrant par la nécroscopie des
disproportions frappantes entre l'état des viscères
et l'histoire de la maladie ; il est des morts arrivées
lentement, et des morts subites qui n'ont été jus-
tifiées à l'autopsie par aucune lésion organique sensible. Il y a également des différences très remar-
quables dans le nombre et l'intensité des lésions
organiques, entre les diverses époques de la vie :
chez les enfants du premier âge, on sait que la
mort survient souvent sans maladie caractérisée, sans
cause connue, et fréquemment sans altération sensible des organes ; on dirait alors que la vie cesse,
parce que l'élément qui la constitue est trop faible,
ou, si l'on voulait le permettre, en d'autres termes
peu usités dans le langage physiologique, parce que
le souffle vital n'est pas assez fort pour mouvoir la
matière, et par conséquent pour soutenir le jeu
commençant des organes.

Chez les vieillards, au contraire, les désorganisations se montrent souvent indépendantes de ce même
principe vital, au point que la mort arrive quelquefois chez eux par la défection de l'organe, que,
par des antécédents, on était le moins dans le cas
de suspecter. Ainsi, chez tel octogénaire qui meurt
d'une apoplexie, on ne trouve à l'autopsie aucune
altération morbide de l'encéphale, mais on rencontrera souvent des poumons adhérents ou carnifiés,
un cœur hypertrophié, un canal intestinal ulcéré

ou portant des cicatrices, etc. Les causes immédiates de la mort ne sont plus en rapport avec l'état
du cadavre, et il en est ici comme au premier âge :
on dirait que la vie cesse, non parce que les organes sont empêchés d'exécuter leurs fonctions,
mais parce que le mouvement vital a manqué à
ceux-ci.

Il se rencontre aussi des différences très notoires
dans les rapports des lésions des divers organes,
respectivement avec le caractère extérieur de la
maladie : ainsi, il est très peu d'autopsies cadavéri-
ques qui, dans les affections cérébrales, présentent
des désorganisations en rapport avec les symptômes
de la maladie qui a précédé. Le diagnostic se res-
sent de ces disproportions ou de ces différences ; il
est presque constamment démenti, plus ou moins,
par chaque praticien en particulier. Ne serait-ce pas
que, dans l'encéphale et ses annexes, le principe
nerveux est lésé plus directement, indépendamment
de l'organe, que dans les autres viscères?

Dans les autres organes, le diagnostic offre moins
d'incertitude; et il arrive assez souvent qu'un médecin exercé annonce la nature et le degré de la
désorganisation sans que la nécroscopie le démente.

Que conclura-t-on de ce dernier aveu de notre
part en faveur de la médecine actuelle? rien. Un
seul fait négatif, ou fait dont l'exception n'est pas
démontrée comme tenant à des causes extraordinaires et insolites dans les troubles mêmes de l'économie, suffit pour renverser une doctrine, et jeter
du doute sur les conséquences tirées en faveur de

celle-ci, de tous les faits analogues observés précédemment.

Il est possible… il est probable… il se pourrait… il semblerait…, sont les seules formes raisonnables du langage d'un homme expérimenté dans tout ce qui tient à l'art de guérir; toutes les expressions de la certitude inspirent de la méfiance, en ce qu'elles décèlent un jugement borné et une instruction très médiocre, ou qu'elles couvrent quelques intérêts particuliers de charlatanisme scientifique.

Que serait-ce si l'on démontrait à tel ou tel médecin dont la croyance, aveugle aux merveilles de notre siècle, se manifeste par les exclamations continuelles d'une admiration niaise et puérile? que serait-ce si on lui démontrait que la science créée par Bonnet et Morgagni, était connue des anciens Égyptiens et pratiquée par eux dans le même but pour lequel nous la cultivons, et qu'enfin Hérophile avait ouvert des cadavres pour reconnaître les vices organiques?

Remarquons toutefois que les travaux des médecins actuels tendent à donner moins d'importance aux recherches nécroscopiques. Au lieu de démontrer les phénomènes morbides en rapport avec les lésions matérielles, ils cherchent à prouver, au contraire, que les uns et les autres ne s'interprètent presque jamais réciproquement. Ne dirait-on pas qu'il se prépare une réaction contre l'anatomie pathologique?

Cependant, qu'on ne nous regarde pas comme des détracteurs de notre époque : notre siècle vaut

mieux que ceux qui l'ont précédé ; et après tout ,
nous en convenons , la vraie sagesse n'est pas de se
refuser à l'aveu de l'utilité de ces travaux , de ces
découvertes et de ces progrès , parce que leurs résultats ne sont pas aussi concluants en faveur de la
pratique médicale que l'enthousiasme l'avait d'abord
annoncé , mais bien d'y voir seulement la marche
progressive de l'esprit humain vers le point culmi-
nant de la science , tant éloigné soit-il , et de concevoir dans l'avenir, et par anticipation, d'autres découvertes et d'autres progrès dont nous reconnaissons la nécessité par l'état actuel des choses , mais
dont nous ignorons la nature , et enfin de comprendre
qu'il en sera toujours ainsi de siècle en siècle dans
la médecine , jusqu'à ce qu'on ait trouvé le moyen
de guérir un malade à coup sûr.

En attendant cette époque que nous jugeons encore très éloignée de nous , il faut se tenir en garde
contre les exagérations poétiques , ces usages de
l'hyperbole, qui , au moindre revirement de la doctrine , au moindre mouvement de la science , enri-
chissent les archives médicales des termes de progrès
étonnants, de pas immenses, de perfectionnements :
toutes expressions brillantes du vocabulaire de la
présomption et de l'orgueil , et dont le prestige s'é-
vanouit au lit d'un malade , parce que *opinionum
commenta delet dies, naturæ judicia confirmat ,*
ainsi qu'on l'a répété mille fois après Cicéron.

Jusque-là , trouvons bon que toute espèce de travaux soient entrepris, que toute espèce de recherches
soient tentées , que les méthodes rigoureuses de la

logique et de l'algèbre soient appliquées à toutes les investigations, et même aux démonstrations : c'est, au siècle présent, un essai louable de l'esprit humain de procéder de cette manière ; et si dans la pratique, les effets n'en sont pas immédiatement très satisfaisants, ils ont le grand avantage de donner en force à l'esprit ce qu'il convient de lui ôter en vivacité ; c'est-à-dire de renforcer le jugement aux dépens de l'imagination, de s'accoutumer à méditer et à préciser plutôt que de créer et d'inventer, de tenir en garde surtout les jeunes gens qui en ont grand besoin, contre ces écarts d'une pénétration si active, qu'elle va presque toujours au delà du but, et enfin de précautionner tous les médecins contre les envahissements des systèmes.

C'est sous ce rapport qu'il faut voir réellement l'utilité des travaux actuels ; ils donnent moins de matériaux à la médecine que d'instruments pour les mettre en œuvre ; ou, en d'autres termes, ils servent moins directement à la guérison des malades, qu'à accroître l'aptitude du médecin pour en venir là.

Mais que d'autres dangers naissent de cette fixité de l'esprit sur les objets que les sens lui soumettent ! Que de désappointements découlent de cette méthode rationnelle qui, à un mal déterminé dans tous ses rapports et même par chiffre, lui oppose un traitement aussi précis et aussi exact que si, pour y obtempérer, on avait à commandement l'usage des ressorts cachés qui meuvent l'univers.

CHAPITRE V.

DE LA THÉRAPEUTIQUE.

Il n'est personne qui n'ait eu occasion de rencon-contrer une fois dans sa vie quelque bonne femme, respectable par son âge et ses vertus, et qui a été dame de château, supérieure de couvent, ou directrice de pensionnat ; elle pratique les œuvres de charité dans tous leurs développements, et dans ce but, elle compose un onguent bon pour le mal de doigts.

Depuis vingt années elle travaille à le perfectionner, et, grace à ses soins, à ses veilles, et surtout aux conseils d'un savant médecin dont elle dit le nom, et qui est ordinairement un ignare du voisinage, l'onguent peut être offert avec confiance à qui que ce soit ; il a été éprouvé, il est bon.

La respectable dame a raison : sa bienfaisance, son empressement, ses travaux, sa persuasion nous commandent une haute estime pour elle ; de plus, nous croyons son onguent vraiment bon pour le mal de doigts ; il ne s'agit plus que de trouver un mal de doigts bon pour l'onguent ; car si ce dernier opère suivant la vertu qui lui est attribuée par la nature de sa composition, il faut qu'à son tour, le mal se trouve dans les conditions voulues par l'onguent pour être guéri ; celui-ci fait ce qu'il doit faire d'après ses qualités : il amollit, déterge, mondifie ; il aurait fait tout autre chose si l'auteur de sa composition l'eût voulu ; le mal, à son tour, doit avoir besoin d'être amolli, détergé ou mondifié ; s'il avait besoin du contraire, cela le regarderait, et ce ne serait plus l'affaire de l'onguent.

N'est-ce pas là l'histoire de toute la thérapeutique ?

Faute donc de faire concorder les conditions dans lesquelles doivent se trouver le mal et le remède, il arrive fréquemment de petits mécomptes dans la pratique ; ensuite, on blâme le médicament, on lui donne des épithètes repoussantes, on le traiterait même de poison, et pourtant, ce n'est pas lui qui a tort.

Nous ne voulons pas mettre en avant les préjugés du public, et faire des démonstrations à qui ne les comprendrait pas ; mais les médecins ne sont-ils pas assez souvent livrés à des opinions erronées, pour justifier un appel à leur attention ? S'en plaindraient-ils ? Dehaën, Stalh, Sylva, Fernel, ont bien erré dans leur temps.

L'histoire d'une affection comporte nécessairement celle des modifications que les moyens médicaux lui font subir ; on peut même dire de plus, que celle-ci forment la contre-partie des phénomènes réguliers ou naturels de la maladie, par le développement de phénomènes insolites ; ou, en d'autres termes, elles sont des épreuves servant à la démonstration du vrai caractère de l'affection par la manifestation de tous les accidents dont elle

est susceptible ; la raison en est que , en développant ainsi les dispositions et les aptitudes par des
accidents nouveaux , on se donne la mesure de toute
l'étendue de l'affection.

Nous avons pris pour thèse , au chapitre des faits
de pratique , la phlegmasie pulmonaire ; ce sujet
prête aussi bien que tout autre à établir l'insuffisance dans nos procédés et nos méthodes pour que
nous la continuions en parlant de la thérapeutique.

Ainsi, lorsqu'après des succès en apparence égaux
dans la pneumonie par des modificateurs différents,
on ne travaille pas à reconnaître à quoi tiennent ces
résultats , on n'est pas dans la voie des vrais progrès,
des progrès réels , reconnus et appréciés comme
tels ; mais on vit , l'on reste et on s'endort dans
l'empirisme.

Quel avantage y a-t-il pour un praticien d'apprendre ce qu'il a éprouvé cent fois , savoir : que
dans l'inflammation pulmonnaire, une, deux ou trois
émissions sanguines opèrent une solution heureuse;
que la digitale obtient de semblables succès ; que
les préparations antimoniales font des miracles ;
que les toniques et les stimulants diffusibles ne sont
inférieurs à aucun autre moyen ; que le quinquina
fait des merveilles ; que les dérivatifs et les épipas-
tiques sont d'un usage très heureux ? N'est-on pas
entraîné à croire que des médications si diverses,
suivies de résultats semblables, sont nulles, c'est-à-
dire que, ne produisant pas des effets en rapport
avec le moyen thérapeutique , il faut trouver ailleurs
la raison de la terminaison heureuse ! La nature est

assez puissante pour faire penser qu'à elle seule appartiennent ici les succès, et le grand tort de nos études est de ne pas constater jusqu'à quel point et dans quelles circonstances on peut mieux compter sur les forces vitales que sur la médecine. A l'appui de ce que nous disons, nous citerons l'anecdote suivante : Coste et son père, travaillant conjointement à faire des recherches sur le venin de la vipère, voulurent goûter le liquide qui le contient; ils eurent tous les deux la langue tuméfiée et enflammée; mais, ne pouvant s'accorder sur la nature de ce venin, et voulant se convaincre réciproquement, Coste, le père, prit quelques bols de thériaque, parce qu'il regardait le venin comme un poison froid; Coste, le fils, au contraire, le regardant comme âcre et chaud, prit de l'oxicrat et beaucoup de limonade, et ils guérirent tous les deux.

Nous avouons qu'il est difficile de bien distinguer les résultats d'une médication quelconque, de ceux des efforts de la nature, et nous servirions bien mieux la science en disant comment il faut s'y prendre, plutôt qu'en prouvant le besoin d'en venir là. Mais c'est assez, pour nous personnellement, de montrer qu'il y a difficulté dans l'objet lui-même et difficulté de la part du médecin, parce que, soit paresse, soit amour-propre ou insuffisance, ce dernier est empêché de voir au delà de ce qu'il a fait. Quand un praticien assure avoir terminé avec bonheur telle maladie par telle drogue, il met son confrère dans l'obligation de faire de même, et c'est de sa part un précepte impérieux, interdisant la faculté de juger de ce qu'on aurait pu faire autrement; il n'y a plus d'option dans le grand nombre d'autres moyens médicaux, parce que ceux-ci sont dès-lors exclus comme chargés de toutes les chances malheureuses; c'est ainsi, sans motif bien légitime, le positif proposé en regard du doute et du hasardeux, et il n'y a pas à choisir.

Cette exclusion donnée à tout ce qui n'est pas mis en usage, et à laquelle on ne peut logiquement rien opposer, puisqu'un fait parle plus haut que tous les raisonnements, est une limite donnée à l'art, une borne prise dans la briève et courte expérience d'un seul homme; et nous ne saurions admettre comme faits instructifs tout ce qui ne serait pas accompagné de l'expression propre à retenir certaines convictions trop faciles à tous les événements.

Quant à la manière d'expliquer l'effet heureux d'une médication, on retrouve la même insuffisance; et si l'on raconte les phénomènes résultant de l'ingestion ou de l'application d'un médicament, on ne dit pas si ces phénomènes sont dus à l'action des organes, *motu proprio*, par le contact de la substance et agissant sur elle; ou s'ils sont le résultat de celle-ci agissant sur les autres; ce sont bien toujours les organes par lesquels les mouvements se manifestent, cela ne peut être autrement; mais est-ce d'une manière passive ou active? Un organe agit ou se meut par ses propriétés vitales, un médicament agit aussi par lui-même en vertu de la force qui l'a créé, et le maintient dans sa ma-

nière d'être. La fibre animale et la molécule végé-
tale ou saline, mises en rapport, établissent que
leur puissance vitale respective n'est pas de même
nature, et qu'il y a combat de leurs éléments entr'eux
jusqu'à ce que l'équilibre soit rétabli, et que l'ex-
pulsion ou l'assimilation ait fait raison des différences.

C'est à démontrer la manière dont ces mouvements
intestins s'exécutent qu'il y aurait lieu de s'appliquer; on remplirait une mission réelle; on aurait
raison d'attendre des résultats utiles; enfin, il y
aurait un but, et il n'y en a pas dans le mode actuel de procéder. Nous vivons dans la routine perfectionnée, dans l'empirisme ennobli par les intentions et dans une conviction parfois ridicule.

Mais tels sont les errements d'une logique fausse
dans la discussion de diverses parties de l'art, qu'ils
passent inaperçus par l'habitude qu'on en a, et l'on
vit si intimement avec eux, qu'on les rend en quelque sorte nécessaires à l'existence des objets; il
n'est pas rare de trouver des médecins très honorables prendre leur routine pour des expériences
selon l'art, et donner pour utiles des résultats nullement en rapport avec ce qui est réellement. Une
substance répond-elle favorablement à leurs essais?
elle est soudain annoncée avec toute l'exagération
que peuvent donner les succès; un cortége d'observations vient à l'appui, proscrire le doute et commander la confiance. Cette même substance vient-
elle au contraire à tromper les prévisions? des
qualifications désavantageuses lui sont imposées, et

très volontiers elle serait rayée du codex. Cependant elle est telle que la nature l'a faite, ou telle que le chimiste l'a voulu faire, et il est loisible au praticien de la modifier suivant le besoin ou même de la rejeter pour en adopter une autre ; on ne peut pas tenir le même langage à l'égard de la lésion contre laquelle on invoque un modificateur; celle-ci est indépendante, et il faut l'accepter telle qu'elle est.

Voilà la position véritable des questions à se faire ; il faut suivre l'ordre des choses tracé dès le commencement des siècles, et envisager les objets tels qu'ils existent, et non tels que nous aurions besoin de les faire : l'hydragyre, le suc de pavots et l'antimoine, ne sont infidèles ni insuffisants ; c'est le cas morbide contre lequel on les emploie, qui, seul, fait faillite aux prévisions.

On se sauve bien de toutes les inconséquences par les intentions, et certes, on ne peut s'en tirer autrement; mais il eût mieux valu prouver que le cas morbide portait avec lui la nécessité d'une médication plutôt que d'une autre. Nous venons de voir, au contraire, que les méthodes de traitement, en parlant de la pneumonie, toutes satisfaisantes, faute de démonstrations contraires, sont exclusives, et en conséquence éloignent positivement la pensée d'user d'autres moyens ; c'est en quelque sorte une limite mal posée à la pratique, dans un champ déjà très étroit ; c'est fixer à une observation l'histoire d'une maladie ; c'est enfin exercer la médecine en faveur d'un médicament ou d'une médication, et on ne peut appeler cela *marcher dans la voie du progrès.*

Ainsi, tout moyen thérapeutique, ne se produisant jamais que par l'exclusion préalable de tout autre, dès qu'on prône un modificateur quelconque dans un cas morbide, il est toujours sous-entendu, si cela n'est pas exprimé, qu'un autre modificateur ne convient pas.

Le vice n'est pas ici l'exclusion, mais bien le défaut de démonstration nécessaire pour motiver l'exclusion.

Au reste, tous ces torts sont ceux d'une époque, trop longue, il est vrai; mais il faut enfin reconnaître que le progrès des connaissances humaines amènera, pour l'art de guérir, une proposition à résoudre, et ce sera toujours celle-ci : Une altération physique quelconque, terminée par une solution heureuse, dans un temps donné et par des moyens donnés, était-elle susceptible de se terminer plus ou moins heureusement dans un temps moins long, et avec des moyens plus simples et d'une plus facile application? et de plus, était-elle susceptible de se terminer avec moins de danger de toutes ces conversions morbides comprises dans ce qu'on appelle la métabollélogie?

Tout l'historique d'une affection quelconque devra se résoudre ainsi dans une réponse aux diverses parties de cette question; hors de là, les récits écourtés et rétrécis de faits divers, donnés au gré des opinions systématiques, ne seront plus que de l'insuffisance, s'ils ne le sont pas déjà.

Disons-le bien : on suit une doctrine , un système;
on use d'un procédé , d'une méthode dans des vues
louables; mais ces vues se rapportent toujours in-
sciemment à cette doctrine ou à ce système ; vraie
ou fausse , raisonnable ou absurde, il y a toujours une opinion , mais en définitive , la science
médicale est une : si on la fait péripathéticienne ,
galénique , cartésienne , méthodique , physiologique , l'histoire des médicaments prendra la couleur
de l'école; les qualités , les vertus des substances
médicamenteuses seront déterminées , indépendamment de leur manière d'agir , et ce sera toujours
l'onguent bon pour le mal de doigts.

CHAPITRE VI.

DES DOCTRINES MÉDICALES.

Quand on s'est persuadé qu'on est dans le chemin de la vraie pratique médicale, c'est-à-dire de la doctrine qu'on professe, on est, dès ce moment, dispensé de réfléchir sur la possibilité du mieux acquis d'une autre manière ; il n'est loisible que de travailler à la perfection du sentier perpétuel de la routine à laquelle on s'est livré ; dès ce moment aussi, s'il y a repos pour l'esprit, dans des limites tracées, il y a en même-temps tranquillité absolue de conscience sur les événements, et cet état, exempt de reproches comme sans inquiétude, n'est pas le moindre avantage de la servilité envers une doctrine quelconque; le code dicté par le maître répond à toutes les accusations qui peuvent s'élever contre l'ineptie des adeptes, et tel est l'empire qu'exerce sur ces derniers ce dévouement à la doctrine, qu'à leurs yeux, il serait presque ridicule à un malheureux qui souffre, de ne pas guérir selon les conditions établies.

C'est ainsi que se manifeste l'effet tyrannique d'une secte médicale sur ses partisans ; les conséquences sont d'abord proclamées utiles à l'avancement de l'art, et il se trouve des faits patents qu'un peu d'habileté de la part du réformateur façonne

toujours assez bien pour servir de démonstration ;
c'est là le point essentiel ; on ne s'avise plus dès-
lors de remonter au principe ; on tient pour vrai
tout ce qui en découle , et , comme c'est le propre
d'une erreur que de servir à la création d'une autre,
l'enchaînement des nouveaux dogmes compose un
tout bizarre décoré d'un nouveau nom , lequel sert
de garantie à la gloire du sectaire et de mot de
ralliement aux sectateurs.

Mais vient enfin le temps où , quand l'audace a
fini par s'enrouer à proclamer de sublimes innova-
tions au profit d'un seul homme, sous le prétexte
de l'intérêt de tous , la raison de ces derniers, trop
longtemps silencieuse , se réveille au bruit sinistre
de revers inattendus et d'accidents insolites ; on
s'avise de méditer de nouveau sur des effets désas-
treux auxquels on n'était point accoutumé. L'expérience alors arrache au servilisme du système , le
zèle et la bonne foi , divertis de leur but en dépit
des plus généreuses intentions. La nature rend aux
médecins toute la liberté de penser, après leur avoir
démontré par ses actes la nécessité d'agir autrement
que l'école ne le commande. La pratique médicale ,
disons mieux, la médecine tout entière se refait
ainsi par l'organe de chaque médecin isolé , et
chacun individuellement se trouve de cette manière
appelé à reconstruire, par ses études cliniques, tout
l'édifice de la science.

C'est de ce point que prend alors naissance l'ecclectisme, qu'il vaudrait mieux appeler médecine
individuelle , parce qu'il n'est autre chose que

le retour d'un chacun à la liberté de juger et d'agir d'après soi , et ce n'est plus de nos jours qu'il faudrait le comprendre sous des idées systématiques , comme quelques anciens l'avaient tenté et ensuite Boerhaave. Reconstituer l'ecclectisme, c'est retomber dans l'absurde d'une manière pour en sortir d'une autre , attendu qu'on ne peut réduire en système ce qui est subversif de tous les systèmes. Nous ne nous arrêterions donc pas à démontrer l'impossibilité d'une pareille doctrine au siècle présent , s'il n'était échappé de quelques médecins très recommandables de notre époque , des velléités de reproduire les échafaudages décrépits qui reposent sur toutes sortes de bases anciennes et modernes , mais qui sont devenues ridicules par les progrès de la science médicale.

Nous avouerons toutefois que nous considérerons l'ecclectisme , tel que nous l'entendons , comme le refuge et la ressource du médecin indépendant , contre les idées hypothétiques en faveur , parce que ses éléments se puisent dans l'expérience de tous les jours, et qu'ils ne sont jamais déterminés d'une manière exclusive à ce qui peut arriver demain , après-demain et dans les siècles à venir.

Il faudrait cependant convenir que la médecine est une , indivisible , inaltérable , et que tout ce qui tend à la modifier sous prétexte d'arriver au même but , doit être considéré avec méfiance et avec doute , jusqu'à ce que le temps et les épreuves aient consacré ce qui est vrai , bon ou nécessaire. Il faudrait par conséquent regarder les expressions diverses

sous lesquelles on la présente dans le monde comme
des formes particulières de quelques opinions indi-
viduelles, et il serait absurde de dire que la médecine est péripatétitienne, galénique, corpusculaire,
cartésienne, tandis que les médecins peuvent être
animistes, naturistes, humoristes, expectants, or-
ganiciens, physiologistes ou autres ; ce sont pour
eux des dénominations confirmatives de leurs dispositions à telles erreurs plutôt qu'à telles autres.

L'art de guérir est celui de bien faire dans de
certaines conditions, selon les règles qui lui sont
propres, et non celui de s'égarer dans les routes
capricieuses que les hommes lui tracent ; à ces derniers seuls il appartient de se fourvoyer, de se
tromper et de pousser l'aveuglement ou l'impudence
jusqu'à déclarer que l'art est dans l'enfance.

Il n'est presque pas d'écrits en médecine qui ne
se ressentent de la suffisance et de l'infériorité de
l'auteur, lors même qu'il persuade, mais l'application de ses dogmes dans nos exercices cliniques,
nous rétablit le jugement, et nous ne sommes plus
crédules, nous sommes seulement étonnés ; nos désappointements seront plus grands encore, quand
notre opinion en faveur d'une doctrine sera renforcée des suffrages et de l'admiration d'un annota-
teur, d'un commentateur, d'un traducteur et même
d'un simple éditeur ; nous reconnaîtrons bientôt
qu'aux erreurs de l'original, ces derniers ont joint
celles qui leur sont propres, et nous avouerons avec
raison que les sectateurs sont toujours plus dangereux que les sectaires.

Nous n'avons, en parlant ainsi, nullement en vue de porter atteinte à quelques illustrations qui font la gloire de notre pays : et d'ailleurs, que craindrait le vrai mérite?

Loin de nous toute espèce de personnalité; nous désavouerions à l'avance et serions prêts à nous excuser de tout ce qui aurait pu nous échapper d'offensant pour qui que ce fût. Néanmoins, il est des susceptibilités si grandes que, malgré nos précautions, nos discours peuvent être pris en mauvaise part. C'est pour un bien pourtant que nous avons pris la parole, et il ne sera pas facile de le faire comprendre à quiconque ne le voudra pas ; il est tant de gens si entêtés d'eux-mêmes qu'il n'est pas aisé de le leur démontrer! et ce sont surtout ceux en qui une longue carrière a augmenté les prétentions, et à qui quelques succès ont donné de l'orgueil. Il est vrai qu'on ne dépouille pas facilement le vieil homme des croyances aux dogmes dont il s'est toujours nourri ; on ne l'enlève pas aux méditations de toute sa vie ; on ne lui dénie pas le fruit de ses travaux constants, et on ne lui démontre pas mieux l'inutilité de leurs résultats et les erreurs qui en découlent. Dans quelque carrière qu'il se trouve, l'individu se crée une existence scientifique à laquelle on peut ne pas consentir, mais que lui, identifie avec ce qui est : La science, ce sont ses idées, ses idées, c'est lui-même, et lui-même, c'est tout le monde ; et dans le cercle étroit où il s'enferme ainsi, il croit contenir et régler l'univers. Littérateur, philosophe, chimiste ou médecin, dans les

conditions où les temps, les circonstances, le hasard l'ont placé, il peut vivre obscur ou célèbre,
être cuistre ou grand homme, sans jamais nous
donner l'expression de la vérité, ni le modèle du
sage par excellence.

Mais c'est surtout dans l'art de guérir que les
bizarreries, les contrastes, les différences sont plus
frappants; et nous ne saurions, à cette occasion,
nous empêcher de parler brièvement de ces fléaux
qui, dans ces derniers temps, ont effrayé toute l'Europe : ce sont des points saillants d'où l'on peut
mieux que dans les maladies communes, considérer
l'esprit médical de notre époque.

L'invasion du choléra dans nos climats où il n'a
l'habitude de se montrer que rare et sporadique,
aurait été un événement propre à développer des
idées médicales de l'ordre le plus élevé, si la science
n'eût été trop fortement enchaînée à la doctrine
du tissu et des organes, et surtout si cette doctrine,
par le moyen des associations, n'eût comprimé certaines opinions auxquelles il n'aurait manqué qu'un
peu plus d'indépendance pour bien mériter de l'art
et de l'humanité. Aussi le plus grand nombre des
résultats heureux ne s'est-il guère manifesté que
dans la pratique obscure de quelques médecins
modestes et réservés; les hommes que leur position
mettait en spectacle aux autres pour leur indiquer,
pendant la grande calamité, les moyens de salut,
ont resté inférieurs; l'art s'en est ressenti et s'est
trouvé resserré dans des proportions si mesquines
qu'elles en étaient presque ridicules; il nous suffi-

rait de rappeler la proposition faite et acceptée au sein d'un corps savant, d'analyser l'air à l'occasion du choléra. Il y a quelque chose de si désharmonique dans le but d'une pareille proposition et dans la haute réputation des illustres membres, qu'on est obligé de suspendre son jugement, et l'on sent qu'en effet, il y avait de la gêne dans l'expression de la docte assemblée. Toutefois, sans approfondir les motifs réels, on pourrait en donner d'autres également faits pour légitimer la résolution prise, et l'on serait en droit de conclure qu'il n'a pas été absolument loisible à l'académie d'agir d'après les inspirations de la science médicale, et que, forcée de sacrifier aux exigences du moment, elle s'est jetée dans une détermination éloignée de sa véritable pensée ; mais enfin il a fallu tranquilliser les esprits et raffermir les courages, par une démonstration de travaux à la portée du vulgaire, et par l'assertion de la possibilité de saisir le germe funeste au sein même de l'air vital. Cependant l'inconvénient d'un cas pareil pouvait produire un effet plus désagréable qu'il ne l'a été, car on sent bien que le dénouement ne devant pas se trouver dans le sujet des recherches, il faut l'attendre de mille circonstances et du temps surtout ; on est malheureusement forcé, et c'est ce qu'il y a de pénible, d'accepter, pour ressource des promesses qu'on a faites, l'espoir des éventualités du *Charlatan* de Lafontaine : « Dans dix ans, le roi, l'âne ou moi, nous mourrons. » Certes, la position n'est ni honorable, ni élégante.

Puisqu'il fallait faire quelque chose, on aurait

pu, il nous semble, donner aux travaux un développement tel qu'ils n'eussent point été au dessous
de leur objet ; et, comme après tout, la médecine
la plus matérielle ne se borne pas à des investigations si limitées, il était possible de conserver à
l'art tout son appareil grandiose, en donnant aux
études de plus vastes dimensions ; les recherches
et les analyses se seraient étendues à tout ce qui
entre dans la composition de l'univers : lumière,
feu, électricité, magnétisme, substances simples,
puis substances composées, puis encore observations des divers phénomènes dans tous les êtres
organisés. Les questions pouvaient ainsi s'élever à
leur but, et, résolues ou non, l'obligation scientifique était remplie.

On ne l'a pas fait. Nous sentons combien de pareils travaux eussent été fatigants pour les capacités
paresseuses, et embarrassants pour les médiocrités
à prétentions ; mais alors on travaille dans le silence, et, de ces mystérieuses occupations, on laisse
au public le soin de tout présumer pour son avantage ; quels que soient les résultats, n'ayant rien
promis formellement, on n'est pas tenu à produire
plus qu'on ne le peut, ni forcé en quelque sorte à
trouver dans la composition de l'air, le germe du
choléra.

Il était incontestable que dans une épidémie où
le principe léthifère marche indépendant de tout
véhicule athmosphérique, il n'y avait par lieu de
fixer la moindre pensée sur l'existence d'un corps
ou d'une substance quelconque, et dans la nature

des recherches à faire, il y avait à se dépouiller
de tous ces procédés mécaniques qui, dans les cas
d'objets insaisissables, s'exercent à la poursuite
des chimères; le tort le moins grave n'est ici qu'un
défaut de logique; on ne peut pas disconvenir qu'il
y a de la faute des choses plutôt que des personnes,
mais on n'en aperçoit pas moins l'effet désavantageux d'un asservissement quelconque; et cet inconvénient est un des plus forts arguments en faveur
du système d'indépendance que nous proposons :
Les hommes peuvent posséder isolément au plus
haut degré la faculté de s'élever à l'objet de leurs
études; mais collectivement ils s'enchaînent les uns
aux autres, et de là l'impossibilité au génie d'enlever
avec lui, dans les hautes régions où il conçoit et
exécute, la masse lourde des médiocrités que leur
pesanteur retient sur le sol; aussi, ce n'est pas des
réunions et des associations que naissent les inventions et les découvertes; ce n'est pas une association qui a trouvé la lithotritie, le chlore, l'iode, la
quinine, etc. Mais poursuivons nos remarques relativement à l'asservissement des talents distingués
aux doctrines, aux coteries et même aux volontés
ministérielles, et nous trouverons toujours que les
disproportions entre l'art et les hommes viennent
de la même cause, ainsi qu'il sera plus amplement
démontré.

Le fléau de l'orient, la peste enfin dont le nom
est le représentatif des épidémies les plus dévasta-
trices, est regardée comme éminemment contagieuse;
soit préjugé ou démonstration, la grande majorité

n'y conteste rien ; mais Chirac ! on ne conteste pas
mieux la supériorité de talens du premier médecin
de Louis XV. Cependant lors de la peste de Mar-
seille , Chirac , obligé de rester à la cour par les
devoirs de sa charge , ne put obtenir la permission
de se transporter en personne aux lieux du ravage ;
il choisit et y envoie quatre médecins de ses amis ,
dont l'un était son gendre ; il leur déclare et leur
certifie que la maladie n'est point contagieuse : pleins
de confiance dans cette assertion , ceux-ci partent ,
s'acquittent de leur devoir au plus fort de l'épidémie et reviennent tous quatre sains et saufs. Cependant, aux yeux d'un grand nombre de médecins, de
toutes les contagions , celle de la peste est la mieux
démontrée.

Un illustre médecin de notre époque , orateur et
écrivain très distingué , a fait dans ces derniers
temps un voyage en Égypte , dans le but , au moins
apparent , d'apprécier mieux l'origine et les caractères de la même maladie ; il croit avoir découvert
que sa cause se trouve dans la décomposition des
corps , hommes et brutes , lesquels ne sont plus ,
comme autrefois , par un principe religieux , con-
servés par l'embaumement ; cependant aux siècles
des Pharaons , les êtres organisés n'étaient pas aban-
donnés à l'action athmosphérique , et presque tout
ce qui avait vécu était perpétué en momie ; pourtant les pestes sévissaient alors avec autant de fureur
que de nos jours , et on lit que pendant la terrible
épidémie d'Athènes , les moyens préservatifs et cu-
ratifs étaient analogues à ceux que nous employons

maintenant ; l'on remarque encore que Socrate fut exempt de la maladie par sa grande sobriété. Hippocrate et d'autres médecins de son temps , n'assignaient pas légèrement à la peste une cause physique ; mais, dans le doute, ils la disaient occasionée par quelque chose de surnaturel ou de divin. Diemerbroeck, qui avait observé la peste de Nimègue , renchérissait sur l'opinion des anciens , et disait naïvement que sa première et principale cause était la colère de Dieu contre les péchés des hommes : opinion pour opinion , nous aimerions autant celle-ci que celle de notre célèbre académicien ; elle aurait au moins l'avantage de ne pas compromettre la science par une assertion trop facilement démentie.

Cependant , un autre académicien, non moins honorable et non moins illustre , vient , dans un ouvrage sur les exhumations juridiques , nous prouver que les animaux en décomposition , et leurs exhalaisons putrides , sont loin d'être une cause de maladies pestilentielles, et ne donnent rien de nuisible aux fonctions vitales ou organiques ; peu s'en faudrait que le même auteur n'en fît au contraire une condition essentielle de fraîcheur, de force et de santé , et il cite des faits si notoires qu'ils forcent à la conviction.

Quand la fièvre jaune, partie des Antilles , est venue au pied des Pyrénées, effrayer l'Europe, les corps savants se sont émus de sollicitude et pour l'art et pour l'humanité ; d'honorables missionnaires, choisis au milieu d'eux, se sont transportés en studieuse avant-garde au centre du fléau ; des rapports ont été faits, des conclusions ont été prises ; nous les connaissons : autant il eût valu se taire. La contagion, objet d'une contention très animée, est démentie aussitôt qu'affirmée par des faits bien authentiques et présentés par des hommes également recommandables, par des faits recueillis avec soin sur le théâtre même des ravages, soit en Europe, soit aux Antilles.

Que résulte-t-il donc de tant d'opinions contraires ou opposées sur des objets matériels bien sensibles, sur des faits observés par des hommes habiles et expérimentés ? Il en résulte seulement la certitude qu'on a mal observé, ou que les faits ont été accommodés à des opinions, des systèmes, des intérêts autres que ceux de l'art, et qu'enfin, ce qu'il faut plutôt croire, la science de l'observation est encore dans son enfance, et occasione toutes nos erreurs.

Il est des gens dans le monde savant, à qui il est départi assez de bonhomie pour ne voir, dans de pareilles contradictions, qu'un défaut d'ensemble, dans lequel il serait facile d'intervenir pour réduire à l'unité de doctrine tant d'opinions diverses, non-seulement à propos de la peste, du choléra, ou de la fièvre jaune, mais à propos de toutes les maladies. Nous savons bien qu'il existe d'excellentes intentions : nous savons qu'on cherche à arrêter tous ces écarts de l'imagination, à fixer tous ces mouvements de l'esprit, à réaliser toutes ces suppositions, à déterminer ces analogies, à déduire clairement ces conséquences à l'aide de la raison. Quelles ressources, quand il faut que la raison revienne sur elle-même pour se juger, et se rendre compte de son pouvoir et de ses effets ! Mais chacun a sa raison, et c'est d'après elle que chacun veut juger celle des autres, comme si nous devions et si nous pouvions tous avoir la même. Eh ! qu'est-ce que la raison, suivant un homme qui en avait infiniment ? ce Bayle, qui n'a tant écrit que pour prouver qu'on ne sait rien de ce qu'on croit savoir : « La raison, dit-il, « est un instrument vague, voltigeant, qu'on tourne « de toutes les manières, comme une girouette. » Et cet autre qu'à sa profonde sagesse, on prendrait pour un des philosophes de l'antiquité : « La rai- « son, dit Montaigne, est une règle de plomb et « de cire, allongeable, ployable et accommodable « à tout biais et à toute mesure. » Dans ces laby-rinthes obscurs où les passions seules fraient le chemin, que n'ajoute-t-on à la raison humaine, la conscience qui est une sauve-garde contre tout ce qui peut s'inspirer de mal, et la réserve ou même le doute qui est de la sagesse quand tout n'est pas démontré, et qui est toujours de la méfiance de soi-même, et la justice enfin qui veut qu'on traite les autres comme on se traiterait, et qui ne permet pas qu'on se prise trop soi-même pour estimer moins les autres, et qu'enfin on déprécie les idées et les travaux d'autrui pour faire prévaloir les siens.

C'est ainsi qu'on obtiendrait les seules mesures possibles pour établir le vrai et le bon dans la mé-decine, comme dans toutes les branches des con-naissances humaines ; c'est là où on trouverait le *criterium* inaltérable des actions de chacun, et que l'esprit de contrariété, toléré comme moyen d'épreuve, ne serait plus que le génie du mal et repoussé comme tel.

Quand des esprits supérieurs sont de cette manière formellement en opposition d'opinion sur des faits bien avérés, que doivent penser les hommes médiocres de cette anarchie scientifique? Hélas! peut-être les hommes médiocres ne paraissent-ils tels que parce qu'ils sont plus modestes ou plus sages, et ce n'est pas d'eux que Galien voulut parler, quand, dans un moment de dépit, il écrivait: « (*Meth. med.*) A moins qu'il n'arrive quelque « révolution étrange dans les affaires humaines, « c'en est fait des bonnes études, tant il y règne « de désordre et de confusion. On s'attache bien « moins à découvrir la vérité, qu'à acquérir la ré- « putation de savant. »

Mais enfin Galien aurait eu tort de blâmer les médecins de ce qu'ils trouvaient à redire à la doctrine des quatre humeurs, puisque c'est précisément là où lui-même descend de sa supériorité; il est plus judicieux quand il avoue que la vanité ou une fausse gloire égare la plupart des hommes.

Enfin, quel est l'effet de l'asservissement à des opinions, des systèmes ou des doctrines? il est nuisible, dangereux, funeste; qu'un praticien sage, modeste, relevé, livré à toutes les anxiétés d'une pénible incertitude, dans certaines maladies où le doute est moins hostile qu'une imperturbable assurance, qu'un tel praticien, disons-nous, plus confiant dans la sagesse d'un homme en réputation et en faveur, que dans la sienne propre, hélas! souvent à tort, se livre aux opinions émises dans un nouvel ouvrage, pour sortir enfin de ses bénines irrésolutions, et s'appuyer dans sa vacillante conduite, soudain les revers multipliés viennent l'arracher à ses philanthropiques illusions, l'opinion hardie de quelque illustre déclamateur, en réagissant sur la sienne, l'aura, au détriment de ses malades, dévoyé de la carrière mesurée et prudente où quelques succès venaient de temps en temps l'encourager, dans son obscure mais heureuse pratique.

Concluons de ce chapitre que dans le chaos où nous jettent tant de doctrines et de systèmes divers, il est des points de ralliement auxquels tous les médecins sont appelés : c'est la bonne foi dans l'observation des faits ; c'est la réserve dans la discussion, et la méfiance de soi-même, parce qu'il n'est pas prouvé que nous soyons suffisamment aptes à saisir les phénomènes vitaux et morbides tels qu'ils peuvent être ; c'est encore le doute, quand la démonstration n'est pas complète ; c'est enfin l'abnégation de soi-même, par la crainte des intérêts personnels qui influent trop souvent dans les déterminations à prendre, parce qu'on pense volontiers à soi en s'occupant des autres ; c'est ainsi que de ces qualités morales ou de ces vertus diverses, on obtiendrait cet ensemble de théorie et de pratique qu'ailleurs nous avons appelé la probité médicale, et sans lequel l'art de guérir ne serait qu'une jonglerie.

CHAPITRE VII.

DE L'OBSERVATION.

« L'observation peut être imparfaite et trom-
« peuse; elle a été également la source de l'er-
« reur et de la vérité ; des opinions entièrement
« opposées ont eu souvent pour elles le témoignage
« d'un nombre égal d'observations. » C'est Quesnay
qui, au commencement des *Mémoires de l'Académie
royale de Chirurgie*, parle ainsi dans cette préface
que Voltaire lui-même regardait comme un chef-
d'œuvre. Toutefois, nous ferons remarquer qu'il y a
ici une confusion d'idées sous la même expression :
observation se dit de l'art d'observer, et se dit aussi
de l'historique d'une maladie. Le langage médical
est assez vicieux pour qu'on soit dans le cas de renouveler ces distinctions à propos même des objets
les plus importants.

C'est sur l'observation que l'esprit se repose de
ses excursions dans les domaines des systèmes;
mais pour qu'elle soit utile, il faut lui joindre une
certaine réserve par le danger d'exprimer mal ou à
contre-sens les objets même les plus sensibles,
parce qu'on regarde souvent comme chef-d'œuvre
de précision et d'exactitude ce qui est faux quelquefois par les termes et par la pensée. Le perfectionnement véritable dans nos études, à l'époque pré-

sente, est la disposition à reconnaître les errements
à cet égard ; mais nous ne sommes pas encore arrivé
à la manière de mieux observer réellement : nous
avouerons toutefois qu'il est plus facile d'apercevoir
les vices de l'observation que de les exposer, par
la raison qu'il faut user d'un langage quelconque,
et que si nous voulions traduire les phénomènes
morbides en expressions nouvelles ou insolites, pour
dire tout ce qu'il y a d'omis ou d'insuffisant dans nos
méthodes, nous courrions les risques de n'être pas
entendu. On est donc enchaîné dans un mode particulier de transmissions d'idées, suffisant peut-être
dans des relations ordinaires, où les épreuves et les
contre-épreuves se renouvellent sans cesse pour le
contrôle des résultats, mais n'exprimant pas correctement des mouvements insolites comme ils le sont
presque tous dans les désordres de l'économie animale.

Ainsi donc, développant les vices de nos investigations dans l'art de guérir, nous en trouverions un
commun à toutes les branches des connaissances
humaines : c'est la persuasion où l'on est que l'état
de la science est aussi bien qu'il puisse être, parce
qu'on a fait des efforts, et qu'on s'est livré à des travaux pour l'amener là. On considère plutôt ces travaux que leurs résultats, et pourtant c'est le médecin qui a réellement avancé dans un ordre d'idées
particulières à lui, et qu'il applique à l'objet de ses
études sans s'assurer si elles conviennent.

Un autre vice est plus spécial : c'est de se faire
du premier abord juge de l'existence des phéno-

mènes, c'est-à-dire de prononcer que ces phénomènes
sont tels que nous les voyons, avant de nous assurer
si tels que nous les voyons, ils existent bien réellement. Apercevoir les objets, et affirmer les avoir
vus dans tel ou tel mode, sont deux opérations différentes que nous confondons, parce que nous
mêlons dans notre esprit ce qui est sensation et ce
qui est jugement. L'un peut bien être la conséquence
de l'autre, mais conséquence suspectée d'erreur,
parce que voir, sentir, entendre, manquent souvent
de ce positif nécessaire à une affirmation quelconque. Telle est la logique médicale, et il est très
peu de médecins à qui l'on pourrait faire comprendre
que voir ce que l'on a devant les yeux, quand il s'agit
d'accidents morbides, et voir ce qui est en réalité,
n'est point identique. Locke et Condillac, par leur
méthode de penser et de raisonner, pourraient bien
n'avoir pas servi la science médicale autant qu'on
l'aurait cru, et notre entendement s'est gâté à procéder de la sensation produite par un objet incertain
au raisonnement positif. Notre logique est donc vicieuse, et le devient d'autant plus que l'histoire de
chaque maladie se compose de matériaux différents
dans leur espèce, et plus différents encore dans leur
mode de transmission à l'observateur.

Les vices de raisonnement deviennent bien plus
grands, quand, pour prononcer sur une maladie,
nous joignons aux perceptions obtenues par nous-
mêmes, les sensations éprouvées par le malade :
sensations que nous recueillons comme des éléments
nécessaires, et que pourtant il est encore plus dif-

ficile de juger comme expression des phénomènes morbides. Ces dernières sources d'erreur, bien plus que celles qui partent de nous-mêmes, font surtout reconnaître leur fâcheuse influence dans le diagnostic d'une infinité de maladies qui ont des rapports extérieurs de similitude, et qui sont très différentes dans leurs espèces : telles seraient, pour servir d'exemples, certaines fièvres pernicieuses, certaines fièvres cérébrales, certaines hydrocéphales aiguës, certaines lésions traumatiques du cerveau. La traduction de l'état, ou plutôt du sentiment intérieur, se fait par le malade au médecin, en termes tellement identiques, que celui-ci, non moins mal instruit directement par l'insuffisance des signes extérieurs, n'établit point de diagnostic certain ; et cependant la médication est si pressante, qu'il est forcé de livrer au hasard l'alternative des moyens, moyens sauveurs ou foudroyants, parce qu'ils sont énergiques et opposés dans leurs effets. Une dose de l'écorce du Pérou, ou une émission sanguine, décide la question en bien ou en mal : la chance est égale, et pourtant l'abstention est mortelle.

Nous sommes entraînés à cet aveu choquant pour l'art de notre époque, quand nous voyons l'histoire de chaque maladie s'établir sur deux sortes de documents perçus de deux manières si différentes, et sans être accompagnés du travail rationnel nécessaire pour constater comment les deux modes de perception s'exécutent, et quel degré de foi on peut accorder aux résultats. Il faut certes plus qu'une raison ordinaire ou qu'un jugement commun pour les faire concorder dans le but unique qu'on veut atteindre : les uns fournis par le malade, et traduits par conséquent au médecin dans les expressions que la douleur, la crainte, l'incertitude, le trouble intellectuel peuvent inspirer, expressions que ce dernier traduit à son tour en langage médical suivant sa capacité et sa foi ; les autres obtenus par lui-même, c'est-à-dire par la perception directe, tant que cette perception n'est pas égarée par les hallucinations des théories, ou affaiblie par un défaut de perspicacité.

Bien observer, même dans le mode usité, n'est pas, au reste, chose facile : il faut d'abord être très instruit ; il faut de plus être doué d'un tact fin, d'un jugement sûr, et se trouver dans des circonstances assez heureuses pour que des nuances de phénomènes morbides, peu importantes à l'œil d'un observateur vulgaire, mais quelquefois essentielles pour un médecin doué de plus de profondeur et de sagacité, n'échappent pas dans les diverses périodes d'une maladie. Il faut surtout avoir assez de force d'esprit pour lutter avec avantage contre les suggestions pressantes des hypothèses et des doctrines, avoir assez de pénétration pour reconnaître ce qui est du fait de la médication, et ce qui est du domaine de la nature, et enfin, avoir assez de caractère pour, s'il le faut, s'exiler entièrement de l'école chaque fois que les lumières acquises, d'accord avec la conscience, ne sont pas en harmonie avec les opinions de l'époque.

Mais qui peut étudier, observer, conclure, et

surtout soutenir qu'il en a la faculté comme il en aurait l'intention ? Nous apportons en naissant une aptitude à nous identifier avec les choses et les idées, et, arrivés à l'âge de la réflexion, nous avons déjà des raisonnements tout faits sur les objets pour lesquels l'imagination a devancé ce que l'instruction devait faire, et quand nous observons, nous savons déjà ce que nous allons observer.

Ce sont là les errements de la forme ou du mode de l'observation ; il en est d'autres inhérents et tout à la fois contraires aux résultats qu'on en attend. L'art d'observer a certainement pour but de constater l'analogie : les nosographes ne comptent guère sur autre chose ; pourtant il n'établit que des différences, et les perfectionnements qu'on lui donne, accroissent la diversité des caractères distinctifs des objets ; il opère ainsi en sens contraire de ce qu'on se propose : il donne des résultats, mais ce sont ceux qu'on ne cherche pas et qu'on ne veut pas admettre ; tel ou tel système le défend ; il faut alors être doué d'une raison courageuse pour tout braver, et dire hautement qu'on est dans l'erreur ; mais qui ose le faire et heurter des opinions sur lesquelles sont fondées tant d'existences médicales ?

Dans quelles erreurs ne peut pas jeter l'observation, mais l'observation de faits matériels, d'objets de la nature, de faits susceptibles d'être facilement répétés et vérifiés ? Vanhelmont, qui était homme de génie, et, d'après lui, l'abbé Rousseau qui avait été capucin, soutiennent en suite d'expériences, bien faites et réitérées, que le crapaud, mis dans un

vase et regardé fixement, meurt ou tue celui qui
le regarde : l'abbé Rousseau avait ainsi tué plusieurs
crapauds, et pensa à la fin mourir lui-même en face
d'un de ces reptiles, apparemment plus vigoureux
que les autres. Ils expliquent ces effets par l'idée,
qu'ils supposent à l'animal, de la peur qu'il doit avoir
de l'homme. Que n'explique-t-on pas? rien n'est
plus facile, parce que rien n'est plus arbitraire
que des explications. Mais l'observation des faits!

Laissons l'illuminé Vanhelmont et le charlatan
Rousseau, pour écouter deux ou trois médecins des
plus distingués de notre époque, des hommes dont
le nom seul sert de garantie : MM. Husson, Rostan,
Ferrus ont vu des effets du magnétisme animal et
ont pu ainsi constater que Mesmer n'avait pas tort;
assurément c'est par l'observation qu'ils ont recueilli
les faits, et il serait difficile de concevoir que dans
leurs mains, l'art d'observer fut celui de voir à contre-
sens de ce qui existe.

Toutefois quel est le mode par lequel ils ont
procédé à la reconnaissance de ces phénomènes?
Cela n'est pas une chose indifférente, et Zimmermann avait dit : « Les sens sont trompeurs, et en
« médecine c'est moins l'œil qui doit voir que l'es-
« prit. » On sait que les partisans du magnétisme
ont excité la méfiance, chaque fois que, pour se
faire écouter, ils ont dit : J'ai vu.

Nous sommes ami de notre siècle, partisan de
notre époque, sectateur de tout ce qui est bien,
et nous concevons les avantages des travaux modernes et les progrès qu'ils ont fait faire à la masse des

connaissances humaines ; mais nous concevons aussi les errements qui les ont suivis et même qu'ils ont enfantés ; pendant que le flambeau est porté dans un sentier obscur, on néglige d'en éclairer un autre, et le labyrinthe n'en est pas moins difficile à parcourir ; ainsi, lorsque le tact donne avec plus de précision le siége d'un désordre dans un organe, il ne s'aide plus autant des secours qui peuvent servir à la démonstration de l'origine de ce désordre et par conséquent de sa vraie nature ; on n'exerce plus dans les mêmes proportions ce coup-d'œil et cette faculté d'analyse rapide, qui, en embrassant l'immensité des causes agissantes et de leurs résultats dans l'organisme, les réunit dans une seule pensée pour caractériser une maladie ; l'état morbide d'un organe est bien constaté, mais ses rapports avec l'individu et avec le système général de la nature est négligé, et l'art n'avance pas à sa perfection.

Cela vient de ce qu'on a cherché à comprendre l'art de guérir dans un point déterminé, dans les limites où le résultat du désordre s'est manifesté ; l'investigation s'est toute portée sur la trace des effets au lieu de se diriger vers la force anormale qui les a produits ; ce qui était résultat de toutes les opérations de l'entendement a été ramené aux sensations ; on l'a détaché des combinaisons intellectuelles pour le fixer aux objets tangibles, et, dans la nécessité que l'intérêt d'un système a créé, d'arriver à un but, on a cru le trouver au milieu des organes mêmes, et l'on s'est dit : l'art touche à sa perfection. Le désir de bien faire chez les uns', et l'orgueil chez les autres, ont concouru à affirmer l'assertion, et il fut convenu que le trouble local était toute la maladie.

Il faudrait, pour comprendre la raison d'une pareille doctrine, concevoir préalablement les corps organisés indépendants de toutes les influences extérieures ; il faudrait reconnaître que chaque individu porte avec lui le germe de sa destruction sans le concours de causes étrangères.

Il n'en est pas ainsi : tout se lie, se touche et s'enchaîne ; l'oubli de ce principe est la défection des premiers éléments de l'art d'observer.

Cet errement dans la science médicale naît évidemment du mode, d'après lequel, ainsi que nous l'avons dit au chapitre premier, on saisit des objets seulement ce qui se rapporte à nous, ou ce que la perception nous offre, et on ne cherche pas à connaître ces mêmes objets pour ce qu'ils peuvent être réellement ; ainsi on observe la vie chez l'homme et tous les phénomènes qui en dépendent, seulement comme des accidents isolés du mouvement général qui agite l'univers. Quand un praticien a bien exploré des yeux et des mains un individu quelconque, et qu'il a bien analysé les symptômes de la lésion qu'il recherche, sa tâche lui semble finie, et de ce qu'il a concentré sur un poumon enflammé ou un foie squirreux, tout ce qu'il a de facultés de perceptions, il conclut, d'après la médecine moderne, qu'une maladie n'est qu'une lésion de localité ; il dédaigne de rechercher le mouvement morbide hors de l'individu, comme si l'individu vivait sans la participation de tout ce qui l'entoure ; il nie indirectement le grand principe physiologique de la vie universelle et commune à tous les êtres, principe auquel il rend hommage plus tard, quand une multiplicité d'affections analogues, l'oblige à concevoir en dehors de l'organisation individuelle des causes communes de destruction ; alors, il rabat sa suffisance sur une expression qui le met en sûreté relativement à la science, et il déclare que la maladie est épidémique.

Épidémique soit ! le terme avoue toujours les effets, mais n'explique pas mieux le principe, la cause et l'action.

Enfin, en terminant ce chapitre, pouvons-nous compter sur des améliorations, par ce que nous venons de dire ? Cela est fort douteux. Lors même que nous essaierions de démontrer la manière de mieux observer, nous ne nous flatterions pas de multiplier beaucoup les bons observateurs ; plus on augmente les conditions du savoir et de l'expérience, moins il se rencontre d'hommes aptes à devenir habiles ; certes, nous serions assez embarrassé de dire comment il faut avoir l'esprit attentif, à celui dont les idées sont habituellement fugaces et mobiles, comment il faut avoir de la perspicacité, à celui dont l'esprit est lourd et paresseux, comment il faut restreindre son jugement, à celui dont l'imagination ardente transporte les objets au delà de leurs limites. On ne refait pas les hommes à qui tant de qualités manquent, mais on peut leur dire qu'elles leur manquent, et, dans la supposition exagérée qu'il y en eût d'assez favorisés pour les posséder toutes, ou presque toutes, il serait encore loisible de le remarquer pour constater les résultats de l'art dans leurs mains, et faire ressortir les différences entre ceux qui sont médecins et ceux qui croient l'être.

Toutefois nous ne nous dissimulons pas qu'une grande insuffisance domine ici dans ces pages, et tournent à juste titre la plupart des questions contre nous; une pensée qui s'élèverait facilement de la discussion, serait l'examen de nos droits à censurer l'ordre des choses, autant que de notre capacité à le faire; la négative aurait bientôt fait justice de cette hardiesse et le verdict serait aisément prononcé contre nos prétentions. Mais il ne s'agit pas de nous! et, que nous disions médiocrement ce que d'autres peuvent dire mieux, la chose médicale n'en a pas moins besoin d'un jour plus lucide et de juges plus indépendants.

CHAPITRE VIII.

DE L'EXPÉRIENCE.

L'expérience est la connaissance des choses par leur usage; il y a deux mille ans que Celse (*Præfat.*) avait dit : « C'est ainsi que la médecine est née du « salut des uns et de la perte des autres, et que « l'art a appris à discerner ce qui est pernicieux « de ce qui est salutaire. »

Mais ce que Celse n'a pas dit, c'est l'erreur dans laquelle nous sommes ordinairement en prenant la routine, l'empirisme et les préjugés dans lesquels nous vivons, pour de l'expérience selon l'art; ce n'est pourtant que de l'expérience selon nous, relative à nous, acquise d'après les diverses positions où nous nous sommes trouvé, et à laquelle nous tenons infiniment selon les divers intérêts qui nous entraînent malgré nous et à notre insu; c'est dire assez qu'il y aurait beaucoup à reprendre.

L'expérience individuelle est bien la véritable, et on n'en conçoit pas d'autre ; mais elle est si limitée qu'il faudrait toujours rencontrer ses spécialités pour qu'elle fût sûre; par conséquent elle est peu de chose dans l'immense carrière, et on est obligé d'avoir recours à celle d'autrui pour se diriger dans le doute et se soutenir dans les hésitations. Quand on pense que vingt ou trente années font quelquefois toute la vie médicale d'un praticien, lequel est encore circonscrit dans un petit nombre de malades, relativement à ceux qui existent, on peut bien mettre au rang de ses devoirs l'étude des œuvres des grands médecins qui l'ont précédé.

L'expérience est donc, comme on le voit, une acquisition très restreinte dans le domaine de la science, et tellement relative qu'on ne peut s'empêcher d'avouer que le médecin est toujours au-dessous d'elle, et que les heureuses exceptions d'une habileté particulière constatent seulement la supériorité d'un homme sur les autres, mais jamais son niveau à la hauteur de la science elle-même.

Un vice radical entr'autres, peu soupçonné, entache ordinairement notre expérience personnelle : c'est la persuasion de la vérité des faits sur lesquels elle repose ; nous avons jugé ces faits d'après les principes dont nous sommes imbu seul, sans contrôle et sans aucune de ces discussions qui, mettant en évidence les objets, les retournent sous toutes les faces pour les mieux faire apprécier, et nous acceptons les résultats comme des conséquences sûres pour la pratique. On a bien pour démonstration de ce qu'on apprend et de ce qu'on retient alors, les cas analogues ; c'est sur eux qu'on compte pour se rectifier, mais c'est à tort ; ce sont toujours des cas dont l'analogie n'est pas mieux jugée que le fait même qu'on leur compare.

Il y aurait bien pour correctif des errements qui peuvent s'en suivre : la réserve dans le jugement à porter, le retour sur soi-même et la croyance à d'autres possibilités; mais l'opinion dont on est imbu est un *veto* difficile à surmonter, à moins que de faire de nouvelles études. Mais qui peut se résoudre à tout recommencer, à infirmer par l'incertitude tout ce qu'on croit savoir, lorsque déjà on a établi ses calculs, et que la personnalité se repose sur un avenir qu'elle s'est créé? Mais en supposant même des intentions plus généreuses, la vie est trop courte pour prendre la résolution d'en retrancher ce qu'elle a d'inutile ou de nuisible au monde, et l'homme est trop faible pour ajouter à lui-même ce qui lui manque pour faire le bien. Quand enfin, d'après les probabilités, on a parcouru de sa carrière plus qu'il n'en reste à parcourir, on renonce à se redresser dans la voie, et les années qu'on ajoute à cette expérience confirment les errements.

Ainsi ce qu'on appelle expérience est un sentier fixe dans une direction plutôt que dans une autre : direction bonne, mauvaise ou médiocre, raffermie autant par le nombre des années que par les faits qui en ont marqué les diverses époques.

On sent qu'il n'y a pas de mesure à l'expérience ; chacun croit à la sienne, et il serait difficile d'argumenter sur ce sujet contre tel ou tel qui peut dire *j'ai vu*. Il ne serait pas convenable de lui objecter qu'il a mal vu, parce qu'il faudrait lui faire des démonstrations offensantes, et lui prouver que si, à la vérité, les objets extérieurs sont perçus de la même manière par le sot et l'homme supérieur, ils ne développent pas, chez l'un et chez l'autre, les mêmes idées en nombre ni en étendue, et par conséquent, le jugement ne doit pas être le même.

Une garde-malade qui a longtemps assisté quelques vieux routiniers de son voisinage, et qui se rappelle les temps de la casse et du séné, une sœur d'hôpital qui a vu se succéder un grand nombre de médecins dans la salle où elle est attachée et qui dit ce qu'elle pense, une vieille dame qui a eu autrefois son mari et ses enfants malades, et qui pose des questions aux jeunes praticiens, pour que le public sache à quoi s'en tenir, un pharmacien qui corrige et refait les ordonnances portées chez lui et remplace les médicaments qu'il n'a pas, par de vieilles drogues restées en magasin, ont tous beaucoup d'expérience; ils le disent du moins, et le public s'empresse d'ajouter qu'ils s'y connaissent. Certes, la question n'est pas là, mais elle est dans la nature de l'expérience elle-même : savoir bien ce qu'on a appris, et savoir ensuite si ce qu'on a appris convient à l'objet auquel on l'applique, c'est ce qu'il faudrait prouver avant tout.

Personne n'en vient là; chacun reste encroûté de ses propres idées et se donne pour habile; cela nous rappelle une anecdote consignée dans l'éloge de Fagon par Fontenelle : Fagon, le premier, soutint l'existence de la circulation du sang avec les preuves à l'appui, et elles ne manquaient pas; les vieux docteurs donnèrent des éloges au récipiendaire, et « convinrent que pour un aussi étrange paradoxe, « il ne s'en était pas mal tiré. »

Ainsi, une expérience de cinquante années d'exercices médicaux ne permettait pas aux vénérables juges de Fagon d'entrer dans les idées qui renouvelaient la science ; c'est qu'une longue existence dans la pratique enfante ordinairement un entêtement invincible, une funeste confiance dans les ressources personnelles et un orgueil ridicule qui ne souffre pas les contradictions.

On envisage l'expérience comme le sceau de l'instruction médicale dans le sens le plus avantageux à la pratique, c'est-à-dire, comme moyen certain de ne plus errer. Cependant ses effets sur l'esprit de tout homme qui a longtemps éprouvé les diverses chances qu'offrent l'art et la nature, et qui, par conséquent, a dû aussi souvent être étonné de ses succès que de ses revers, devraient offrir beaucoup de motifs au contraire de cultiver le dogme du doute, comme le seul qui ne trompe point, parce qu'il prépare à tout ; quand on a beaucoup vécu, on est assez payé pour être en réserve dans toutes les affaires qui dépendent de la volonté des hommes : or, quelle certitude peut-on raisonnablement avoir dans celles qui ne dépendent de personne, et qui, au contraire, disposent de nous dans un ordre de choses que nous ne comprenons pas ?

Les esprits supérieurs ne sont pas exempts de ces erreurs d'une longue expérience ; leur tenacité qui se renforce de la conscience de leur propre mérite, n'est pas de la même nature que celle d'un ignorant qu'on peut quelquefois trouver accessible à la persuasion, par la démonstration matérielle de quelque chose de mieux que les idées qui lui sont propres ; mais un savant est ordinairement guindé

à une hauteur qu'il n'est pas aisé d'atteindre , et par
surcroît, il s'élève encore graduellement en raison
des pas qu'on fait pour se rapprocher de lui ; en un
mot , il se constitue en oracle , à qui il faut adresser
la parole à une certaine distance pour avoir une
réponse ; les faits contradictoires , dans le système
qu'il a créé, ne le ramènent pas aisément à reviser les
dogmes qui en découlent , et en vertu desquels il
agit, et tout est dit quand il a prononcé ; il lui serait
plus facile de démontrer les vices de quelqu'autre
doctrine , que de soupçonner seulement le moindre
tort à la sienne. Les temps , les lieux , mille circonstances ont influé sur les résultats de sa pratique ,
et son expérience , alors si sûre , selon son propre
témoignage , n'est qu'une série de dangereuses conséquences , en vertu desquelles il continue la
même conduite médicale , malgré les désappointements ; il les attribue à d'autres causes : plus ingénieux à voir la source du mal autre part que chez lui,
il tient à ne pas dédire la renommée de l'infaillibilité qu'elle lui attribue ; aussi trouve-t-il facilement
ailleurs la raison suffisante des défections qu'il
éprouve. C'est donc avec une grande réserve qu'on
peut accorder toute la confiance que mérite, à ce titre,
le médecin expérimenté , qui porte avec lui la présomption de faire suffire aux cas les plus difficiles, et
à l'aide des talents qu'il possède , l'immensité des
autres parties de la médecine que probablement il
ne possède pas.

Quelle idée peut-on donc se faire d'une foule de
médecins, estimables sous bien des rapport, mais qui

sont loin de douter de la sûreté de la voie qu'ils parcourent, quand on lit que tant d'illustres praticiens ont partagé ces faiblesses du jugement des hommes? quand on voit Dehaën maudire l'émétique, Vanhelmont la saignée, et Fernel le mercure? et par un sentiment contraire, Stoll choyer avec une prédilection singulière le sel de nitre, Lecat l'ipécacuanha, Botal et ses contemporains les émissions sanguines? Certes, ces antipathies comme ces prédilections ont bien leur source dans l'expérience. On ne fait pas deux fois usage d'un moyen médical qui fait faillite à la doctrine en vertu de laquelle on le proclame, et ce n'est jamais qu'en suite de succès répétés et bien établis, qu'on prouve quelque chose. L'usage des médicaments est toujours une épreuve réelle, et ce n'est pas en faveur d'une opinion médicale qu'on s'aventure à tenter opiniâtrément, contre sa raison et son honneur, tout moyen thérapeutique désavoué par les événements; ainsi les doctrines ne s'enfanteraient pas *à priori* comme les ecclectiques affectent de le dire, mais elles se déduiraient de conséquences, et leurs torts ne seraient jamais que dans l'extension qu'on leur donne.

L'expérience qui n'est pas accompagnée du doute ou de la réserve, conduit tôt ou tard à l'erreur, parce que si elle donne de l'aplomb et de la confiance dans les moyens qu'on emploie, elle tend, par cela même, à détourner de la circonspection qui envisage les objets sous toutes leurs faces, de la prévoyance qui voit de loin de peur de surprise, et de la sagesse qui n'attribue jamais à elle seule

des faits que la nature, le hasard, une volonté étrangère et mille causes inappréciables, ont pu produire
concurremment.

Nous sommes si facilement circonvenus que nous
devons souvent nous méfier de nous, lors même que
nous aurions raison de croire que tout est bien;
quand, dans notre pratique, nous sommes favorisés d'un succès assez bien constaté pour que rien
ne puisse le revendiquer à notre désavantage, nous
en concluons que nous avons parfaitement saisi les
indications, et adapté les ressources thérapeutiques.
Nous chercherions vainement dans notre esprit s'il
nous eût été possible d'être également heureux par
d'autres procédés, et comme il n'est pas facile de se
le démontrer, nous acceptons volontiers nos conclusions comme des résultats d'une expérience sûre;
et à l'avenir nous cherchons moins à voir les cas
morbides tels qu'ils sont, que comme nous avons
besoin de les faire, afin de leur trouver assez d'a-
nalogie au fait précédent pour justifier un traitement
semblable et obtenir encore un succès. Il serait
inutile de dire qu'on reçoit des démentis formels et
que cette expérience si sûre est toute à refaire.

Cela vient de ce que les succès disposent à un état
de quiétude et de paresse d'autant plus légitime, que
le cœur et l'esprit sont satisfaits; on croit alors les
obligations bien remplies, et elles le seraient en effet,
si le succès obtenu terminait la carrière du médecin.

Il n'en est pas de même des revers, école douloureuse, dans laquelle il faut malgré soi revenir pour
chercher des torts dans sa conduite médicale; ou, si la

conscience le dit, pour s'absoudre soi-même, en accusant la faiblesse de la nature. Quoiqu'il en soit, l'expérience est toujours assez bien servie des insuccès, pour qu'il en résulte au moins le doute sur ses propres ressources, et même une certaine croyance à la possibilité d'agir plus habilement qu'on ne l'a fait.

Cependant, telle est la constitution de notre esprit, que nous ne pouvons et ne devons pas rester oisifs malgré tant de motifs de découragement; il nous faut toujours poursuivre la vérité, quelles que soient nos espérances. Aussi, et malgré les mécomptes, il est des médecins qui font des expériences pour avoir de l'expérience (passez le jeu de mots), c'est-à-dire qu'ils font des essais pour n'avoir plus à en faire; et en cela ils ne sont pas tellement favorisés qu'ils ne soient obligés de recommencer leurs essais toute leur vie. Ce sont ordinairement ceux dont l'esprit vif et léger les conduit à la suite de toutes les hypothèses nouvelles, de toutes les découvertes utiles ou non, de toutes les opinions originales, subversives, ou avantageuses à la pratique; d'autres médecins plus prudents, sans cesser leurs travaux, les fixent dans des limites où l'humanité n'a pas à se plaindre, et, dans leur situation scientifique, ils prennent une conclusion, et souvent c'est celle-ci, savoir : qu'il n'y a peut-être de certain que les raisons en vertu desquelles nous doutons, parce qu'elles sont le résultat des épreuves et des expériences, et que, n'étant pas sûrs de la réalité des choses, il y a pour nous moins de danger

d'errer en nous méfiant de nos sens et de nos raisonnements ; et qu'après tout, quand, avec toutes
nos ressources , on reconnaît que parfois on ne sait
ce qu'on fait , au moins, en l'avouant, on sait ce
qu'on dit , et parmi tant de désavantages auxquels
toute la sagesse humaine ne peut parer, on s'épargne
celui de s'abuser encore, et celui d'abuser les autres
par le faux témoignage d'une habileté qu'on n'a
pas.

CHAPITRE IX.

DES PRÉJUGÉS.

C'est un beau titre à une suffisance doctorale que de se prouver la supériorité de son mérite par l'examen des préjugés des autres, et c'est encore un bon renfort à tous les sentiments orgueilleux qu'un superbe dédain pour tout ce que pense le vulgaire.

Existe-t-il réellement au dedans de nous des raisons légitimes de censurer tout ce qui se fait et se dit, quand cela n'entre pas dans l'ordre des idées qui composent notre existence intellectuelle ? aucune ; nous substituons ordinairement une absurdité à une autre absurdité, et nous soutenons que la nôtre vaut mieux. Voilà l'origine de ce qu'on appelle préjugé ; quand aux moyens de s'en affranchir, il n'y en a pas trop pour le faire d'une manière directe, mais on capitule avec eux à l'aide du doute, de la réserve et surtout de ce laisser-aller dans les choses de ce monde, chaque fois qu'on n'y entrevoit pas des dommages positifs ; tout est tracé dans un ordre tendant à se rétablir de lui-même, à la moindre déviation, et l'art de guérir n'est autre que l'observance de cette philosophie pratique.

Les préjugés témoignent la foi ou la croyance à quelque chose, et diffèrent beaucoup du charlatanisme qui ne croit à rien et use de tout ; les premiers sont de l'homme simple mais honnête, et excluent tout ce qui peut tromper sciemment.

A ce dernier titre, nous craindrions moins d'examiner certaines assertions émises de nos jours et qu'un servilisme scientifique nous transmet comme le résultat de hautes conceptions. Il y a des choses tellement disparates que le sens commun, ce tyran vulgaire, ne permet pas de les laisser passer dans le monde médical comme les œuvres du génie.

Dans ce nombre, nous mettrons l'opinion de l'existence du principe des épidémies dans l'athmosphère : c'est dans l'air, s'écrie-t-on, que la cause morbifique réside ! c'est l'air qui est vicié, corrompu, infecté, chargé de miasmes, d'effluves, d'exhalaisons, de germes pestilentiels, et de tout ce que le vocabulaire de la peur et de la sottise peut renfermer de pernicieux ou d'effrayant ! Cependant, à diverses époques ou la constitution médicale pouvait autoriser ce pusillanime langage, on a analysé l'air de Rochefort, des marais Pontins, du Caire et de Calcutta ; on a trouvé ce fluide de même nature qu'à Nice ou à Montmartre, et l'on a ensuite réfléchi sur les épouvantables conséquences d'un principe léthifère contenu dans l'air, dans ce fluide si mobile, qu'en peu d'heures, les ravages épidémiques se propageraient d'un pôle à l'autre, et couvriraient le globe d'un voile funèbre du Spitzberg à Botany-Bay.

Il est des éléments plus compacts, plus tenaces, retenant le germe fatal, et méritant mieux, d'après les probabilités, de supporter toutes les malédictions pathologiques : tels seraient le sol et les eaux, et peut-être des fluides d'autant plus perfides qu'ils sont moins connus, et qui, ainsi que l'électricité et le magnétisme, circonviennent tout ce qui existe.

D'ailleurs, il n'y a pas de nécessité d'expliquer la cause ou la nature de ces maladies terribles importées de climats lointains, avant de nous être entendus sur les épidémies catarrhales, dyssentériques et autres, qui sévissent si souvent parmi nous; il n'y a pas de raison de parler du choléra, avant d'avoir éclairci la nature de la grippe.

Nous sommes sur la voie de la perfection, il n'y a pas de doute, tout le monde le dit; mais comment se fait-il qu'au siècle des lumières, on ne s'inspire pas mieux sur la nature des épidémies, tandis que dans l'origine de la science médicale, il y a deux mille ans, un homme composait le livre *de aere, locis et aquis?* Pourquoi encore n'explique-t-on pas mieux la nature de la contagion, et pourquoi n'en dit-on rien de plus que Prosper Alpin, Thucydide et Lucrèce n'en ont dit? Pourquoi tant de brochures pour ou contre la fièvre jaune et le choléra, maladies exotiques, tandis que nous ne sommes pas d'accord sur les affections typhoïdes qui sont de notre pays et qui sévissent tous les jours?

C'est qu'il y a des préjugés tendant à faire croire que nous connaissons bien ce qui se passe chez nous, et d'autres préjugés sur une meilleure appréciation des fléaux du Gange et des Antilles par nous, que par les médecins qui ont longtemps habité sur les lieux mêmes où ces affections sont endémiques.

Quant à ceux qui publient des traitements spécifiques et font des brochures sur des maladies qu'ils n'ont jamais vues, il y a quelque chose de moins tolérable que des préjugés, et nous n'avons rien à en dire.

Toutefois il est curieux de suivre la série des principaux préjugés qui de tout temps ont envahi la science médicale : nous disons préjugés, nous pourrions dire erreur ; mais l'un ou l'autre constatent également la faiblesse de l'esprit humain, et montrent la nécessité du doute dans tout ce qui se fait, se dit, se perfectionne ou s'invente.

Quand Harvée publia *la Circulation*, une révolution s'en suivit aussitôt, et l'on douta que la médecine eût désormais besoin d'autres découvertes ; on ne soupçonna pas plus de mystère dans le système de la vie, que si l'homme lui-même avait assisté à sa propre création.

Quand la transfusion, ce chef-d'œuvre de physiologie, fut imaginée, on trouva facile de remettre à neuf les vieillards et les cacochymes : le sang d'un ânon ou d'un veau devait réparer tous les dommages causés par les années et les maladies.

Quand Hewson, Cruikshank et Mascagni eurent publié leurs travaux sur les vaisseaux lymphatiques, on crut voir le secret de la médecine dans l'absorption et la résorption, et l'on cria au miracle.

Quand l'électricité et les fluides magnétiques eurent leur tour, on ne vit pas ailleurs le fluide ner-

veux et même le principe vital, et l'on ne pouvait
pas trop, sans hérésie, proposer d'autres principes
pour expliquer les phénomènes de la vitalité.

Quand la chymie pneumatique, puis la chymie
organique naquirent, on n'aurait pas osé soupçonner
dans l'étude des corps simples ou composés, l'infaillibilité de l'analyse et les grandes ressources de
la synthèse; à plus forte raison on se serait bien
gardé de publier des doutes.

Quand, à diverses époques, la thérapeutique s'en-
richissait d'un nouveau médicament ou d'un nouveau
procédé opératoire, le mouvement révolutionnaire
dans l'empire médical, se faisait éprouver d'un con-
tinent à l'autre, et après quelques années d'essais,
d'imprudence et de revers, on revenait au doute, à
la modération et au raisonnement.

La saignée fut à une certaine époque le sujet des
plus fameux débats : pendant qu'à Paris, on or-
donnait de saigner un pleurétique du côté malade,
un décret de l'université de Salamanque condam-
nait cette méthode, et voulait qu'on saignât du côté
opposé.

L'opération de la fistule faite à Louis XIV, dans
un temps où elle était peu pratiquée, fit assez de
bruit en Europe pour qu'elle devînt à la mode. Les
chirurgiens et leurs malades furent alors poussés
d'un empressement tel, en faveur de cette opération,
que les premiers, pour contenter les autres, leur
ouvraient les hémorroïdes, faute de fistules.

Tout le monde a entendu parler des guerres de
l'antimoine et du vin émétique : l'horreur, après

avoir succédé à l'admiration, était si grande pour ces substances, il y a un siècle et demi, qu'un médecin était chassé de la faculté de Paris, s'il prescrivait ce métal; à Rome, dans le même temps, il était condamné aux galères, s'il employait la poudre cornachine, parce que l'antimoine diaphorétique entrait dans sa composition.

Lors de la découverte du quinquina, sur la fin du dix-septième siècle, il y eut un engouement tel que l'écorce du Pérou fut le sujet et l'occasion d'un bouleversement médical; la réaction se fit bientôt sentir, et sur, pour ou contre ce médicament, on publia un nombre prodigieux d'écrits.

Qui a été plus calomnié que le mercure, et que n'a-t-on pas raconté en bien ou en mal sur l'opium?

L'iode, si récemment découvert, si avantageusement annoncé, ne trouve-t-il pas déjà des détracteurs aussi nombreux que ses partisans?

La lithotritie, publiée comme une des merveilles du siècle, à une époque où des travaux et des essais ne lui avaient pas encore mérité la confiance, est dénigrée avec vigueur aujourd'hui qu'elle s'est perfectionnée; elle est combattue par des faits, des résultats, des chiffres.

Que peut-on répondre à tout cela? rien, sinon que les préjugés entrent partout, et que dans tout ce qui se dit, se fait et s'observe, on fait entrer une idée de perfectionnement qui le plus souvent est une idée de déviation; le perfectionnement le plus réel serait celui de notre raison ou des moyens par lesquels elle se manifeste ; alors , on en croit moins ses yeux et ses oreilles , mais on médite mieux sur ce que l'on a vu et entendu.

Il ne serait pas difficile de prouver que dans les diverses parties de la science médicale , on nous a donné comme des inventions ou des créations ce qui a été seulement mieux développé ou mieux habillé d'accessoires, ou même ce qui n'a subi qu'un changement de dénomination ; un préjugé orgueilleux a envahi toutes les productions de l'intelligence des hommes qui ont été, pour les reporter sur ceux qui sont aujourd'hui.

En général nos préjugés sont en faveur de notre siècle et au détriment des siècles passés , puis en faveur de nous-mêmes, au préjudice de nos confrères. Le *moi* et le *mien* interviennent partout et ce ne serait pas un travail inutile que l'examen impartial de tant de prétentions.

Ainsi, en avouant, dans l'anatomie, des perfectionnements plus réels que dans les autres parties des sciences naturelles , on prouverait néanmoins que les anciens possédaient plus de lumières sur le mécanisme des êtres organisés, que certains modernes sortis de certaines écoles.

Hérophile était si profondément versé dans la connaissance de la mécanique animale, que Fallope lui-même l'appelle l'évangéliste de l'anatomie ; il avait poussé ses études, ainsi qu'Érasistrate, jusqu'à disséquer des hommes vivants ; avantage que nous ne devons pas souhaiter , mais que nous ne compensons pas toujours suffisamment par l'étude

de l'homme mort. Ce même Hérophile doit être
regardé comme le premier anatomo-pathologiste :
aveu scandaleux pour ceux qui croient la nécroscopie née d'hier. Pline avait dit de lui: *Causas morborum scrutari prior Herophilus instituerat.*

L'illustre Cuvier, dans une de ses leçons, disait :
« Homère était le plus savant naturaliste de son
« temps. Toutes les fois qu'il décrit une blessure,
« il décrit avec la plus grande justesse les parties
« du corps où le javelot a passé; jamais il ne fait
« périr un guerrier d'une blessure qui ne soit mor-
« telle. Quand il parle d'un animal, d'une plante ,
« d'une substance minérale , il les décrit toujours
« d'une manière vraie et précise. »

D'autres préjugés nous présentent la pathologie
comme ayant fait de grands pas dans le courant du
dix-huitième siècle ; cependant on trouve dans Hippocrate et dans Pline , la désignation de beaucoup
de maladies que nous ne pouvons pas reconnaître
dans nos cadres nosographiques ; et parmi celles
dont nous nous attribuons une connaissance toute
récente , plusieurs se retrouvent parfaitement dans
les écrits des anciens; ainsi dans le livre Περὶ Νούσῶς
attribué à Hippocrate , il est question du *phyma*,
tumeur crue qui s'accompagne de tous les accidents
reconnus dans la marche et les progrès de la con-
somption pulmonaire.

Les anciens, en dépit des travaux de Sénac,
Rivière , Kerkring , Morgagni , Forest , Rondelet ,
Meckel et Corvisart , connaissaient les affections du
système sanguin. Arétée parle de l'inflammation de

l'aorte et de la veine cave; Galien reconnut dans la maladie d'Antipater, son confrère, un rétrécissement des gros vaisseaux.

Le mot de gastrite, adopté de nos jours pour représenter toute la pathologie et servir de résumé à toute la médecine, était employé dans sa vraie signification par Galien, et depuis par J. P. Frank, Cullen et Sauvages; mais puisqu'en ce moment, l'influence de la gastrite commence à s'user, il est probable que sous peu nous aurons quelque nouveauté médicale propre à agiter les têtes légères, et à maintenir le mouvement scientifique suivant le besoin de l'époque.

Il est vrai que depuis peu d'années l'homœopathie essaie de se montrer, mais nous n'osons rien en dire, pour ne pas cesser d'être grave et sérieux.

Si cependant on osait dire au jour présent que nous vivons de préjugés, serait-on bien venu? non probablement! Il faut laisser cet aveu à la génération prochaine, c'est-à-dire, attendre que nous ne soyons plus, pour que nos neveux puissent dire sans contestation que nous avons vécu dans l'erreur.

✳

··

CHAPITRE X.

DES DISPROPORTIONS ENTRE LA MÉDECINE ET LES MÉDECINS.

Il y a dans la pratique médicale des grands médecins, certains effets dont on ne peut se rendre compte d'après le cours ordinaire des choses, et dont les causes immédiates sont d'une investigation si difficile, qu'il est permis à l'homme d'étude d'y voir le cachet du génie, et à l'homme vulgaire d'y trouver l'empreinte d'une puissance magique et ce qu'on appelle le merveilleux.

Sont-ils le résultat d'un privilége de la nature, d'une heureuse organisation, ou d'une ressource spéciale acquise par l'étude? Si l'on voulait les expliquer, on trouverait qu'ils dépendent probablement du concours simultané de toutes ces conditions; il serait impossible de les concevoir autrement; mais enfin, ils existent et constatent par cela même l'empire de certaines facultés qui, départies à un très petit nombre d'hommes, sont d'autant plus difficiles à être déterminées.

Il y a des moments de désespoir où l'art a tout épuisé, où la science est à bout, et où le malade est voué à une mort aussi prochaine qu'inévitable; c'est alors que de quelques médecins, il part de ces mouvements spontanés, tenant moins à eux qu'à une puissance intérieure qui les anime soudain quand leur doctrine est vaincue ; on les dirait doués d'un tact subtil qui leur fait sentir, à travers leurs enveloppes nébuleuses, les objets échappés à la perspicacité des hommes ; on les croirait pourvus d'une faculté rapide qui leur fait saisir le moment unique, et ramasser instantanément sur un seul point, toutes les forces de l'intelligence et toutes les ressources de l'esprit.

Ce tact divin, subtil et fugitif comme la pensée, pourrait à peine se concevoir comme un composé sublime de souvenirs, d'expériences et de combinaisons ; mais ce qui est certain, c'est que dans ses applications heureuses, l'art de guérir ne peut se comprendre de la même manière que les autres branches des connaissances humaines : dans les complications les plus difficiles de celles-ci, l'intelligence même la plus développée, travaille par succession d'idées, par série d'opérations, par calculs procédant les uns des autres ; en pratique médicale, au contraire, l'occasion soudaine et le temps rapide, forcent l'esprit à un acte absolu d'instantanéité et de précision.

Ces heureuses impulsions d'une conviction éclairée, dans des questions si souvent obscures et douteuses, ne sont pas un apanage assez constant chez les médecins pour leur en faire un titre absolu d'habileté ; elles leur sont trop souvent refusées ; notre raison se demanderait vainement compte de cette dénégation du ciel à tant de cas où les succès sont si vivement poursuivis par tout ce qui existe

de savoir et d'expérience ; mais si les faits parlent,
les hommes gardent le silence, parce qu'il est de
ces choses d'un ordre tel, qu'elles ne peuvent être
soumises à un raisonnement vulgaire.

C'est qu'ici le langage fait défection aux idées, et
l'homme qui pense le plus profondément, s'exprime,
comparativement à ceux qui l'entourent, avec bien
moins de clarté et de précision qu'eux ; on conçoit
cela, en ce que des idées communes et journalières
se revêtent facilement de l'expression propre, au
lieu que, dans les rapports de la nature avec celui
qui l'étudie, la parole est en arrière de l'esprit ;
le médecin habile est forcé de devenir silencieux,
afin de n'être pas obscur pour ce qui l'environne ; il
ne se révèle que par des faits propres à lui seul,
des faits dont il ne peut pas plus peindre la cause
et les moyens que ses auditeurs ne seraient en état
de le comprendre.

Cette difficulté de formuler les actes de l'art de
guérir tels qu'ils se sont passés réellement, explique
assez la nécessité où se trouvent les plus grands
médecins même, de ne se faire entendre fructueusement qu'en propositions ou en aphorismes, et de
fondre ainsi l'individualité des faits dans les résumés
de l'abstraction. On a beau célébrer l'exactitude et
la précision des observations des anciens, on a beau
reconnaître avec admiration ces tableaux des écarts
de la nature, vrais autrefois comme ils le seraient
encore aujourd'hui, on ne baserait pas trop une
pratique médicale sur les faits qu'ils représentent,
mais on consulterait avec plus d'avantages les apho-

rismes et les prédictions auxquels ils ont donné
lieu.

Si maintenant on examinait plus spécialement
dans les divers cas morbides, dans l'action des nombreux modificateurs, dans les résultats variés et
inattendus, dans tout ce qui compose la catégorie
des faits, les disproportions existantes, on ne
pourrait disconvenir que l'art manque, ou que le
médecin ne se trouve pas. C'est précisément dans
les cas les plus graves : l'apoplexie, l'hydrophobie,
la peste, le choléra, la fièvre jaune, que, la nécessité étant plus grande de s'appuyer sur des moyens
connus et certains, il y a moins à se fier à la nature seule ; et cependant, peut-on dire que l'art
fait faillite aux besoins de l'humanité, puisque dans
ces maladies mêmes, des succès inespérés établissent sa présence, ses effets, son pouvoir ? Et n'est-
ce pas plutôt que l'heureux artisan de ces victoires
remportées sur la destruction, ne peut retenir,
ramasser, concentrer dans son esprit, pour en faire
usage ailleurs, les moyens que ses combinaisons
prodigieuses lui ont donnés un instant pour le faire
triompher une fois ? Les conditions de succès sont
donc ici trop nombreuses ; la plupart échappent à
l'homme, et celui-ci est forcé d'avouer son infériorité.

Disons donc que la science médicale existe, mais
que le médecin a besoin d'être créé ou fait jusqu'à elle.

Nous exposons autre part quelles sont les ressources pour en venir là : l'homme moral d'abord,

le savant ensuite ; dès qu'il y aura interversion de cet ordre, et que le savant se manifestera seul ou le premier, il arrivera toujours ce qui est arrivé ; mêmes effets des mêmes causes : insuffisance, petitesse, égoïsme ; vainement on s'occuperait, ainsi qu'on l'a toujours fait, de réparer les désavantages par des travaux, des études, des expériences ; un instinct fatal à l'art pousse toujours l'homme personnellement avant tout le reste ; et, en discutant les mystères de la vie, on traite des intérêts personnels, on raisonne sur le degré probable d'une renommée future, on s'assigne à l'avance un siége dans le sanctuaire de l'art, on parle de la progression dans la hiérarchie scientifique ; on prend date, on s'inscrit, on réclame ; on fait déterminer sa priorité avant d'avoir même établi la base de tant d'illustrations. Enfin, ne faisant point abstraction de lui pour laisser la sience à elle-même, avec son grandiose et ses développements, l'individu s'identifie avec elle, et là produit avec les proportions exiguës sous lesquelles lui-même nous apparaît, et, dans un certain monde, on appelle cela des progrès.

Il existe une classe de médecins probes et laborieux, dont les travaux ont pour but de restreindre les envahissements du charlatanisme scientifique, autant que de compenser les désavantages nés de la faiblesse de nos moyens, par une logique sévère dans l'appréciation des faits, par une précision exacte dans le langage, par une élimination de toute idée systématique. Nous avons déjà vu comment on s'y prend, et s'il est facile de réussir avec

de bonnes intentions seulement ; nous ajouterons
ici que des entraves nouvelles seraient données à
l'art en voulant le dégager des anciennes ; on le
retarderait par la fixité des principes erronés qu'on
lui donnerait en conséquence de ce qu'on aurait
observé, parce qu'on observe mal. Tout l'avantage
de cette théorie de précision serait d'ajouter, en force
et en justesse à l'esprit, ce qu'on lui ôterait en étendue; et nous n'oserions pas trop prononcer que ce
fût là un avantage, parce que, la science médicale
comprenant un ordre de choses hors de calcul, nos
moyens sont toujours trop au-dessous ; et après
tout, dans les hautes questions de la vie et de la
pathogénie, il y aurait moins d'inconvénients à
élargir la base de la discussion, au risque de ne
pas l'occuper totalement ; alors on saurait qu'on est
insuffisant que de la restreindre à sa propre mesure, pour avoir raison de dire qu'on l'a comprise
et embrassée en entier.

Enfin cette disproportion entre l'art de guérir et
les médecins, se déduit si souvent dans d'autres
chapitres de cet ouvrage, que nous nous bornons ici
à en faire ressortir l'aveu, et de ceux qui portent
les secours médicaux, et de ceux qui les reçoivent;
le reste s'est dit ou se dira autre part.

Nous remarquerons donc que cette distinction
de la supériorité de l'art et de l'infériorité des médecins, est tellement établie dans le monde et parmi
le vulgaire surtout, qu'elle se manifeste continuellement par cet empressement avide d'user des secours ou des moyens offerts par des mains étrangères

ou inconnues; l'imagination s'y prête, et l'on suppose que puisque le génie médical existe, il faut qu'il se trouve quelque part; et nous, gens plus sensés, nous gourmandons ceux qui recherchent ce qu'ils ne trouvent pas toujours parmi nous, nous les blâmons de ce qu'ils courent après le merveilleux.

Eh! qu'est-ce que le merveilleux, si ce n'est ce qui est étonnant, sublime, incompréhensible, si ce n'est le principe universel qui régit le monde, qui l'anime, qui crée et détruit pour créer encore, si ce n'est la médecine elle-même, moyen réparateur des négligences de la nature, accessoire de la puissance céleste, art divin que nous ravalons dans nos tripotages mercenaires, au point de n'en faire qu'une branche d'industrie? Rendons graces toutefois à cet instinct qui nous pousse au merveilleux; c'est, à l'égard de la médecine, un hommage involontaire et spontané, dont nous ne trouvons pas la raison suffisante dans la pratique journalière et commune; l'homme souffrant élève les yeux vers le ciel, promène son esprit dans les régions des ressources surnaturelles, et charme ses douleurs de promesses, d'espoir et d'avenir. Mais quand, par l'intervention de ses semblables, ses espérances sont déçues, et que, forcé par les événements, il mesure toute la distance qui se trouve entre ceux-ci et l'art salutaire, alors sa confiance se reporte ailleurs, et de tant de sentiments de reconnaissance et d'admiration, dont par anticipation son cœur se remplissait pour les auteurs du bienfait si précieux d'une santé recouvrée ou d'une souffrance calmée, il ne reste pas même cette espèce d'estime qu'on accorde encore à tout individu qui n'est pas indigne parce qu'il n'a pas réussi ; le médecin malheureux est rejeté, avec toutes ses promesses et ses formules, au dernier rang de ceux qui trompent ou qui trahissent.

Après s'être ainsi vengé de l'orgueil des hommes et de leur impuissance, celui qui souffre retombe avec tout le poids de sa douleur dans l'abîme du dégoût, de l'abattement et de l'incertitude. Situation terrible ! La confiance abusée est une douleur morale qui se renforce plus par elle-même que par ce qu'elle ôte aux souffrances du corps, contre l'axiome médical qu'un grand mal en fait taire un plus faible ; ici toutes les douleurs se font sentir, et l'on dirait plutôt qu'elles se renforcent l'une l'autre ; le désespoir terminerait l'existence par l'exaspération de tant de maux, si ce sentiment que nous ne pouvons définir, cet instinct de conservation toujours indépendant et toujours le maître des autres, ne réveillait la raison et ne lui montrait encore, mais par d'autres sentiers, la région du merveilleux entouré d'espérances. Mais cette fois le jugement est porté sur ceux dont on avait en vain imploré les secours ; les médecins sont des hommes trop vulgaires ; en effet, traiter de l'élément de la vie, s'opposer à l'empire de la destruction, résister aux arrêts d'un sort aussi absolu qu'inévitable, tout cela n'est pas d'un rôle ordinaire ; ce n'est pas là le fait d'un homme aimable, docteur galant, charmant convive, que le dieu des plaisirs a façonné à son gré pour les délices de la société, être parfait sans doute, dans le but pour lequel il a été créé, mais qu'il ne faut pas confondre avec ce mystérieux adepte, ce privilégié du Ciel, qui possède le secret de combattre la mort et de prolonger la vie.

C'est ainsi que le peuple (eh! qui n'est pas peuple alors?) s'élance dans un horizon plus élevé; il honore l'art plus que jamais; l'art est à son poste, mais il se secoue des chaînes ridicules dont l'habitude, l'usage, les affections sociales l'avaient chargé: les médecins ne guérissent pas, l'épreuve est faite, et il se jette dans l'extraordinaire; faute de moyens suffisants pour savoir à quoi la médecine se borne, il donne dans les superstitions les plus absurdes; pourvu qu'elles tiennent à un ordre supérieur, elles lui conviennent; il aime mieux s'égarer dans les nuages que d'avilir l'art sur la terre; il court après une douce tromperie, un espoir enivrant, et dans ses empressements légitimes, faute de rencontrer l'honneur et la sagesse, il trouve le charlatanisme sous ses pas, et celui-ci se charge de tout.

S'il n'y a pas alors plus de sécurité pour le malade, il y a, jusqu'à une autre époque, repos pour son esprit, espèce de calme qui n'est pas sans une influence heureuse sur sa situation actuelle, au moment où, vivant encore, tout était fini pour lui, tout était consommé à jamais, s'ouvrent devant lui de nouvelles chances dont la moins avantageuse, après avoir couru toutes les autres, serait d'être encore une fois laissé au même point d'où il est parti.

La superstition est donc, comme on le voit, une idée altérée ou défigurée de la sublimité de la science à laquelle le peuple rend hommage à sa manière. Mais continuons.

La médecine est une science tellement au dessus des facultés des hommes, qu'il faut bien se garder de la croire accessible à toutes les volontés, même soutenues des trésors du savoir et de l'expérience. Les anciens qui déifiaient tout ce qui était au dessus de l'intelligence humaine, attribuaient l'origine de la médecine au dieu du jour et des arts : Apollon était le premier des médecins de l'antiquité, comme il était la souche de la tige illustre des Asclépiades; ils étaient dans l'habitude de mettre sur le compte de ceux qu'ils croyaient en relation avec la puissance divine, tous les effets dont les causes leur paraissaient cachées; et dans l'art de guérir, où tant de succès brillants ou inespérés ne peuvent s'expliquer par une raison vulgaire, ils considéraient les faits comme autant de prodiges enfantés par leurs rois, leurs prêtres et leurs dieux. Certes, pour recevoir tant d'encens, ceux-ci n'en étaient pas plus habiles; la nature travaillait pour eux, comme elle opère encore aujourd'hui sans eux; mais comme il répugne de trouver des effets sans cause, on remontait à une cause présumée la plus élevée possible, et en attribuant aux dieux ce qu'on ne comprenait pas, c'était aller assez haut pour n'avoir pas de scrupules sur les méprises.

Mais de nos temps modernes, où la raison plus éclairée ne permet pas d'attribuer à des hommes,

ce que des hommes ne comprennent pas , et où
l'on ne divinise plus personne pour son mérite ou
ses faits , il faut d'autres conditions pour appeler
encore les hommages sur ceux qui ont remplacé
ces idoles de l'ignorance , et pour faire encore honorer l'art dans ceux qui en manifestent les merveilles ; et si ce n'est plus aujourd'hui le pouvoir ,
la grandeur, le mystérieux entourage du sacerdoce
de l'antiquité , il n'y a maintenant qu'un talent supérieur , une vertu sévère , un noble désintéressement qui peuvent placer l'homme au dessus de ses
semblables et obtenir le tribut d'hommages qu'on
n'offre pas aux êtres vulgaires et rampants.

Mais ce talent, cette vertu, ce désintéressement
ne sont que des conditions relatives dans la société,
et la hauteur de la science reste toujours inaborda-
ble. Les faits miraculeux, les succès étonnants
établissent bien la présence d'un pouvoir caché ,
mais ne déterminent rien en faveur de l'homme ,
son instrument intelligent, quoique limité dans ses
ressources particulières , pour que celui-ci ne s'attribue rien en propre. Ainsi, concluons que ce que
nous appelons génie , habileté , savoir en médecine
constate l'existence de l'art et ne préjuge rien pour
le médecin personnellement à l'égard de ses concitoyens , vu l'incompétence de ceux-ci pour l'apprécier sous le rapport scientifique ; le médecin ne
peut leur démontrer sa supériorité que dans des
conditions communes à tous les hommes ; mais il
peut mieux l'établir , jusqu'à un certain point ,
près de ses collègues , ses appréciateurs possibles,

parce que, connaissant les difficultés aussi bien que les cas où la nature peut opérer seule, les médecins sont en droit de prononcer sur le mérite médical. Martianus rencontrant Galien, lui dit un jour : « Vous savez tout ce qui est contenu dans le se- « cond livre des pronostics d'Hippocrate, je le sais « pareillement et je ne puis prédire comme vous. » Autant qu'on peut l'apprendre du peu que nous possédons sur l'histoire médicale du siècle de Marc-Aurèle, Martianus était un médecin en réputation, et cependant il avouait hautement le génie médical accordé libéralement à Galien et refusé à lui-même.

DEUXIÈME PARTIE.

Prouver que la manière d'exercer honorablement tient aussi bien aux dogmes de l'art et à leur application immédiate, qu'à l'accomplissement de devoirs qui nous sont imposés à l'égard de la société, n'est pas la plus facile des thèses à soutenir ; il y a tel médecin honorable fort éloigné de soupçonner d'indignité et sa doctrine et ses travaux, et qui, se reposant sur sa conscience, croit sincèrement à la légitimité de ses œuvres. Il a peut-être raison.

Homme de bien, vivez en paix ; mais au nom de l'humanité pour laquelle vous avez pris une vocation, écoutez-nous. Si nous n'avons pu vous persuader, c'est notre faute, sans doute, plutôt que la vôtre ; restez dans vos convictions, mais consentez avec nous à attendre mieux de l'avenir.

Il faut répéter ce que nous avons dit : Nous ne concevons pas trop une manière honorable d'exer-

cer l'art avec l'asservissement à toutes les idées
hypothétiques qui depuis Asclépiade jusqu'à Hane-
mann ont régenté l'empire médical, principalement
à l'époque où nous vivons, époque où tout homme
raisonnable est convié à l'examen des motifs de sa
conduite, et où notre profession, plus que tout
autre, repousse la routine et tout ce qui est flétri
du nom d'empirisme.

On aura beau répéter que l'honneur et la probité
ne lient personne aux opinions médicales, et qu'on
peut mal penser en médecine et être homme de
bien. Tout cela n'est pas vrai ; si l'on pense mal,
on fait mal ; vainement on voudrait transporter
dans les questions de l'art, le mode vicieux des
discussions politiques, et soutenir qu'on peut mal
penser et bien agir : conduite double, fourberie,
ou tout au moins sottise flagrante qui prouverait
seulement qu'on ne pense pas et qu'on ne sait ce
qu'on fait. Si l'on était médecin pour soi tout seul,
rien ne serait plus louable que cette liberté d'opinions, que cette faculté de se soigner d'une maladie
et même de la terminer brusquement selon sa manière et pour ne plus y revenir ; sans contestation,
on peut se traiter ainsi dans une forme expéditive
qui ne permette pas les rechutes ; mais dès qu'on
opère sur autrui et qu'on joue la vie de ses semblables, au gré d'une doctrine nouvelle, alors, alors,
il convient de le dire et de le soutenir : pour bien
faire, il faut bien penser.

Pour bien penser, il faut s'instruire longtemps,
toujours, toute la vie ; les vastes, les grandes études

rectifient le jugement, parce qu'elles fournissent pour l'appuyer tous les matériaux qui sont au pouvoir des hommes; elles préservent de l'engouement pour les nouvelles doctrines et donnent au moins assez de ressources pour les apprécier.

Après avoir donc prouvé dans la première partie, comment il se fait que l'homme est fréquemment au dessous de la science, et comment les lumières qu'il acquiert chaque jour, lui servent plus à l'éclairer sur les distances où il se trouve de son but qu'à l'en rapprocher réellement, nous prouverons maintenant dans cette deuxième partie que les torts attribués aux médecins dans l'exercice de leur art, sont le plus souvent l'œuvre de la société, parce qu'elle favorise les passions viles au préjudice des sentiments généreux.

Nous parlons d'abord des malades : chapitre à surprises pour ceux qui, revenus à la santé, prolongent au delà de la maladie toutes leurs prérogatives, et ne veulent pas s'apercevoir qu'alors les médecins ont aussi les leurs et devraient en jouir ; puis quelques autres chapitres dépendant en quelque sorte du premier : La réputation, la confiance, les causes de la médiocrité, le charlatanisme, etc., matières très étendues et auxquelles chacun peut donner les développements qu'il croira, suivant la position où il s'est trouvé.

CHAPITRE PREMIER.

DES MALADES.

Les malades forment une classe d'individus qui, n'exerçant plus leurs fonctions naturelles dans l'ordre régulier, s'éloignent presque toujours proportionnellement de la voie accoutumée dans les relations sociales ; leur égoïsme permanent change néanmoins de caractère suivant l'état morbide du moment et de l'heure ; incrédules hors du danger, fanatiques au redoublement de la fièvre, exigeants dans les intermittences, mais toujours absorbés dans le sentiment du moi exclusif, ils usent et abusent de toutes les prérogatives de leur situation, au delà même de ce que pourrait faire pour eux un dévouement absolu.

Mais arrivés là, il y a lieu pour nous d'examiner de quelle nature pourraient être les motifs qui conduisent à l'abnégation de soi pour un autre, dans des rapports où l'on peut s'envisager sous des aspects si différents et si inégaux. Exception faite de ce qu'un fils doit à son père et une femme à son époux, il est difficile de trouver dans la société des liens capables de rendre raison d'un attachement assez solide pour justifier les peines, les caprices, les dangers mêmes, et, ce qui est pire que tout le reste, une expression d'ingratitude, comprise et

excusée seulement par l'altération des facultés morales et intellectuelles de celui qui souffre. La maladie fait ici le malade tel qu'il est, mais l'humanité
inspire le médecin. C'est alors qu'il faut voir ceux-
ci , mus par ce qu'on appelle leurs devoirs , aller
cependant au delà de ce qu'on pourrait en attendre.
Un zèle ardent pour tous les intérêts de l'humanité,
une passion réelle pour la science , et même un
mouvement de personnalité, le seul excusable ,
l'amour de la gloire , peuvent les jeter hors de ces
limites où le vulgaire cesse de les voir et de les atteindre de ses jugements.

De cette manière, on pourrait expliquer une œuvre
de dévoûment ou il faut , pour la motiver , autre
chose qu'un attachement spécial à l'individu ; en
sauvant celui-ci d'un danger imminent par un procédé , une méthode, une combinaison , on agrandit soi et la science , on étend l'empire de la vie ,
on participe à la puissance éternelle et conservatrice des êtres, et quand on est sensible aux hommages publics ou qu'on attend quelque chose de
l'admiration des hommes , on sait, lors même qu'on
serait oublié, qu'on y a droit; et cette appréciation
de soi-même par son propre mérite est une jouissance d'autant plus vive qu'elle n'est pas commune,
et rend suffisamment raison du zèle et de l'empressement extraordinaires de tel médecin pour tel
malade.

Voilà des motifs auxquels nous donnons de plus
amples développements dans la troisième partie de
cet ouvrage; en ce moment nous cherchons seule-

ment à faire ressortir les disproportions ou inéga-
lités de positions pour expliquer les difficultés de
s'entendre. Ainsi, c'est donc au rétablissement de
la santé qu'on peut trouver les moyens de se comprendre, parce qu'ensemble doivent revenir l'intégrité de la raison et la régularité des affections
morales ; mais pour ne pas éprouver des désappointements par l'espérance d'un retour non propor-
tionné au service rendu, mais aux facultés intellectuelles de l'obligé, il faut considérer dans le malade
deux sujets : l'un individu, l'autre partie intégrante
du domaine médical.

Vu sous ce dernier rapport, le malade est tout
entier à la disposition du médecin ; il est pour lui
matière à une observation ; il sert de base à une
opinion ; il fixe ou il renverse un système ; il entre
dans la science elle-même, et les résultats pour
l'art, quels qu'ils soient, dépendent du praticien seul ;
mais pour le praticien aussi, la satisfaction de son
œuvre, la gloire de ses profonds aperçus et de
leurs lumineuses conséquences, sont des dédommagements non contestés et qui sortent de la sphère
du malade et des siens pour appartenir au domaine
scientifique du docteur ; celui-ci trouve là sa compensation, le prix de ses travaux, prix d'autant
plus précieux qu'il lui est adjugé par ses pairs, ses
vrais appréciateurs.

Considéré comme individu, le malade rétabli ne
peut se trouver dans des proportions convenables
vis-à-vis de son médecin, et nous disons pourquoi
dans plusieurs chapitres de cet ouvrage, on a

cherché des compensations matérielles pour ménager les amours-propres ; et cependant ces tempéraments, ces ménagements pour l'orgueil d'un malade ne peuvent jamais bien le convertir aux sentiments d'une sincère reconnaissance. Aussitôt donc que la santé revient, et avec elle l'intégrité des facultés intellectuelles, il semblerait que le souvenir de ce qui s'est passé seul est en retard de se manifester ; c'est qu'à l'intérêt absolu pour soi, pendant l'état morbide, a succédé une autre variété de l'égoïsme ; c'est que vous, malade guéri, vous ne voyez plus votre médecin fait exprès pour votre santé : vous le voyez maintenant exister pour d'autres débats où vous êtes le premier délibérant ; vous avez à résoudre avec lui la question d'une reconnaissance que vous vous allégez le plus qu'il est possible, en la traduisant dans le langage vulgaire de visites à payer ; ainsi l'objet a passé du malade au médecin : celui-ci est mis en discussion par celui-là, et dans le siècle de la personnalité, le sauveur de la veille est presque toujours un importun pour le lendemain.

Il faudrait avoir bien peu de tact pour ne pas s'apercevoir, à travers les convenances de la politesse la plus commune, de ce changement de sentiments chez les individus livrés à nos soins, suivant les diverses périodes de nos relations avec eux ; toutefois, à part quelques exceptions heureuses, assez rares, ce changement n'amène jamais rien de bien flatteur ; le fond reste le même, et sous ce rapport, un malade ressemble toujours à un autre.

Quel est le praticien qui, après avoir suivi la marche d'une maladie, n'est pas entraîné à continuer, mais sous un rapport moral, ses observations sur son malade revenu à la vie ? Nous venons de dire le motif de cette double étude : le médecin est devenu la difficulté.

Un instinct, un sentiment machinal, au défaut de mémoire, instruit bien un convalescent et encore mieux un homme guéri, de la gravité du cas auquel il a échappé par les soins et l'habileté de son médecin ; mais plus cet instinct lui révèle avec force la vérité sur la grandeur du service, plus il lui démontre la difficulté d'une reconnaissance proportionnée, et plus il éveille dans une égale intensité ce sentiment odieux qui pousse au dénigrement des plus belles actions pour les rabaisser à sa propre mesure, et n'être pas obligé de laisser paraître son insuffisance. Un homme guéri ne veut pas toutefois paraître ingrat, rôle désavantageux, mais il ne serait pas fâché que quelque chose ou quelqu'un fît ressortir de sa guérison la démonstration de la puissance de la nature, et même des effets heureux, des soins venus d'autre part que de son médecin ; il y a là un travail tout particulier auquel son esprit se livre dans le but de remettre au niveau ou de rapprocher au moins les disproportions survenues par un service signalé entre l'obligé et celui qui oblige ; il sent que le prix ridicule de quelques visites entre dans la balance seulement comme un poids très minime, et deviendrait plus important, si l'opinion était amenée à voir le succès des soins médicaux dans l'ordre commun des secours et des services que tout le monde peut comprendre et apprécier. Le plus difficile serait donc de faire persuader indirectement le médecin que son assistance dans la maladie, a été moins influente qu'on le présume, et qu'en conséquence le succès n'a pas dépendu de lui seul : le reste irait bien; malheureusement, il y a eu un moment critique, douteux, désespérant même, et où les chances les plus nombreuses n'étaient pas en faveur du retour à la vie; tout le monde sait cela, et l'homme guéri n'en est que plus perplexe vis-à-vis du docteur; c'est une grande gêne dans leurs relations, et ils seraient plus cordialement amis, s'il était question d'une de ces affections si légères que la présence d'un médecin est seulement une formalité d'usage, consentie pour la tranquillité de la famille, mais qui laisse à la solution de la maladie les ressources toutes puissantes de la nature. La reconnaissance alors ne serait plus un sentiment tyrannique dont quelques personnes se sont fait sottement un devoir, au lieu de n'en faire qu'une exigence de la politesse et du savoir-vivre; ce qui, dans les usages ordinaires de la vie, laisse assez de latitude aux obligés pour les rendre arbitres de l'expression qu'ils ont à employer auprès de leurs médecins.

Ce n'est pas que mille considérations ne retiennent l'homme guéri dans la ligne des bienséances; il en est une surtout qui l'emporterait même sur le reste, et dont il ne lui est pas possible de s'affranchir; c'est la persuasion de la puissance de l'art et de ses heureux effets en ce qui le concerne. Ce résultat d'une confiance sans limites dans son médecin est due à l'épreuve qu'il a faite, et dont malheureusement il ne dépend pas de lui de ne pas faire encore. Cette sorte d'égoïsme, couvrant toutes les autres, lui ferait trouver légitimes les actes de la reconnaissance pour aujourd'hui, par la crainte d'une rechute pour demain; c'est ainsi un sacrifice à l'avenir, fait sous le prétexte d'un devoir à remplir, mais réellement par précaution contre les éventualités. La peur le retient dans des sentiments de justice qu'il désavouerait, s'il était assuré de n'être désormais plus malade, et c'est par pusillanimité qu'il conserve la physionomie estimable de l'homme juste, sensible aux procédés et appréciateur des actes généreux. Prenons-le au mot, pour l'honneur de la société, et puisse son masque, par habitude, faire partie inséparable de lui-même, et nous forcer ainsi à croire que tout est mieux que nous ne le pensons.

Le malade, comme individu, est très exigeant, avons-nous dit, et nous en trouvons la raison d'abord dans sa douleur, dans ses souffrances auxquelles il croit le monde entier obligé de prendre intérêt autant que lui-même; de plus, il voit chez son médecin cette obligation renforcée d'une spécialité de devoirs qui ne laisse guère à celui-ci la faculté de disposer de soi pour d'autres, et à plus forte raison pour un repos, un relâche que sa propre santé demanderait; ensuite l'abjecte et ridicule réflexion de l'intérêt matériel, comme titre à exercer ses volontés, occupe assez le malade, pour ne mettre aucune restriction dans les exigences ; c'est l'absolutisme, à peine modifié par quelques formes de la politesse la plus commune.

Quelles leçons il y aurait à donner, si des considérations généreuses ne venaient en faire taire l'expression près de ceux qui en auraient besoin ! Que d'amours-propres réduits à leur juste valeur ! Que d'importances laissées au néant ! Tel malade, riche et puissant, veut guérir en tel temps et de telle manière ; fardeau ennuyeux pour son médecin, celui-ci l'aurait déjà abandonné, n'était la crainte du blâme par le refus de soins dus à tout le monde, sans exception de personnes. Tel autre à qui la foule empressée autour de lui, fait accroire qu'il est l'objet d'une affection universelle ; aveugle, s'il en fut jamais ! Cet empressement unanime comprend diverses espèces et divers degrés d'intérêt, suivant la qualité de ceux qui l'entourent ; ce qui implique d'abord que sa personne seule n'est pas exclusive de sentiments qui se rapportent ailleurs.

Il est certain qu'il y a de l'incomplet dans nos relations ; on ne le retrouve que trop dans la revue des individus quelconques de divers sexes, de divers rangs et atteints de diverses affections ; les formes varient, mais le fond est toujours le même. Quel est l'homme dont un médecin probe, délicat et instruit, peut se dire pleinement satisfait ?

Serait-ce ce malade de haute, noble et puissante origine ? Il y a si peu d'harmonie entre ses idées sur le mérite et la valeur réelle des hommes et les idées du médecin appelé à lui donner des soins, qu'il regarde sa confiance accordée en pareil cas, comme un événement propre à influer d'une manière éclatante sur les destinées du docteur ; sa monomanie est de se regarder comme point central et vivifiant de toutes les professions utiles qu'il daigne honorer pour son usage. Aussi ses explications, ses questions, ses recommandations, quoique sous des formes polies et avec un langage élégant, ne modifient pas tellement une formule impérieuse qu'on ne puisse la traduire clairement par ces mots : « Faites bien attention à ce que vous allez faire. » Avertissement terrible qui laisse entrevoir toutes les conséquences ! malheur, si elles ne sont pas conformes aux désirs du noble malade ! et trois fois malheur, si l'événement est tel qu'il n'y ait plus à s'expliquer avec ce dernier, et que pour la clôture il faille avoir affaire à la famille !

Avec d'autres personnages, on rencontre dans les relations de certains points, de certains côtés par lesquels on peut s'entendre, s'apprécier, s'estimer, et rapprocher ainsi des individus si différents sous le rapport scientifique et intellectuel ; mais ici les éloignements ayant pour cause, d'une part, des questions d'inégalité sociale, et de l'autre, des questions d'indépendance, sont et doivent être réciproques ; les rapprochements fondés sur les besoins de l'un et sur les devoirs de l'autre, sont accidentels, forcés, et partant n'enfantent point de vrais liens sociaux ; ils sont au contraire l'occasion de tout ce qui pourrait les dissoudre, s'ils existaient. Ainsi, dans la circonstance de relations de médecin et de malades dont nous venons de parler, il n'y a ni parité, ni justice, ni raison ; si le malade se rétablit, on dit : Le médecin a fait son devoir ; s'il meurt, il y a expressions offensantes, dénigrement, proscription ; autant vaudrait-il être mort soi-même.

Le célèbre Jeanroi disait que le médecin dont le malade mourait devait être plaint ; certainement ! mais il faut distinguer et puis interpréter convenablement cette expression d'une haute philanthropie : il s'agit du malade auquel on s'est attaché dès la première douleur, du malade dont le cœur comprend le vôtre, du malade qui écoute, vous croit et se livre à vos soins sans restriction ; celui qui pense se libérer de tous les sentiments avec un peu d'or, celui qui vous promet beaucoup et vous protége un peu, celui qui vous tient pour très honoré de sa confiance et ne laisse pas échapper une occasion de vous en faire apercevoir, ne sont pas de ceux qui laissent beaucoup de regrets ; quand on a rempli à leur égard les devoirs imposés par l'humanité, on peut donner essor à sa sensibilité ailleurs et prendre intérêt à un malheureux de l'Hôtel-Dieu, isolé parmi d'autres malheureux, et dont le seul ami est quelquefois le médecin de la salle ; si le sort trahit ce dernier dans la promesse de guérison qu'il a faite à l'autre, il doit être plaint ; ici les larmes seraient vraies, et Jeanroi avait raison.

Et cet original, espèce de fonctionnaire public, qui, obligé, par une légère indisposition, de suspendre les travaux auxquels l'assujettit son chétif

emploi , voit l'ordre public troublé , le ministère
renversé et la paix de l'Europe compromise, s'il ne
reprend au plus tôt ses exercices publics! Il supplie
donc le cher docteur, au nom de la haute adminis-
tration , de rétablir le plus promptement possible,
une santé à laquelle il tiendrait moins , si la société
entière n'y était intéressée; « car, dit-il, il ne vit
« pas pour lui , mais pour ses concitoyens , et aura
« bien mérité de la patrie celui qui le conservera au
« monde. » Du reste , flatteur, hableur, promet-
teur , il vous loue d'une manière si affadissante et
si à contre-sens de votre mérite, que vous revenez
souvent sur ses paroles, pour y reconnaître ou l'i-
ronie ou la louange , et vous n'y trouvez que la
sottise.

Et cet autre butor que les hasards de la fortune
ont placé au large dans la société , sans lui donner
la teinte d'urbanité qu'on y prend , et qui, s'étonnant de souffrir , comme s'il avait pâti de quelques
privations , veut au moins guérir tout de suite,
suivant l'expression élégante et polie dont peut faire
usage un homme qui a de quoi payer!

Et cette Aspasie retraitée dont la maladie est du
dépit contre un sexe, de la haine pour l'autre et
de la rage contre tout ce qui l'oublie ! Malheur au
docteur , s'il recherche dans le cadre d'une pathologie ordinaire, l'affection douloureuse d'une telle
malade ! Elle veut trouver dans son médecin un
homme qui lui soit un représentant de tous les autres,
et qui , au besoin , serve ses projets , ses passions ,
ses vengeances ; malheureux, s'il ne se dévoue qu'à

demi ! sa tiédeur est prise pour de la trahison, et il devient, comme tant d'autres, un objet de haine et de persécution.

Et cette poupée de vingt ans dont l'indisposition par désœuvrement exige un ordre de soins peu connus dans nos études cliniques, et ne permet pas de puiser dans le codex ordinaire des moyens nauséabondes de soulagement! Il faut une attention particulière pour ne pas rester trop au dessous des exigences capricieuses d'une pareille malade ; il ne faut pas oublier surtout qu'ici un sentiment unique se mêle à tous les malaises de la vie, et force le médecin à modifier les relations ordinaires, pour leur donner la teinte gracieuse et légère nécessaire pour couvrir les tristes objets des infirmités qui pourraient être réelles ; malheur donc au docteur, s'il est plus grave que la maladie et plus sérieux que le médicament, et s'il ne sait pas faire passer le matériel de la pharmacie avec le véhicule des hommages et les sucreries des doux propos ! Certainement il faut comprendre tout cela ; sinon quelque crise accusatrice dévoilerait des horreurs, c'est-à-dire, une petite maladresse du lourdaud chargé de soigner une santé si précieuse ; la malade est si douce, si bonne, si heureusement pourvue de toutes les qualités brillantes et solides, qu'assurément elle sait ce qu'elle fait quand il lui arrive une indisposition ; on ne verrait pas sa jolie bouche se déformer par l'expression convulsive d'un reproche acerbe et mordant, mais elle minaudera plus tard une intéressante plainte contre le docteur, de son inobservance des règles usitées vis-à-vis des beautés qui souffrent ; soudain mille empressés publieront en écho que le médecin de madame est un barbare, un tartare, un bulgare, connaissant si peu sa profession, qu'il traite une personne du sexe comme un malade qui serait………… malade.

Et ce demi-savant, ce quart, ce huitième, dont les copies sont si multipliées ! c'est un malade à difficultés ; on dirait de sa douleur un prétexte pour argumenter en médecine, et de la consultation qu'il prend, un acte probatoire qu'il fait subir au docteur. Quelques livres incomplets, recueillis en plein air dans les bibliothèques des quais, composent l'arsenal scientifique où il a puisé ses armes, et il n'est pas facile de le forcer dans les retranchements élevés avec les tomes vermoulus où Vanhelmont, Bekker et Albert-le-Grand, brillent de tout leur grimoire chymico-diabolico-métaphysique. Rengorgé dans sa suffisance, il vous tient sous ses questions, comme un prévenu devant un juge, et sans attendre votre avis, c'est lui qui vous donne le sien ; si vous n'approuvez pas clairement le thème ridicule composé par lui sur sa maladie, il vous soutiendra impudemment que vous vous trompez ; et, occupé dès-lors à publier sur vous un jugement désavantageux, il résumera la discussion ailleurs, en concluant qu'il ne vous a pas trouvé assez instruit, et que vous êtes fort au dessous de Galbanum.

Tous les malades ne se placent pas ainsi dans de fausses positions vis-à-vis de leur médecin ; il s'en trouve, surtout parmi ceux qui ont subi les épreuves et couru les dangers, un certain nombre pénétrés de l'efficacité de l'art, et qui font fléchir en sa considération tout ce qui reste en eux de morgue et d'orgueil ; l'expérience leur apprend à raisonner; désormais le doute, selon eux, est un défaut de sagesse , et la prétention aux connaissances médicales un indice de folie ; le docteur est tout. Il y a alors abandon total aux décisions du médecin , crédulité absolue à ses moindres paroles, confiance aveugle à ses prescriptions , rejet de tout examen dans la solution quelconque de toute difficulté ; et si alors tant de déférence est une démonstration aussi flatteuse pour le médecin qu'accusatrice de la sublimité de l'art , elle conduit par son excès même à une sorte de ridicule trop bien exprimé par le *Malade imaginaire* , pour faire le tableau de toutes les sottises qui peuvent s'en suivre.

Les exagérations ne sont pourtant pas tellement hors de la vérité et de la nature, qu'on n'en retrouve des exemples frappants chez tel individu trop grave et trop imposant pour y voir un des personnages de Molière. Chacun a pu courir les chances d'une sérieuse maladie et éprouver les sensations communes à tout le monde. Parmi ceux qui viennent d'échapper au danger , il en est dont les émotions, toutes flagrantes de l'instant critique , composent désormais l'existence entière: la disparition de la douleur, la cessation des angoisses, la joie de reconnaître soi avec les siens, le bonheur de vivre encore , le sentiment indéfinissable d'une victoire après un combat douteux, et surtout ce souvenir, ce terrible mais délicieux souvenir du moment décisif où le fil trop délié de la vie pouvait se rompre dans des mains inhabiles, forment un nouvel être, créent un autre individu. L'homme guéri revient alors avec un certain charme sur cette époque où un mot, un geste, un rien pouvait terminer sa destinée et renvoyer ses espérances au néant. Cette foule de sensations diverses, réunies en une seule idée, changent les déterminations de l'incrédule, et celui dont les sarcasmes alimentaient le doute contre l'art divin, a, par une soudaine révolution, passé sous l'empire le plus absolu de la foi; il a touché de près aux limites de la vie et il croit à son médecin.

Toutes ses déterminations ne partent plus que d'une seule pensée, d'un seul principe : La vie est l'unique bien, et la certitude de revoir le soleil demain, après demain, quelques jours encore, est devenue le suprême bonheur; ce qu'on appelle grandeurs, honneurs, richesses, plaisirs, sont de chétifs accidents dans la composition des êtres, peu faits pour l'ébranler dans ses convictions; il est plus que jamais devenu l'homme d'Horace : *Dùm vita superest, benè est.*

Malgré cette révolution, c'est bien toujours l'égoïsme ; mais ici il s'est façonné aux croyances d'un pouvoir divin départi à quelques hommes habiles et savants, et il se combine alors avec assez de vertus sociales pour faire croire à un médecin qu'enfin il est apprécié selon ses œuvres. On doit penser qu'alors les choses sont aussi bien qu'elles peuvent être à l'époque actuelle, puisque chez les personnes étrangères aux mystères de l'art, il manque essentiellement les moyens de juger ; trop d'exigence à notre tour serait inconvenant, et ce serait abuser de l'empire acquis par des circonstances malheureuses que de recevoir avidement tous les hommages adressés quelquefois par la crédulité outrée, la faiblesse, la légèreté d'esprit, pour des secours et des succès ordinaires. Ne gâtons donc pas notre cause, déjà si belle, par l'acceptation sans choix de tout ce qui peut nous arriver d'honorable et d'avantageux ; limitons-nous, quand il convient, puisque nous sommes nous-mêmes nos seuls arbitres.

Nous ne saurions, après tant de discussions où se montrent la faiblesse, l'inégalité et le ridicule dans nos relations, excepter de notre tableau quelques circonstances où des deux parts se manifeste une touchante réciprocité, partant moins de la raison que du sentiment ; il s'agit d'une classe de malades dont le malheur physique, renforcé de toutes les afflictions morales, devient un lien commun entr'eux et nous. Ce sont ceux que le cœur adopte à la première vue et à la douleur desquels on est associé, dès qu'une plainte s'est fait entendre ; on est, à leur occasion, réconcilié avec tous ceux pour qui on éprouverait de l'éloignement, et l'on oublie en quelque sorte l'exigence des uns, la puanteur des autres, les terreurs ridicules de beaucoup et les rabâchages assommants du plus grand nombre.

Quel est celui d'entre nous qui n'a pas rencontré

de ces touchantes exceptions au lit de douleur d'une jeune fille; auprès de cet être adorable autant qu'adoré, et dont la frêle existence, malgré la cruelle et lente affection qui la dévore, se soutient encore au monde par le sentiment qu'elle éprouve et qu'elle fait partager? Alors une révolution s'opère au dedans de nous: le froid maintien de la réserve, l'attention sèche et sérieuse, le ton grave et mesuré nous abandonnent; le son plaintif de cette voix douce, prête à s'éteindre, et qui implore des secours plutôt qu'elle ne les demande, remue nos entrailles et nous met tous à l'unisson de la douleur. Déplorable objet dont le malheur est le malheur de tous, elle dissimule sa souffrance, parce que son moindre accent retentit sur tant d'êtres qui lui sont chers, que, par un retour sympathique, son mal est augmenté des larmes qu'elle voit répandre. Il n'y a pas ici de l'égoïsme; si chacun cache sa peine, c'est pour ne pas accroître celle des autres et réagir sur l'infortunée; cette contrainte, cet étouffement des sanglots est un dernier sacrifice de ceux qui vivent encore à celle qui va mourir.

Non certainement le médecin n'est pas là un étranger; entraîné comme les proches, les amis, les compagnes d'enfance, dans le torrent des affections désespérantes, il partage toutes ces angoisses, et pourtant il n'était venu que pour attester au monde entier l'impuissance de son art et laisser deviner l'époque déchirante du dernier adieu.

Eh! combien d'autres encore dont la situation intéressante autant que malheureuse vous enlève à tout ce qui vous appelle ailleurs ! Cet homme, au midi de ses années, consumé d'une fièvre dévorante, décline vers une fin prochaine, et cependant, unique soutien de parents âgés et d'enfants au berceau, tous vivant du pain que ses mains actives leur donnaient chaque jour, et que ses mains défaillantes ne peuvent plus donner, si la mort atteint ce seul appui, elle atteint tout le reste.

Et ces jeunes enfants qui pleurent autour de leur mère et qui se jettent à vos genoux, parce qu'ils vous regardent comme le dieu sauveur ! Ils espèrent ; cependant une dernière exploration vous apprend que tout est fini ; vous gardez le silence, vous détournez les yeux, et eux les recherchent pour y lire le retour de leur mère ; vous la leur aviez promise, et les malheureux ne savent pas qu'aujourd'hui c'est le dernier jour.

Et cette famille entière, opprimée sous la griffe impitoyable du vautour de l'épidémie ! Les préjugés de l'orgueil la retiennent toute sur une couche pauvre et dénuée ; il ne lui est pas permis de réclamer des secours publics qui la flétriraient dans l'opinion ; bien plus, le dernier centime que son économie enlève à ses besoins, reste pour payer le prix du cercueil ; le médecin est là pour pleurer, gémir, donner des conseils non exécutés faute de ressources, et, contraint de cacher aussi la détresse dont il est témoin, il le doit, il n'est pas venu pour sauver, mais pour voir mourir.

Mais toutes ces sympathies accidentelles, touchants contrastes dans les tableaux désagréables, mis trop souvent sous nos yeux, ne sont pourtant pas des jugements qui établissent la véritable nature de nos relations ; il faut à un malade autre chose qu'un cœur sensible, un esprit droit et une ame élevée pour apprécier son médecin autrement que sous des rapports communs à tous les deux ; la question est toujours la même, et ce dernier, pour être estimé, honoré, chéri, n'en est pas moins l'être incompréhensible, enveloppé d'une forme matérielle.

Passez l'hyperbole. Celui que ses pairs, éloignés de pouvoir bien juger, peuvent seulement pressentir, ne peut plus être apprécié des autres hommes ; et cette difficulté, pour eux insurmontable, est franchie hardiment par les plus sots, parce qu'en tout les plus sots se prononcent toujours mieux que les autres.

Nous essayons ailleurs de donner les moyens d'établir l'équilibre dans les rapports entre médecins et malades, c'est-à-dire, d'affaiblir les disproportions existantes, en répandant dans les diverses classes de la société, l'espèce d'instruction convenable à cet effet ; nous voulons parler surtout du diagnostic moral et intellectuel appliqué par les malades à leurs médecins, seule ressource restant à ceux-là pour juger ces derniers.

❋

CHAPITRE II.

DE LA RÉPUTATION OU RENOMMÉE.

La réputation est très rarement en rapport avec le mérite de celui qu'elle concerne ; une circonstance, un événement, le hasard lui-même, la produisent avantageuse ou nuisible, bon gré mal gré, et si pour un tel elle est une providence, elle est pour un autre la main de fer du destin qui comprime et écrase le malheureux qu'elle poursuit.

L'individu qu'elle enveloppe d'une sphère spéciale de faussetés et de mensonges, se débat vainement contre elle, s'il ne trouve pas au dedans de lui des ressources énergiques pour lutter contre une population et donner un démenti à l'opinion, c'est un combat qu'il faut qu'il livre avec désavantage ; s'il succombe, il est surchargé de tout ce qu'il a fait inutilement pour vaincre, et sa réputation est pire qu'auparavant : l'homme d'une instruction médiocre est tenu pour ignorant, celui qui est seulement doué du sens commun n'est plus qu'un stupide, enfin le médecin qui perd un malade passe pour un fléau destructeur, et de tous ces renchérissements de l'opinion publique, heureux quand l'honneur de l'individu ne reçoit pas quelque atteinte ! C'est une des conditions de la vie sociale ; il en faut passer par là, à moins que trop fier pour descendre dans l'arène des passions publiques, le sage ne s'enveloppe de son manteau et ne laisse la foule se consumer elle-même de ses calomnies et de son impuissance ; mais il faut pour cela de l'indépendance, un esprit élevé, un caractère ferme, et cela ne se donne pas.

Oui, sans doute, si on ne domine pas sa réputation, ou si on ne la refait pas à son gré (et ce n'est pas une chose facile), on est bientôt tyrannisé par celle que chacun se charge de vous faire ; c'est alors qu'en dépit de vos travaux exclusivement littéraires, archéologiques ou agricoles, si vous laissiez percer un sentiment d'humanité en donnant un conseil sur une maladie, et que le hasard vous favorisât assez pour obtenir un succès, vous seriez décidément médecin, et malgré vos réclamations et votre appel au bon sens public, on prendra vos dénégations pour un effet admirable d'une grande modestie et pour un titre de plus à la confiance des malades ; vainement vous feriez observer que vous ne vous connaissez qu'en fagots, on ne vous écouterait pas et il conviendrait même de ne pas trop vous obstiner.

Dans un cas tout opposé, c'est-à-dire lorsqu'ayant, par de longues études, acquis le droit autant que les moyens de vous présenter à vos concitoyens, comme capable de leur porter d'utiles secours, et de ne craindre, à l'égard de vos lumières, aucune discussion qui puisse montrer en vous de la présomption, quelle serait votre ressource, si, pendant que Sganarelle est forcé de se dire médecin,

on publiait, par un renversement d'idées et d'ordre
public, que vous ne l'êtes pas ?

Soyez d'abord persuadé que de quelque manière que vous vous envisagiez, vos semblables,
vos égaux, vos amis mêmes, ne vous traiteront pas
avec la même indulgence avec laquelle vous vous
regardez, et vous pourriez seulement vous estimer
heureux, si vous étiez traité avec une sévère justice;
il est tant d'envieux choqués des actions honorables
et même indifférentes, qu'on trouve toujours matière à vous décréditer sous le rapport de vos talents;
et par un raffinement de toute la malignité dont
les rivalités et les coteries ont l'intelligence, on
appréciera sur la qualification d'honnête homme,
d'excellent homme, pour donner une apparence
de justice à celle d'ignorant médecin qu'on aura
intérêt à faire prévaloir; ce sont là de ces conces-
sions habiles qu'on vous retirerait plus tard, si
votre clientelle, moins aveugle, reconnaissait enfin
que tous ensemble vous avez été dupes de quelques
menées obscures, d'autant plus odieuses qu'elles
sont plus faciles.

Il est tant d'autres moyens de disposer de vous à
votre insu que souvent tout est consommé, quand
vous n'avez encore que des doutes sur le mal qu'on
vous a fait. Mais enfin, les cas ne sont pas tellement
rares qu'il y ait besoin d'en donner des exemples.
Alors la ressource de l'homme frappé injustement
de la réprobation publique, pour se replacer au
point de vue d'où les hallucinations de la renommée
l'ont fait déchoir, et où il a autant de droit de re-

paraître qu'il y a de justice de la part des gens de bien de le seconder, c'est d'être juste, probe, exact, consciencieux, indépendant; parce que le temps, vengeur des iniquités de la terre, ramène tôt ou tard dans la ligne directe, toutes les déviations morales que produisent journellement la fourberie, l'intrigue et l'intérêt personnel.

Il faut donc baser son espérance sur la manifestation de la vérité, comme un résultat nécessaire des choses de ce monde, surtout quand on a pris à l'avance la position avantageuse de l'honneur. Un honnête homme n'est le plus souvent dénigré que précisément parce qu'il est honnête homme et que son existence publique est une accusation perpétuelle contre les individus intéressés à la calomnie, et qu'il n'est jamais de l'intérêt des fripons de se calomnier entr'eux. Qu'un médecin distingué ait le malheur d'éprouver un revers dans l'exercice de sa profession, et le cas, même chez les plus habiles, est si sujet à récidive, qu'il ne faudrait pas l'appeler un malheur, mais bien un événement ordinaire que dans la nature des choses on doit être accoutumé à voir se reproduire; mais enfin que cela arrive! soudain la coalition intrigante autant qu'ignorante y donne tous les développements possibles, et l'enrichit même de commentaires suffisants pour en faire un résultat d'impéritie; la renommée qu'on représente sous les traits d'une femme, mais qu'on aurait dû renforcer des attributs de la méchanceté, part de ce point, et fait à un homme qu'on n'aime pas dans le voisinage, à cause de sa

loyauté, une réputation suffisante de médiocrité,
pour que les intérêts des médicastres prédominent.
Le but de ceux-ci est bien rempli, mais comme il
ne dépend pas d'eux d'enlever ses talents à un vrai
médecin, tout comme d'en avoir eux-mêmes, l'affaire se juge au premier cas grave ou à la première
épidémie, et les médicastres sont réduits à faire
un autre métier et à tromper d'une autre manière.

L'histoire de la médecine est remplie de ces extravagances de la renommée, et dans le nombre,
nous citerions, par exemple, ce qui regarde le frère
Jacques, fameux opérateur, que nous sommes loin
toutefois de mettre sur la même ligne que ces ridicules inventeurs de procédés nouveaux, d'instruments, d'appareils, ainsi que de recettes merveilleuses, tous enfants d'un esprit borné et qui disparaissent avec leur père. Frère Jacques fut regardé
comme un envoyé de Dieu à son arrivée à Paris;
l'engouement fut extrême, et il tailla un nombre
infini de calculeux; mais, comme il en mourait
beaucoup, on ne voulait pas mettre cette foule de
morts sur son compte : on les mettait sur celui des
chirurgiens de la Charité, qu'on calomniait indigne-
ment? Vainement l'illustre Raw, chirurgien hollandais, prouvait les vices de la méthode de frère
Jacques; Raw fut regardé comme un jaloux et un
envieux; il fallut que le frère Jacques tuât à satiété
des calculeux, pour ouvrir les yeux au public.

Mais comme ce ne sont pas toujours les fripons
qui font les réputations, et qu'il y a maintes bonnes
gens, d'une honnête probité, mais d'une ignorance

présomptueuse et bornée, qui se mêlent de déterminer
la qualité d'estime et de confiance qu'on doit accorder à tel médecin ou à tel autre, nous allons continuer en leur faveur.

On ne peut juger du mérite d'autrui qu'à proportion de celui qu'on a ; il faut donc en avoir et en
avoir autant que l'individu dont on parle, attendu
qu'il est ridicule et honteux d'être inférieur à
l'homme dont on veut déterminer la place qu'il
doit occuper dans le monde ; c'est là une condition
de rigueur ; mais comme il ne dépend pas de chacun de la remplir, il s'en suit que bien des gens
sont sans ressources, sans moyens, sans titres, pour
prononcer, et ce sont précisément ceux qui s'avan-
turent le plus pour émettre leur opinion.

Ensuite, dans la supposition d'une parité de mérite, il faut encore se mettre dans la situation convenable à l'office qu'on s'attribue ; il faut se regarder
à la même distance qu'on regarde les autres, et par
un retour continuel de soi à autrui, tourner les yeux
alternativement sur tous.

Mais encore, et avant tout, et sous peine d'errer
toujours, il faut se placer assez haut pour dominer
toutes les petites passions qui peuvent assiéger le
jugement qu'on a à porter, parce que, sans être
exclusifs de tout mérite, la vanité et l'amour-propre
ne se désistent pas volontiers de leurs prétentions
en faveur d'autrui, et que tout avantage consenti à
quelqu'un, a toujours l'air d'une concession à notre
détriment ; l'idée seule du jugement que nous nous
proposons de porter est déjà par elle-même un effet

de notre présomption, c'est-à-dire de nous croire capables de juger avec connaissance de cause.

Qu'il en soit ainsi dans les questions ordinaires de la vie civile, qu'on soit dans une erreur habituelle relativement aux jugements qu'on prononce sur des questions communes de morale, de jurisprudence, de politique, et que maints grands hommes du siècle soient immolés aux caprices et aux sottises des pygmées de leur âge, les coups sont si foibles, les blessures sont si légères, la guérison si facile, que ce ne serait pas la peine d'interdire le droit de contrôler les hommes qui sont en spectacle aux autres ; le mal fût-il plus grand, il n'est pas sans remède : Hommes, ils traitent tous des intérêts humains qu'ils peuvent discuter à leur gré, et leur capacité respective est ici pour chacun d'eux la mesure de leurs droits à les déterminer, et le plus habile se fait reconnaître.

Mais la médecine, mais la vie de l'homme ! Que peut-on dire, qui osera parler, qui proclamera le plus habile ? Quelle est la faute légère, quelle est l'erreur réparable ? Quel est le médecin qu'on peut célébrer même d'après ses succès, et qui peut déterminer ce que c'est que des succès, quand l'art et la nature, unis, séparés, opposés, toujours en conflit, donnent des résultats, quelquefois si étranges qu'on ne pourrait les expliquer que par une révolution totale dans le système de l'univers ?

Assurément on peut répondre que puisqu'il s'agit de la santé et de la vie, la vanité ou les prétentions n'ont que faire ; un intérêt fort au dessus de tous les

autres, est bien fait pour autoriser chacun à examiner les raisons en vertu desquelles on se confie à
un homme plutôt qu'à un autre; rien de plus juste;
mais ce qui ne convient pas, c'est de préconiser le
médecin qu'on s'est choisi aux dépens de ses confrères et de célébrer Diafoirus aux dépens de Galbanum; la liberté des choix a franchi ici ses limites,
et s'il est loisible de tenter le sort par les mains de
Purgon, il est défendu d'ôter à Mirobolan l'estime
de ses voisins. Le seul conseil qu'on ait à prendre
ou à donner, c'est de s'instruire soi-même, pas trop
en médecine, on donnerait dans une autre erreur,
mais beaucoup en morale, en sagesse, en prudence;
ce n'est que là qu'on peut trouver les vrais moyens
d'apprécier les médecins, ce qui veut dire qu'on y
apprend à garder le silence à leur égard, de peur
de se tromper.

....

CHAPITRE III.

DE LA CONFIANCE DANS LES MÉDECINS.

La confiance est un crédit accordé sans responsabilité sur la santé et sur la vie ; elle naît de l'opinion avantageuse qu'on a du mérite et des talents d'un médecin plutôt que d'un autre.

Cette opinion, comme toutes les opinions, n'a pas de tarif ou de mesure ; elle dépend du caprice, du hasard, de l'intrigue et de mille circonstances.

Purgon a la confiance, Galbanum l'a aussi ; le savant et modeste Eudême l'a aussi ; qui sera juge entr'eux ? L'épicier du coin et la baronne qui loge au dessus, soutiennent que Purgon est un homme instruit ; si on les contrariait, ils déclareraient que Purgon est le plus savant de tous les savants. Galbanum, à son tour, est soutenu par quelques rentières désœuvrées et quelques dévotes ; il pourrait, au besoin, éclipser tous les autres, pour peu que l'on osât contredire ses protectrices. On a donc plutôt fait de se taire. Quant à Eudême, sa clientelle se compose bien de gens du peuple, à qui d'heureuses circonstances ont permis de s'adresser à lui plutôt qu'à Purgon, sans pouvoir apprécier les motifs de cette préférence ; mais il s'y trouve aussi des hommes éclairés et instruits, en état de juger Eudême, et qui s'en abstiennent. Un fond de délicatesse et d'une certaine réserve que tout le monde ne possède pas, retient l'éloge sur leurs lèvres ; le choix qu'ils ont fait d'Eudême devrait suffire, aussi ne le proclament-ils pas aux dépens de ses confrères ; ils parlent de lui sans emphase, et, comme ils se respectent, ils respectent aussi ceux qui les écoutent. Vanter un homme, et surtout un médecin, aux dépens des autres, c'est offenser ceux qui vous écoutent ; c'est les taxer de peu de discernement, et se proclamer soi-même pénétrant et judicieux. Les gens bien élevés, et surtout éclairés, n'en viennent pas là ; ils pensent que le mérite doit se faire jour par lui-même, et ils s'en rapportent à la renommée. Erreur, mais erreur des honnêtes gens ! Bientôt les partisans de Galbanum, qui font beaucoup de bruit de leur protégé, donnent à entendre qu'il pourrait bien se faire qu'Eudême ne fût qu'un homme médiocre. Galbanum lui-même ne le dit pas ; mais il insinue assez adroitement que cela pourrait bien être : et à l'aide de quelques réserves, de quelques réticences bien ménagées, dont l'esprit de coterie entend si bien l'usage, on finit par établir une proposition bien formelle contre Eudême : celui-ci n'est plus qu'un sot. Encore une fois, qui sera juge entre Eudême, Galbanum et Purgon ?

Voisins et voisines de toutes les classes et de toutes les positions sociales, pères et mères de famille, chefs d'établissements ou d'institutions, ne vous prononcez pas légèrement en faveur d'un tel ou contre un tel, même d'après les faits, selon vous, les plus évidents ; rien n'est plus trompeur.

Les médecins eux-mêmes ont difficilement les moyens de se juger les uns les autres, et quand ils se trouvent dans les conditions suffisantes pour prononcer sciemment sur le mérite de leurs confrères, il existe encore pour eux des motifs de s'en abstenir.

Quelle opinion oserez-vous donc émettre sur un médecin, vous qui n'avez fait que des études médiocres, superficielles, incomplètes, et qui parlez de médecine comme vous parleriez d'astronomie et de musique ? Il est loisible à tout le monde, dites-vous, de disserter sur tout ce qui nous intéresse ; vous avez raison, mais ne dissertez que pour vous seul, et quand votre voisin sera malade, ne lui imposez pas Diafoirus, vous lui rendriez un mauvais service.

Pour que la confiance dans un médecin produise à l'égard d'un malade les résultats que celui-ci en attend, il faut qu'elle soit sans partage, sans restriction, sans hésitation et sans repentir ; sinon il se rencontre toujours, dans les relations qui s'en suivent, froideur, incertitude, dégoût et négligence. Le médecin dont les soins sont alors plutôt l'effet d'une concession aux demandes de l'humanité, qu'un devoir flatteur par ses motifs comme par son but, agit nonchalamment à l'égard de l'individu ; et s'il y met quelque apparence d'intérêt, ce ne serait que relativement à la maladie elle-même, parce qu'elle offrirait un cas rare et précieux pour la science.

On conçoit fort bien que d'après la manière convenable dont la confiance peut s'établir, et être par conséquent avouée des deux parts, il y a une sorte de solidarité existant à leur insu, entre le médecin et le malade, et qui part d'une estime réciproque, quoique différente dans son espèce. Il en résulte des avantages pour tous les deux, mais surtout pour ce dernier, ce qui est dans l'ordre. Celui-ci, au premier signe d'un malaise physique exprimé au docteur, a exposé suffisamment toute sa situation, ses craintes et ses angoisses; n'ayant plus à parler que pour l'investigation du mal, il est dispensé de ces soucis et de ces inquiétudes morales sur l'intérêt qu'on doit prendre à sa guérison; il est sûr du médecin à qui il s'est adressé, et quand il lui a dit qu'il souffre, il n'a plus rien à ajouter. Il a appelé suffisamment l'attention du docteur sur son état, et il ne doit plus se mêler de rien. Il est rentré dans ce calme moral si nécessaire au rétablissement de l'ordre physique, et n'a pas besoin de recourir à ces recommandations puériles, ridicules pour celui qui les fait, et offensantes pour celui à qui elles sont adressées. Les rapports de chacun se trouvant ainsi connus, chacun s'y renferme, et tout va pour le mieux.

Toutefois, pour que la confiance puisse s'établir comme nous venons de le dire, il y a des conditions particulières aux individus, et qu'il faut observer.

Ainsi, elle n'est flatteuse et honorable qu'autant que celui qui la donne est en position de la motiver, c'est-à-dire qu'il a assez de jugement, de pénétra-

tion et d'instruction pour mettre chacun à sa place,
et d'habileté dans les usages de la société pour
laisser apercevoir qu'il sait ce qu'il fait, sans offenser qui que ce soit. Hors de là, la confiance est une
niaiserie de la part de celui qui l'accorde, et une
insulte pour celui à qui elle est accordée.

Il ne faut pas arguer de là que le malade, aussi
bien que le médecin, doivent être tous deux des
hommes instruits et de bon sens, mais seulement
qu'ils doivent se trouver dans des rapports à peu
près semblables pour qu'ils ne puissent pas être
choqués l'un de l'autre. Cabanis, médecin de Mira-
beau, et Corvisard, de Napoléon, étaient dans la
position convenable; mais Diafoirus, médecin de
Napoléon, ou Georges Dandin accordant sa confiance à Cabanis, auraient été des monstruosités:
tout rentre dans l'ordre, dès que Diafoirus est placé
en face de Georges Dandin, parce qu'il y a harmonie. On conçoit dès-lors que la confiance qu'on
a dans tel ou tel médecin honorable, est souvent
une inconvenance choquante, surtout quand elle
est exprimée avec ostentation, parce que le public
l'établit sur des bases qu'il rend communes à toute
la tourbe médicale, et que personne ne se trouve
honoré d'être traité comme tout le monde. On pré-
férerait souvent une éclatante proscription, une ré-
pudiation formelle qui nous atteindrait seul, que
ces faveurs populaires qui peuvent flatter un ambitieux, un homme dévoué par son intérêt aux intérêts publics, mais qui rabaissent un savant. Celui-ci
ne s'estime que parce qu'il se sent estimable, et

qu'il peut se juger tel, tandis que l'ambitieux qui peut bien s'avouer intérieurement toute la bassesse de ses actions, mais qui en reconnaît le besoin et qui sent la nécessité d'en passer par là, a pris son parti à l'avance : son bonheur et sa gloire sont ajournés à l'époque qu'il prépare de loin, et pour prix des sacrifices du jour, il voit l'apothéose dans l'avenir. Mais le savant, le philosophe, garde sa dignité, elle dépend de lui; et si, par l'injustice du siècle, sa renommée n'est pas contemporaine, il n'en jouit pas moins de ce qu'il est, parce qu'il s'est créé, et qu'il ne tient pas à autrui qu'il soit autrement; son bonheur, qui est sa vie intérieure, n'est au pouvoir de personne, et si, par une bizarrerie qui n'est pas rare dans le monde, la faveur populaire le poursuit de ses applaudissements, il ne trouve dans cet événement qu'une rencontre fortuite, faite pour interrompre un instant l'heureuse concentration de sa vie, et il retourne à ses travaux avec le mépris d'une ovation que, d'un moment à l'autre, Purgon peut obtenir aussi bien que lui.

Nous nous apercevons qu'en parlant de la confiance, nous nous rapprochons peut-être un peu trop d'une matière qui plus tard sera le sujet d'un chapitre important (voyez *Indépendance*), et qui n'a de rapport ici que parce que tout se lie et tout se tient dans l'objet dont nous parlons.

Enfin la confiance (et il y faut faire attention), qu'on la regarde soit comme le résultat de l'estime, soit comme le produit d'une détermination spontanée, court risque d'être prise pour une sorte d'engagement qui oblige le médecin à un retour en empressement et en zèle, ce qui pourrait bien n'être par conséquent qu'une des formes de la servilité aux fantaisies d'autrui ; aussi, pour éviter les méprises dans la position d'un médecin vis-à-vis du public, et surtout pour donner lieu d'apprécier tout ce fracas d'une vaste clientelle dont se targuent les Purgon et les Galbanum, nous avons dû surtout nous appesantir sur la nécessité des motifs ou des raisons qui légitiment un choix ou une préférence, comme le seul moyen d'éclairer les honnêtes gens dans tout ce qui les concernent.

Mais nous noterons que la confiance accordée à un médecin, est, aussi bien que la réputation qu'on lui fait, si rarement dans les proportions convenables, qu'à moins de rencontres semblables à celles de Diafoirus avec son assortiment de malades, ou de Cabanis et de Corvisard en face de deux grands hommes, on doit presque toujours regarder nos rapports comme faux, inexacts et contraires aux résultats qu'on attend.

La preuve s'en trouverait journellement dans la pratique de l'art, et surtout dans les cas graves ou en apparence tels, parce qu'alors les malades et leurs proches se font juges de leur médecin sans autre titre pour cela qu'une nécessité présumée de secours plus habiles.

Il s'en suit presque toujours des effets très différents de ceux qu'on attendait, c'est-à-dire, que dans le but d'être secouru par les hommes les plus capables, on appelle ceux que la renommée, à l'aide du charlatanisme, proclame tels, et ce sont presque toujours de vils médicastres ou de ridicules empiriques.

Les choses se passent donc à peu près ainsi : un jeune médecin, d'une ame honnête et d'un cœur sensible, se livre à la pratique de son art avec tout le zèle et l'empressement qu'on peut attendre d'un âge où l'on n'a pas eu le temps d'être désabusé de ses propres illusions, ni d'être trompé dans ses relations avec ses semblables ; il rêve encore la philanthropie et le dévoûment le plus généreux à tout ce qui souffre sur la terre ; comme il n'a encore que lui pour mesure de tout ce qui l'entoure, il voit dans tous ceux qu'il rencontre des êtres prêts à devenir ses amis, il ne s'échappe de ces derniers rien de fait pour obscurcir une si douce perspective. Puisqu'il est médecin, il a donc des malades, et les relations qui s'en suivent sont d'une nature à renforcer des dispositions si généreuses, et à faire du jeune docteur l'homme heureux du bonheur des autres. Un sentiment aussi impérieux qu'indéfini, et que sous le nom d'amitié ou de sympathie il est plus difficile d'expliquer que de ne pas éprouver, le lie par des rapports divers d'âge, d'humeur, d'éducation, à quelques-uns de ceux auxquels il partage ses soins médicaux ; mais bientôt la nature bizarre ou l'art trop faible, lui apprennent qu'il ne faut pas compter sur ses talents médicaux pour nourrir ses sentiments affectueux, et que des amis en bonne santé sont plus constants et plus sincères que lorsque, par un dérangement physique de leurs organes, ils sont mis à l'épreuve de la médecine. Enfin, un ami est atteint d'une affection morbide dont la solution s'annoncerait d'une manière inquiétante ; le docteur qui l'environne de ses soins a la conscience de son instruction, de ses ressources médicales, et, juste à l'égard de ses confrères, il sait qu'aucun d'eux ne peut l'emporter sur lui en habileté, sa raison le lui dit : il a éprouvé la capacité de ces derniers, et sa modestie ne serait ici qu'une faiblesse. D'ailleurs, l'amitié réciproque qui le lie à son malade, n'est-elle pas une garantie suffisante entr'eux ? Confiance absolue d'un côté, et contention de toutes ses facultés et de toutes ses forces de l'autre, que faut-il de plus ? cependant la maladie est de celles qu'on nomme *chroniques*, parce qu'elle dure longtemps, et si le malade n'est pas en danger, il s'ennuie de souffrir ; sa famille s'ennuie aussi, et la lenteur de l'état morbide leur donne à tous le loisir de faire des réflexions sur les moyens de presser la nature et d'activer la médecine : réflexions qui amènent des doutes sur la capacité du docteur ; et quoique ce dernier ne se soit jamais ralenti dans l'expression de son zèle et de son dévoûment, il est au moment de voir tous ses beaux sentiments, qu'il croyait réciproques, dupes d'une boutade et d'un moment d'ennui : en un mot, il s'agit d'une consultation pour la nécessité ou l'opportunité de laquelle notre jeune docteur n'est pas même consulté ; on a craint peut-être son opposition, on lui a présumé des motifs contraires à ce désir du malade, on a jugé à propos de s'affranchir

de l'empire qu'il pourrait exercer sur la famille
elle-même ; enfin l'on veut une consultation : on a
pour cela des raisons, dont l'une des meilleures est
que le malade ne guérit pas. Ce n'est pas par des
ménagements adroits, ni par des précautions bienveillantes pour le médecin de la maison, qu'on pré-
lude à l'introduction d'autres médecins auprès du
malade ; ce n'est pas non plus par une déclaration
loyale et soudaine de ce qui se prépare, qu'on
cherche à adoucir tout ce qu'a de dur et de fatiguant
pour un médecin ami la démarche projetée : on y
procède par de sourdes conspirations, par toutes
les manœuvres qui ressemblent le plus à la perfidie,
et plus on avance dans la défection, plus on cherche
à raffermir les faits par lesquels on veut se justifier
soi-même ; on pousse jusqu'à la médisance, s'il le
faut : en un mot, pour effacer ce qui resterait
encore de sentiments affectueux pour le jeune docteur, on se fait calomniateur et traître, on se renou-
velle l'historique de la maladie et de tous les antécédents possibles, pour prouver des torts médicaux
dans le traitement, et l'on en trouve toujours.

On peut s'attendre à tout de la part des indifférents ; mais des amis intimes ! ce changement retentit comme un coup violent sur toutes les facultés
du jeune médecin, il recherche au fond de lui-
même de quel tort il a pu se rendre coupable, et,
quoiqu'innocent, il s'en trouverait volontiers, quand
il apprend d'une manière positive qu'on a élevé du
doute sur sa capacité médicale, ce qui veut dire
qu'on ne s'en rapporte plus à lui, et qu'on ne re-

garde plus le salut du malade que dans une consultation de plusieurs médecins.

Tels sont faits à peu près les malades et leurs
familles. Toutefois, on ne peut se dissimuler qu'il
y ait quelque chose de dérisoire dans leur empressement à choisir l'homme à qui l'on doit confier sa
santé et sa vie ; on ne veut pas entendre parler de
médiocrité, ni entrer en composition avec tous les
médecins à qui l'on n'aurait pas fait une réputation
convenable de supériorité. Un père, un époux, un
fils réclament des soins médicaux, et, dans le
monde entier, trouvera-t-on assez de talents pour
des têtes aussi chères? où se rencontrera l'homme
qu'il faudrait? On dirait, après de telles réclamations, qu'un concours universel est ouvert à tous
les savants de la terre, pour découvrir le grand médecin demandé par de si légitimes exigences. On
discute le mérite, on propose, et, après d'ora-
geuses délibérations, on décide de faire appeler deux
grands hommes.......... ce sont Diafoirus et Mirobolan.

Le jeune médecin dont nous avons fait l'histoire,
n'avait pas eu le temps d'avoir une grande réputation, quoiqu'il en fût peut-être digne, et qu'on le
reconnût tel en effet ; il cesse d'avoir du mérite
parce que son malade n'a pas guéri à volonté, et l'on
en appelle à ses confrères. Cette faculté n'a rien que
de légitime, et le seul tort de ceux qui en usent
est de n'être pas assez éclairés eux-mêmes pour
savoir que quand on a un honnête homme pour
médecin habituel, on le laisse juge du besoin de

consultation ou de l'emploi de tout moyen médical extraordinaire, parce qu'il est compétent.

Enfin, malgré l'échec terrible porté aux sentiments affectueux du jeune docteur, ce dernier s'en remettrait par la considération des inquiétudes toujours légitimes d'une famille, par l'habitude qu'il doit prendre de ces appels aux lumières des confrères, et il ne verrait là, au reste, rien d'avilissant, si, comme il le présumait, il eût été mis en rapport avec des hommes instruits, et partant dignes de lui. Mais Mirobolan ! mais Diafoirus !!!

Jeunes gens qui entrez dans la carrière, gardez comme une ressource contre les torts et les caprices du public, cet esprit de réserve et de modération qui retient à une distance éloignée les flatteurs, les hypocrites, les jaloux et les envieux (*Voyez Indépendance*), et surtout ne vous livrez pas facilement à ce qu'on nomme *des amis*, avant que ceux-ci n'aient longtemps été éprouvés. Quand on est ancien dans la pratique, et quelquefois dix années suffisent, on sait à quoi s'en tenir sur ces démonstrations d'estime et de confiance de certaines personnes qui ont toujours elles-mêmes pour objet, et qui accueillent un médecin, en raison du besoin qu'elles présument en avoir. On leur rend alors en dédain et en indifférence tout l'esprit de patelinage dont on a été dupe au temps passé, et les préférences dont elles croient vous honorer, sont bien plus un fardeau aujourd'hui qu'elles n'ont été flatteuses autrefois. On voit alors les choses telles qu'elles sont : un malade n'est plus qu'un malade, c'est-à-dire, un

patient sur lequel on doit opérer dans la forme et
selon l'art, un sujet qu'on transmet à d'autres suivant la circonstance, tel qu'une pièce de monnaie
reçue pour ce qu'elle est, et rendue pour ce qu'elle
vaut. On sent alors des deux parts que ce n'est pas
la peine de s'affectionner les uns pour les autres ;
les gages de ces liaisons ne sont pas égaux, et les
résultats peuvent l'être encore moins : l'un n'y a
que ses honoraires, l'autre peut y laisser sa vie.

Il faut, s'il existe quelques liens entre vous, qu'ils
tiennent à des sentiments autres que ceux d'une
amitié vulgaire et commune ; on peut donc supposer
que de grands événements dans la vie ont éprouvé
le cœur et l'esprit, et c'est alors qu'on peut s'entrevoir sous des aspects plus élevés, plus honorables,
et par cela même plus constants. Ceux qui ne com-
prendraient pas ces rapports des deux parts, sont
bien placés sans doute tels qu'ils sont : médecins et
malades, dignes les uns des autres, quoiqu'il leur
arrive, ils n'ont aucun reproche à se faire, parce
que ce sera encore Diafoirus mis en face de Georges
Dandin.

CHAPITRE IV.

DE LA CLIENTELLE DE PURGON.

Quelle déconvenue accablante pour l'homme qui débute dans une carrière honorable, et croit la condition des succès dans la science et les talents ! Quelle révision il a à faire de ses jugements ! quel retour sur lui-même pour comprendre la théorie des généreuses leçons dont sa mémoire et son cœur sont remplis, avec la pratique des sottises qui règnent, et sans lesquelles, suivant le monde, il n'y a pas moyen d'exister.

Dans ce qu'il y a de plus offensant pour le sens commun et la morale publique, se trouve une opinion favorable à tout homme arrivant à son but sans examen de la route qu'il a parcourue. En médecine, cette opinion ne se rapporte pas aux succès de l'art, mais bien à la confiance qu'on inspire ; et la question n'est pas de guérir les malades, mais bien d'en avoir.

Cependant écoutez les judicieux appréciateurs du mérite : ils recherchent l'homme instruit, c'est-à-dire, celui que la renommée ou eux-mêmes proclament tel ; ils jugent selon eux, mais il résulte entre médecins et malades une sorte d'harmonie et de réciprocité qui n'est point selon les lumières du

siècle, mais qui s'alimente de petitesses, de basses
intrigues et de préjugés.

Quand par l'effet du hasard, il s'agit d'un homme
vraiment instruit, les conditions imposées à celui-ci
pour bases de son mérite et pour gages de la confiance qu'on lui accorde, ne sont plus dans le même
rapport ; mais elles sont si puériles, disons-le, si
offensantes pour tout homme de cœur et de sentiment, que ce ne serait pas la peine de se faire estimer comme médecin, si, pour se dédommager,
on ne mesurait pas, au dedans de soi, toute la distance qui existe entre la conscience des talents
qu'on possède et les jugements faux et ridicules
qu'on en porte.

Voyez Purgon, voyez Eudème ; le premier est
ignorant ; il s'en doute un peu, quoiqu'il ne se l'a-
voue pas et qu'il l'avoue encore moins aux autres ;
mais il est prévenant, insinuant, flatteur, modeste
même, mais de la modestie de Tartuffe ; il ne médit
pas, mais il sait, avec toute la réserve possible,
faire accroire qu'il a atteint et même outrepassé les
bornes d'un art que les habiles en réputation sont
loin d'atteindre ; il donnerait à entendre que parm
ces derniers, il pourrait y avoir des charlatans, ce
qui implique qu'il ne l'est pas lui-même ; aussi
combien est-il fêté, admiré, choyé dans le cercle
où il brille : Purgon pour ami, un grand homme!
et il jouit de tous ces avantages. Pour Eudème, il
est instruit, mais il n'est pas facile à tout le monde
de le croire tel ; lui-même est loin d'être satisfait
de son savoir, il ne l'est que de sa conscience et ne

jouit que de l'espoir d'atteindre à quelques vérités médicales qu'il poursuit depuis longtemps. Il a bien dans la pratique toute la douceur et la patience nécessaires, mais entraîné par une multiplicité de devoirs, il ne peut pas se livrer en entier à toutes les exigences de certains malades; loisible à ceux-ci de se pourvoir ailleurs, mais permis à Eudême de conserver son indépendance et de disposer lui-même de son temps suivant le besoin qu'il en a. Aussi la différence est grande dans l'opinion qu'on a de tous les deux : on estime Eudême; mais Purgon! celui-ci est sans instruction et ne peut prouver le contraire, il est vrai, mais on l'en aime davantage, parce qu'ainsi il n'a rien qui choque l'égalité sociale dans le cercle où il est admis, et en compensation, chacun s'intéresse à lui faire une réputation suffisante pour être bien venu partout. Un savant tout brut est repoussant; Purgon n'est pas fait pour cela.

Pour être habile en médecine, il faut être doué d'une grande perspicacité, d'un esprit observateur et réfléchi, il faut encore avoir de vastes connaissances et se trouver dans toutes les circonstances favorables à des études longues et pénibles; mais pour exercer cet art de la manière la plus fructueuse, c'est-à-dire, au gré de la cupidité et de l'intérêt, il n'est pas nécessaire d'avoir du jugement et encore moins de l'instruction, ou en d'autres termes, il faut être avec la multitude dans toutes les conditions possibles de parité ou de ressemblance. De grands talents commandent l'admiration, mais effarouchent

le vulgaire ; car, dans le commerce de la vie , on
ne se livre pas volontiers à ceux qu'on a raison d'estimer plus que soi : on est gêné ; il semble qu'écrasé
par le mal , on le serait encore plus par l'homme
supérieur qui peut le maîtriser ; et dans l'anxiété
de sa position , le malade , craignant le conflit de
deux puissances redoutables, invoque celle des deux
qu'à son gré il peut trouver faible ou inoffensible ,
et se jette en conséquence dans les bras du médecin le plus ignorant ou le plus inutile ; on dirait
qu'il veut éviter un assaut de l'art contre la maladie,
et qu'il consent à ce que celle-ci ait le dessus, pourvu
que l'autre ne s'en mêle pas.

Ce sentiment de crainte est si naturel qu'on rencontre tous les jours des malheureux souffrant, qui
préfèrent la mort pourvu qu'elle soit douce à certaines médications extraordinaires. L'appréhension
d'une douleur plus grande rend facile un accom-
modement avec celle qu'on éprouve , et l'on voit
des malades qui , à la vue d'un bistouri , disent se
trouver mieux , pour suspendre l'acte opératoire
qu'on leur propose.

Cette situation morale des malades se combine
très souvent avec le sentiment qui dicte l'espèce de
secours qu'on invoque ; c'est , comme on le pressent
déjà , un tout autre besoin que celui de rétablir la
santé ; le cœur se fait entendre avant la réflexion ,
et si l'usage veut qu'on appelle un médecin, celui-
ci est reçu moins sous les auspices de talents très
douteux que sous ceux d'une affection ou d'un attachement déjà éprouvé , et si enfin on ne s'avoue

pas cette transmutation de rôle, ni cette diversité de fonctions à remplir, la raison du patient ne veut pas toutefois se méprendre sur une question aussi importante ; et, d'avance, elle fait au docteur une part suffisante de talents médicaux pour être rassurée sur les conséquences ; c'est un ami qu'on veut, un personnage familier, il est vrai, mais il faut en même-temps un savant, et cette dernière condition, exigée par la gravité du mal, est remplie par la nécessité de la première : Purgon est mon ami, donc il a toute la science et le génie possibles.

Et en effet, Purgon qui n'est pas plus médecin ici qu'à son ordinaire, est au moins un ami solide et consolant ; sa bonne mine, son air de santé, son excellent estomac sont faits pour rassurer ; il est lui-même et personnellement une démonstration matérielle de la puissance de l'art, et quand il parle, l'homme souffrant le prend au mot et regarde la santé de son ami comme solidaire de la sienne.

Quelques avantages physiques, quelques qualités sociales, isolées même entièrement des ressources de l'intelligence, sont, comme on le voit, l'occasion d'une confiance d'autant plus solide qu'elle ne se calcule pas sur des faits et n'a pas besoin d'examen. On pourrait même dire qu'elle prend sa source dans une communauté d'affection où chacun contribue en proportions à peu près égales ; sans quoi, il y aurait dissolution, et le malade ne serait plus qu'un malade, c'est-à-dire, un malheureux sur lequel on doit expérimenter dans la forme ordinaire.

Le sentiment ne se mesure pas, mais comme c'est lui qui fait l'homme social, appliqué à la pratique médicale, c'est lui qui fait le médecin. Il faut donc des circonstances puissantes pour rompre cet état de choses, mais enfin cela arrive. Les liens de l'amitié qui chez les grands caractères se raffermissent ordinairement par les événements malheureux, ont besoin chez les hommes faibles de tout le dévoûment qu'inspire une sorte de fanatisme pour ne pas se dissoudre ; autrement ils ne supportent pas l'épreuve de l'égoïsme enfanté par la douleur physique, quand celle-ci dure longtemps : *Amicus Purgon*, *magis amica sanitas* ; il n'y a pas de Pylade pour une colique, ni de Pirithoüs pour un accès de goutte ; on a beau être esclave de ses affections, si la douleur parle trop haut, la raison se réveille, et malgré tant d'intimité, tant de motifs de rester fidèle au docteur son ami, le malade rentre dans tout l'empire de son libre arbitre, et il s'opère alors une petite révolution dans ses sentiments ; l'instinct de conservation fait taire le langage du cœur et l'on commence à examiner s'il ne serait pas dans la possibilité des choses qu'un autre médecin fût plus habile que Purgon ; le doute s'élève d'abord, puis la discussion, et il est rare que quelque orateur décisif, renforcé par les cris douloureux du patient, ne détermine dans la famille une mesure offensante pour celui sans lequel on s'était promis de ne jamais être malade et encore moins de guérir ; mais enfin, par une fatalité inconcevable, Purgon a faibli dans l'application de son art, et par une

perversion que chacun redoute de s'expliquer dans
le for intérieur, on a pris une mesure violente ;
on a décidé de faire appeler un autre Hippocrate,
et Mirobolan qui a guéri un malade dans le quartier, à ce qu'on assure, est par conséquent le digne
consultant qui réunit tous les suffrages.

Mirobolan qui n'est pas plus habile que son pré-
décesseur, trouve néanmoins qu'on a très bien fait
de le choisir; beaucoup de motifs le confirment
dans la bonne opinion qu'il a de lui et dans l'espoir des résultats heureux qui doivent s'en suivre :
Cependant il ne s'abuse pas ; il passe en revue toutes
les éventualités que le sort capricieux peut tenir
mystérieusement en réserve contre un brave médecin comme lui, et il calcule assez bien, pour que
toutes les alternatives tournent en sa faveur : ou
je guérirai le malade, ou il mourra, ou ce sera sa
faute, ou ce sera celle des assistants, ou, etc. ; il
y a tant de ressources pour quiconque est décidé à
ne pas avoir tort, que notre confrère finira par avoir
raison. Bref, le nouveau docteur est déjà à l'œuvre,
et il opère du mieux qu'il lui est possible.

L'époque est critique pour Purgon ; il joue le
tout pour le tout, ou plutôt c'est Mirobolan qui
joue pour lui, mais si les docteurs sont à peu près
égaux en habileté, les enjeux ne le sont pas : Mirobolan n'a rien à perdre, et dans l'attente de ce
que le sort va décider, le pis pour lui est d'être
laissé pour ce qu'il est, et de s'en retourner où on
l'avait pris. Enfin si les choses vont mal, c'est un
non avenu, c'est une affaire manquée, mais qui ne

change rien à ses autres affaires, et dût le malade en mourir, il est probable que la question des honoraires n'en sera point atteinte, et qu'il y aura un moyen de résignation à ce petit événement.

Quelle différence de situation pour Purgon! Dans le dédale d'idées sinistres qui troublent son repos et que son imagination multiplie, il examine toutes les chances et n'en trouve qu'une seule en sa faveur, mais elle est majeure : c'est l'incapacité de son antagoniste; l'ignorance de Purgon est cause de sa disgrace, celle de Mirobolan peut être celle de son retour. Et en effet, un heureux pressentiment l'avertit d'un meilleur sort, car les drogues de Mirobolan commencent à opérer; divers bruits circulent dans les carrefours et ne sont point avantageux au malade : il souffre toujours, il souffre encore plus, il s'affaiblit, il délire, il trépasse, il est trépassé et....... il n'y a plus rien à faire.

L'injuste prévention qui avait accablé Purgon s'efface bientôt; on reconnaît que la maladie était au dessus des forces de la nature et des talents de tout ce qui existait d'hommes habiles, c'est-à-dire, d'un imbécile remplacé par un autre; et l'ancien ami, l'excellent docteur est réintégré avec empressement et peut répandre des larmes sur le défunt sans être inconséquent.

Toutefois, comme il n'est pas aisé de se défaire de Mirobolan, attendu qu'un motif trop honorable l'a introduit dans la maison, il y reste en partage, avec Purgon, de l'amitié, de la bienveillance, de l'estime, des honoraires et de tout ce qui s'en suit.

Ils s'accordent et s'en trouvent bien l'un et l'autre; rien ne paraît changé auprès de la respectable famille qui se connaît si bien en médecins, si ce n'est qu'au lieu d'un ignorant à son usage, elle en a deux.

Pardon, honorables confrères, bienfaiteurs de l'humanité, vous qui, s'il s'agissait de peindre les restaurateurs de l'art salutaire, au lieu de dire quels en sont les fléaux, nous eussiez servi de modèles; mille fois pardon, vous, les élus de la science et de l'honneur, de ce que nous nous traînons sur les pitoyables manœuvres de quelques indignes pour en marquer toute la bassesse, au lieu de célébrer vos travaux, vos succès et les hommages qui vous sont dus. Nous servons aussi la science, mais d'une manière indirecte, et il n'est peut-être pas inutile de publier comment le mal se fait, pendant qu'en de plus nobles leçons, vous montrez vous-mêmes comment le bien peut se faire.

....

CHAPITRE V.

DES CAUSES DE LA MÉDIOCRITÉ.

Diafoirus a des malades ; il est pourtant sot et ignorant ; il ne l'est pas assez : un degré de plus, et il aurait presque tous ceux de sa petite ville ou du quartier qu'il habite.

Que peut-on penser d'un art ou d'une science dans laquelle il y a quelquefois de l'avantage à être médiocre ? Est-ce la faute de la science, est-ce celle des hommes ? Il y a bien nécessairement de la faute de l'une des deux parts ; c'est ce que nous allons examiner.

Nous avons vu que l'intimité du rôle d'ami que peut jouer le médecin, que la familiarité qui sied si bien à celui qui prend part à toutes les infirmités et même les peines morales qui affligent une famille, excluent ordinairement la sublimité du génie et la profondeur des vues ; que tel Pourceaugnac dans son village, ou tel Gorgibus dans sa petite ville, s'abandonnent mieux à un médicastre qui l'endormira de ses contes assommants ou de ses rabâchages médicaux, qu'à un savant, qui, préoccupé des hautes questions de son art, négligera les précautions voulues par certains usages, et ne pensera pas à descendre jusqu'à la portée du malade qui le consulte.

Nous tirerons la conséquence que l'infériorité de talents, étant admise comme nécessité pour l'intérêt momentané du médecin, la science cesserait d'avoir ses organes naturels pour être produite dans la société avec tous ses avantages, s'il n'existait pas, mais en petit nombre, quelques hommes dévoués qui en sont les appuis comme ils en sont l'honneur et la gloire.

Mais laissons un moment la science de côté ; occupons-nous des hommes, et puisqu'il en est dans le monde qui n'y prospèrent qu'en conséquence de leur infériorité, il ne nous sera pas difficile de les représenter isolés de l'art salutaire, quoiqu'ils lui adjoignent, comme condition nécessaire de son exercice, tout ce qui se trouve en eux de chétif et de personnel.

Nous verrons d'abord que la difficulté qu'ont les médecins de se maintenir dans toute l'étendue de leurs devoirs et à la hauteur de leur position, n'est pas suffisamment compensée par les résultats qu'ils en attendent ordinairement : difficulté qui vient premièrement de l'impulsion qui les a dirigés dans le choix de leur profession, et ensuite de l'idée permanente et prédominante chez quelques-uns, que l'art de guérir, n'est autre chose, à l'aide d'études vulgaires et communes, qu'un état honorable et solide qui assure aussi bien l'existence matérielle d'un individu qu'elle fixe son rang dans la société. Quel but, hors celui qu'il a envisagé dès le commencement de sa carrière, peut donc entrevoir l'homme destiné à être médecin, comme on l'est dans le

quartier qu'il habite et la société qu'il fréquente ?
À quoi lui serviront tant de trésors scientifiques ,
estimables sans doute , mais produisant seulement
une gloire stérile à quelques individus dont la constitution physique altérée et le visage pâle, attestent
une situation intellectuelle voisine de la folie ? Vive
la science qui est utile ! trop d'esprit ou de savoir
conduit à rien ou à mal.

En effet, s'il fallait, sous le rapport de l'instruction, établir comme condition absolue, une connaissance parfaite (nous voulons dire égale à l'état
actuel où elle se trouve) de l'histoire naturelle dans
toutes ses parties et ses détails , de la physique
générale et particulière, de la chimie qui n'en est
qu'une branche, de la pharmacie qui n'en est
qu'un résultat, ajoutons préalablement les études
littéraires qui doivent ouvrir la carrière de toutes
les sciences et que la médecine exige impérieusement , sous peine d'ignorer Celse , Hippocrate et
tous les écrivains , on n'aura encore rencontré que
des difficultés communes qu'on peut , avec une
grande aptitude et une forte application, surmonter
en partie. Si après ces études préliminaires obligées,
il fallait , comme il le faut en effet, s'enfoncer
dans d'autres études aussi menaçantes pour la santé
que repoussantes par elles - mêmes , précisément
à l'époque brillante de la vie où tout s'offre sous
des couleurs séduisantes , et , par une courageuse
abnégation de tout ce qui nous charme alors , se
livrer avec affection et assiduité au spectacle jour-
nalier de la douleur, des cris, du sang, vivre enfin

au milieu des débris de la mort et de tous les résultats de la décomposition , certes la tâche ne serait pas médiocre, et nous verrons plus bas qu'il
faut en perspective un motif plus puissant que celui
de l'intérêt personnel, pour soutenir dans les épreuves l'homme estimable qui s'y dévoue.

Sous le rapport des qualités morales , les conditions imposées ne sont pas moindres pour l'exercice
de l'art , et si l'on tient peu de compte de ces qualités dans le courant des études, c'est précisément
parce qu'il n'entre pas même dans les suppositions
qu'un étudiant puisse en être privé ; elles sont donc
d'obligation? Mais quel désappointement elles pré-
parent à l'imprudent qui leur livre ses destinées ,
si l'expérience d'un tuteur, dès longtemps éprouvée,
ne vient, par des transitions préparatoires, amener
peu à peu le novice docteur au spectacle réel des
sottises et des vices qui gouvernent la société dans
l'exercice de notre art. Que fera donc le jeune médecin qui débute sous d'heureux auspices et avec
les plus louables intentions? Son propre mérite sera
l'artisan de sa perte , et cruellement désabusé, il
pourra un jour paraphraser sur la vertu, l'excla-
mation désespérée d'un illustre romain ; mais enfin,
conservera-t-il cette modestie qui sied si bien aux
talents supérieurs, et qui peut-être alors est moins
un mérite pour celui qui se prise au dessous des
autres, qu'un reproche adressé par tout le monde
à ceux qui s'estiment trop ; hélas ! aux yeux de la
foule accoutumée au langage boursoufflé des charlatans, ce ne sera qu'un aveu d'infériorité dont

personne ne s'avisera de lui tenir compte comme
citoyen, mais dont on se souviendra quand il aura
des malades. Sera-t-il désintéressé ? Certes, il
trouvera bien des gens disposés à l'éprouver; quelques-uns même le prôneront, tant que les circonstances ne le mettront pas dans le cas de se dédire,
et c'est à lui à faire de son dévoûment, tout l'a-
vantage qu'il doit retirer de ses peines, de ses travaux et des dangers qu'il court. Quelques autres
dont l'ame est avilie par l'idée fixe de la nécessité
de l'intérêt personnel, comme mobile de toutes les
actions des hommes, lui attribueront des dédommagements chimériques dont ils ne pourront pas
même se rendre compte de la nature ou de l'espèce,
et qui ne les rendront que plus exigeants.

De quelle vertu veut-on enfin doter celui qui se
présente dans le monde pour la première fois, et
qui y demande une place que sa conscience et son
cœur lui assignent avec tous les droits possibles ?

Il faut donc avoir un but autre que celui qu'on
présume dans le monde, pour justifier le zèle et
l'ardeur nécessaires aux grandes études médicales;
cela peut bien être encore ici de la personnalité, mais
d'un ordre plus élevé, et l'intérêt mesquin d'une
fortune vulgaire dans le monde n'est plus le mobile
qui pousse un homme en dehors de la sphère commune : il s'agit de la gloire, de la renommée ou
de toute autre forme d'une noble ambition qui puisse
se faire pardonner ses motifs.

Enfin, la science étant trop haute pour la portée
du vulgaire, les médecins ont pris le parti de des-

cendre pour être entendus ; mais dès-lors ceux-ci
se sont livrés à des juges, et il n'a plus été en leur
pouvoir de maîtriser l'opinion en faveur de la science,
ni de commander l'estime pour eux-mêmes. Aban-
donnés à toutes les petitesses et aux travers du jour
qui nivellent les hommes, ils se sont composé un
mérite suivant l'esprit de leur société, mais en
même-temps ils se sont mis au dessous de leur art.
Tout ce qui pouvait rester en eux d'hésitation par
de hautes considérations de morale et de science,
a disparu devant de petits intérêts personnels, et
pour achever leur conversion, il leur a fallu perdre
de vue le tableau de tout ce qu'il y a de grand et de
généreux dans leur profession, tant pour s'éviter
à eux-mêmes la perspective gênante de leur *dégé-
nérescence*, que pour se livrer avec plus de liberté
à toute l'étendue de la carrière fructueuse et ignoble du patélinage médical.

Dans un tel état de choses, la question se réduit
donc à trouver un médecin d'une médiocrité assez
honnête pour satisfaire, d'une part, aux besoins de
la société à laquelle il appartient, et de l'autre à le
rencontrer dans des conditions scientifiques suffisantes pour avoir le droit d'exercer l'art sans contestation devant la loi. Le talent particulier d'un tel
homme consisterait seulement à se maintenir dans
la voie où il se trouve porté par le suffrage de ceux
qui l'environnent, et comme il n'est sorte de situations dans la vie qu'on ne puisse améliorer, dès qu'il
y a un avantage, toutes ses forces intellectuelles
se dirigeraient naturellement vers les moyens d'ac-

croître le nombre de ses malades et surtout de se
rendre indispensable auprès d'eux ; un petit empire
médical fondé aussi sagement en sa faveur et dans
un quartier de la ville où les influences académiques
ne se feraient pas sentir, ne serait point sujet à
ces révolutions scientifiques qui laissent en dehors
des frontières, tant de braves gens pour qui l'étude
n'est qu'une ennemie de la tranquillité routinière ;
docteurs paisibles dans leurs travaux, autant que
bornés dans leurs moyens, ils auraient, en faveur
de leur manière d'envisager l'esprit humain, l'exemple du *statu quo* si puissant parmi les respectables
lettrés de la Chine, qui se succèdent avec tant d'uni-
formité depuis huit ou dix mille ans.

Eh bien, toutes ces conditions et ce mode d'exercer la médecine sont remplis : Diafoirus a des
malades.

On se plaint, il est vrai, des ignorants ; mais si
la société les repousse à cause de la qualification,
elle les accueille par goût, par sympathie, par
inclination ; et, en parodiant un proverbe vulgaire,
nous pourrions dire : « Faites-moi connaître votre
« médecin, je vous dirai qui vous êtes. » C'est le
résultat de l'harmonie sociale ; si on veut y changer
quelque chose pour l'honneur des médecins et l'a-
vantage des malades, il est nécessaire que ceux-ci
renoncent à juger tout ce qu'on appelle confiance,
mérite médical, cures, succès ; et que les autres...
..... lisent la quatrième partie de cet ouvrage.

CHAPITRE VI.

DU CHARLATANISME.

Charlatanisme !.. guerre à la vérité , à la candeur, à la bonne foi !.. guerre insultante à toute morale, s'il en fut jamais !.. C'est elle qui , avec toutes les ressources de la politesse , de l'aménité, de la bienveillance , avec tous les raisonnements qui constatent la dignité de l'homme, avec tous les prestiges des talents qui séduisent, avec tout l'entraînement de la parole douce et persuasive , ... brise, froisse , détruit , rejette au néant les éléments de toute vertu ; elle tue l'homme moral en l'insultant, en le dépouillant , en lui ôtant la foi aux réalités et la confiance à tout ce qu'il y a de bon et d'honnête sur la terre.

Nous ne parlerons pas ici de ces misérables qui se traînent piteusement dans les rues aux yeux d'une multitude ignorante et grossière ; cependant le public les méprise ; ils le savent, et ce n'est pas la peine de les charger de plus d'ignominie qu'ils n'en portent.

Hélas ! les charlatans dangereux ont une tout autre existence : combinaisons infernales du plus profond égoïsme, spéculation mystérieuse sur toutes les chances que les hommes ou le sort peuvent présenter dans l'exécution d'un projet , méditation

froide de tout le mal qu'il convient de faire quand
le bien n'est plus utile, bienveillance extérieure
qui séduit dans toutes les situations de la vie, mais
perfidie infâme, dès qu'il en est besoin !... C'est là
que dans l'homme se retrouvent les archives vivan-
tes de la perversité ; il ne faut pas toutefois croire
que ce soit ici seulement une individualité, un privilége du génie du mal, une de ces exceptions qui,
après avoir effrayé le monde, disparaissent pour
jamais ; c'est une constitution morale acquise par
celui que l'ambition dévore, que l'intérêt personnel
absorbe, par celui enfin, qui, possédant une capacité suffisante, l'a perfectionnée dans l'usage du
monde pour venir à ses fins. Il n'est pas de ceux
que la transparence de leur masque fait deviner et
huer, ni de ceux qu'une maladresse conduit au
bagne ; il a tout préparé de loin contre la justice
et les lois : ce n'est plus un homme ordinaire.

Il est difficile de contraindre sur les lèvres un
sourire de pitié, lorsque dans tel ou tel salon, très
honorable par la réunion des personnes qui s'y
présentent, on voit un confrère sémillant, brillant,
élégant, recevoir l'accueil le plus gracieux, les compliments les plus flatteurs, et enfin, comme si l'on
avait à son égard un peu de honte de tant d'exagération, on ajoute, hors de sa présence, que le
charmant docteur est un peu charlatan, manière
honnête sans doute de dire qu'il l'est beaucoup.

On ne sait pas précisément ce que l'on dit, et
sous cette expression, on veut voir seulement un
homme aimable, un médecin habile, connaissant

par conséquent l'art de couvrir de formes char-
mantes, des objets trop souvent faits pour la démonstration de nos misères et de nos douleurs ; on
est alors loin de soupçonner que cet homme habile
l'est peut-être trop dans son but, et que les séduisantes apparences sont des moyens nécessaires pour
y arriver.

On n'est pas charlatan, c'est-à-dire, on n'altère
pas la vérité sans intérêt ; mais si vous doutez un
peu de sa bonne foi, si vous avez le plus petit
motif de croire que la vérité est par lui tant soit
peu modifiée, ne fût-ce que pour vous plaire,
méfiez-vous ; c'est un essai qu'il tente, et c'est peut-
être une partie du travail qu'il prépare de loin et
qui est marqué dans ses combinaisons ; vainement
vous ne voudriez voir qu'un homme léger, frivole,
s'occupant de ses intérêts sans contrarier les vôtres;
il est possible qu'heureusement il n'ait pas assez
d'intrépidité et d'énergie pour persister, et de talents
pour réussir. Mais s'il est doué d'un caractère opi-
niâtre et d'une volonté ferme, le plan qu'il a éla-
boré ne sera pas abandonné pour des obstacles
vulgaires ; il y a attaché sans doute sa fortune, son
existence, et l'homme habile, scélérat ou non,
connaît trop le prix de l'occasion pour laisser à
l'inconstance du sort, le soin de représenter une
seconde fois les chances heureuses rencontrées aujourd'hui. Son ame ardente développe en lui les
ressources dont il a besoin, et dont il n'eût pas même
soupçonné le germe sans la nécessité de réussir.
Plus il marche alors, plus il s'élève hors de votre

portée et au dessus de vos investigations , et , raffermi plus que jamais par l'exercice de ses facultés contre les événements qui pourraient éveiller les moindres soupçons , ses pas sont assurés dans le sentier ténébreux. C'est en vain qu'on se bercerait de l'espoir du retour au bien par l'aspect du danger ; un homme ne revient jamais en arrière dans des positions semblables ; bien au contraire , plus il fait de progrès , plus son but lui semble acquis , et plus en même-temps il développe dans son for intérieur un code moral , particulier à lui , qui le tranquillise sur ses œuvres , en calomniant et le siècle et les hommes , et le monde entier. C'est ainsi que des capacités , médiocres dans le principe ou jugées telles , se sont agrandies pour le mal , sous le masque trivial de ce petit charlatanisme , admis dans la société , parce qu'on ne soupçonne pas ses développements.

O Diafoirus, Purgon et autres ! charlatans subalternes , reconnus pour tels dans les cercles où l'on vous fait l'honneur de vous admettre , l'accueil bienveillant qu'on vous fait , annonce l'innocuité de vos manœuvres , parce qu'au travers de votre masque transparent , on vous voit moins à craindre que ridicules ; on plaisante de vous avec vous , et tout le monde se rit de vos pilules ; mais il y a autre part un génie infernal sous une figure humaine ; il m'épouvante de ses projets et de ses travaux ; c'est le cauchemar oppresseur , c'est le vampire à jeun, c'est le charlatan dont je veux parler.

Il convient de reconnaître une sorte de bienséance

accompagnant aujourd'hui toutes les manœuvres de la cupidité et de l'intrigue, vrai perfectionnement ; nous avons fait un grand pas depuis le siècle même où tant de merveilles dans les lettres et les arts, ont, par l'impuissance de notre âge, semblé nous rendre stationnaires; il est certain que sous Louis XIV la cour se remplissait de charlatans, et tous étaient bienvenus.

Cependant à cette époque, on pouvait croire que la société en prenant plus d'essor, en se montrant digne de Corneille et de Molière, s'était assez élevée pour ne pas rester dans l'atmosphère du charlatanisme ridicule qui fleurissait de toutes parts ; cela confirme bien ce que nous avons dit si souvent dans le cours de cet ouvrage : C'est la société qui a tous les torts.

On lit que la Dauphine, à force de soins officieux, fut malade sérieusement, et que, malgré le mérite de Fagon, de d'Aquin et de Duchesne, on donna accès auprès d'elle à quiconque se disait expert en l'art de guérir. Le marquis Caretto voulut le premier tenter, sur cette princesse, une drogue merveilleuse qu'il vendait deux louis la goutte, et il fit bien de faire payer son remède aussi cher, car il ne resta pas longtemps à la cour : la princesse qu'il ne guérit pas et le maréchal de Luxembourg mort trop tôt dans ses mains, lui firent un tort irréparable.

Deux capucins, l'abbé Rousseau et l'abbé Aignan, se présentèrent chargés de secrets précieux qu'ils avaient recueillis au loin. Le Roi les fit loger au Louvre où tout Paris accourut; ils guérirent quelques malades et en tuèrent quelques autres ; Rousseau lui-même mourut bientôt, et Aignan fut oublié.

Le frère Ange, autre capucin, jadis garçon apothicaire, charlatan sans esprit, avait pourtant composé un sirop auquel il avait donné la faculté de purger avec choix et discernement les diverses humeurs, selon l'intention de celui qui l'administrait. Madame la Dauphine fit usage de ce sirop pendant quinze jours sans obtenir de soulagement ; elle fit venir le frère Ange, le questionna, le trouva au dessous de son sirop et de sa réputation, et congédia le tout.

L'abbé de Belzé vint ensuite : Il se disait médecin et était normand ; aussi s'en tira-t-il mieux que le frère Ange : après avoir purgé la Dauphine vingt-deux fois en deux mois, et l'avoir mis un peu plus mal qu'auparavant, il reçut pour ses honoraires cinq cents pistoles, au moyen de quoi il traita encore par dessus le marché les demoiselles Besola et Patrocle, femmes de chambres de la princesse, qui moururent quelque temps après.

Madame la Dauphine essaya aussi de l'habileté de Mme La Barrière, et se sentit encore un peu plus mal.

Vint enfin le sieur Du Cerf, autre savant, possesseur d'un remède infaillible, quelque fût la manière dont on en fit usage ; il tâta le ventre et le pouls à la Dauphine, et assura en avoir guéri de plus malades. Il sort pour préparer son remède, et à peine est-il de retour, apportant le lavement sauveur, que la princesse expire sans l'avoir pris.

D'autres charlatans eurent encore plus ou moins

de succès à la cour ; tels furent un nommé Damas-
cène que le Roi fit chasser avec menace des galères ;
l'abbé Guiton, cordelier ; un apothicaire d'Avignon,
qui vint à Paris vendre des pilules où entrait de l'ar-
senic ; Chambon, médecin et chirurgien , qui finit
par aller en prison ; puis Bouret, qui vint avec des
pilules et mourut à force d'en prendre.

On ne peut contester que les progrès des connaissances humaines n'aient amené parallèlement des
progrès dans l'art de masquer ses démarches , de
dissimuler ses projets et de cacher son but ; c'est
même pour bien des gens une nécessité de paraître
autrement qu'ils ne sont , pour ne pas encourir la
réprobation publique , vengeresse de la droiture et
de la loyauté ; aussi voyons-nous que si le charlatanisme ne se désiste pas aujourd'hui plus qu'autrefois, il se déguise mieux ; au lieu de cette franchise dans l'impudence, de cette bonne foi dans la
sottise, de cet abandon comique vis-à-vis des auditeurs , et de cette confiance naïve qui devenait
même réciproque, il y a autre chose maintenant :
c'est de l'hypocrisie, mais habile et savante.

Puisque nous y sommes , il n'est pas déplacé d'exposer quelques-unes des formes sous lesquelles se
montre le charlatanisme de nos jours ; nous disons
quelques-unes , parce qu'elles sont si nombreuses
et si artificieuses qu'il faut un grand talent d'observation et une vaste expérience pour les reconnaître.

Voyez Galbanum d'abord ; il est assez distingué
par son ton, ses manières, son langage, pour qu'on

puisse se méprendre sur son caractère. Il a inventé
des pilules et un certain emplâtre dont il ne parle
jamais le premier ; mais il adresse ses malades au
pharmacien chargé de préparer ces médicaments ,
de les distribuer , de les célébrer et de proclamer
la gloire justement acquise de leur illustre inventeur. Galbanum n'est pas ingrat ; il avoue qu'il doit
beaucoup de ses succès au pharmacien habile et
intelligent, fabricateur des pilules et de l'emplâtre,
le seul de la capitale , dit-il , qui ait pu saisir sa
méthode de préparation. On rit par fois des pilules
et des emplâtres vulgaires , mais quand le docteur
a fait l'éloge de ceux que fabrique le pharmacien,
on est saisi d'un sentiment profond d'estime et d'admiration pour tant de modestie et de savoir ; on
honore Galbanum et on respecte l'emplâtre.

Sarcotomès nous a paru d'abord un brave homme
et un excellent collègue ; son inclination, quelques
circonstances particulières , ou enfin quelque chose
de plus puissant que sa volonté, ce que nous appelons la destinée , l'ont lancé dans l'étude d'une
branche spéciale de l'art de guérir ; il s'y est distingué ; mais aussi il a été obligé de négliger , en sens
inverse de ses progrès , les autres parties de la
médecine , et Sarcotomès se rendant justice, n'a pas
eu l'intention , en exerçant sa profession , de s'in-
gérer dans les questions médicales autres que celles
qu'il a étudiées. Dans la cité qui l'a vu naître ,
les hommes à qui sont confiés les intérêts des
malheureux , ont été assez bien inspirés cette fois
pour être justes et reconnaître le vrai mérite ; et

voilà qu'avec l'approbation générale, notre collègue est nommé chirurgien en chef de l'hôpital.

Aux infortunés qui exigent ses soins, Sarcotomès joint bientôt la clientelle de ceux qui, favorisés de la fortune, sont, comme le reste des mortels, esclaves de la douleur et des infirmités ; sa situation serait assez brillante et assez fructueuse pour qu'il n'eût pas de motifs de s'écarter de la juste et sage résolution prise à une époque où il débutait dans le monde, et qu'aujourd'hui il paraît disposé à oublier. Est-ce amour-propre, est-ce intérêt ? Il sait bien qu'il n'a point fait d'études médicales approfondies, et par conséquent suffisantes pour s'occuper d'autres maladies que des cas chirurgicaux ; son ignorance est même telle à cet égard que, publiée, elle influerait assez sur l'opinion qu'on a de lui pour lui ôter toute estime. Que sait-il ? Il a bien entendu parler d'un certain Hippocrate et de certains autres qui ont acquis quelque gloire à reconnaître, sous les auspices d'une séméiotique nébuleuse, mais à force de sagacité et d'études, les désordres intérieurs qui moissonnent les individus et quelquefois les nations entières. Loin donc d'être retenu et circonspect (car il y a lieu de l'être quand il s'agit de la vie des hommes), il pense au contraire que ce qu'il y a de nébuleux dans l'étude des maladies internes, est aussi bien en sa faveur qu'en faveur de tous les Hippocrates possibles ; et voilà que, d'habile et honorable chirurgien, il devient, en entrant dans une autre carrière, fourbe et trompeur.

Sarcotomès donc ne se récuse pas quand on réclame ses soins pour le traitement des maladies internes ; le premier pas est fait, il a craint sans doute qu'on ne prît son refus pour un aveu d'ignorance absolue, et il aime mieux duper qu'être dupe.

D'où vient donc cette réputation outre mesure qui l'appelle au secours d'une classe de malades dont il devrait s'éloigner ? L'ignorance de ceux-ci d'abord, et puis la renommée qui se forme et s'accroît de tous les événements et de toutes les émotions ; or, une maladie, une cure, une opération, suivant les accessoires et les personnes sont des événements.

Il faut être présent à quelque opération chirurgicale majeure, pour juger de son effet moral sur les assistants qui ne sont pas médecins et sur les jeunes étudiants qui ne le sont pas encore ; il faut, disons-nous, examiner là comment tous ensemble, concentrés dans un religieux silence, avec l'air *confit* et béat d'une croyance à quelque chose de surnaturel, ils admirent ces grands coups de bistouri, ces larges incisions, ces extirpations effrayantes qui remplissent l'ame tout à la fois d'attendrissement, de terreur, de respect et d'effroi. Grands effets dramatiques qui retentissent au dehors et au loin, et dont l'impression ineffaçable sur les imbéciles, les ignorants, le peuple, la majorité enfin, produit tout l'effet désirable dans la voie du charlatanisme.

Cette voie n'est pas lucrative à Sarcotomès seul ; d'autres opérateurs, ambulants ou non, surgissent de divers points, et ils brillent à leur tour. Sarcotomès a beau protester qu'il n'est pas charlatan,

le public ne se connaît guère à de semblables distinctions ; les larges incisions sont toujours admira-
bles à ses yeux, de quelles mains qu'elles soient
faites, et le plus grand homme est toujours celui
qui fait le mieux frémir pour le bien de l'humanité.

Ce n'est là qu'un charlatanisme bien calculé ; il
ne ressemble pas à celui du plus grand nombre
dont les moyens se composent généralement de ce
qui séduit par l'éclat, par le luxe, par des relations brillantes ; c'est la manière de Mirobolan :
celui-ci s'entoure de tout le clinquant de la vanité,
de toutes les vétilles à la mode, de tout l'assortiment puéril des choses inutiles ; il fait des dépenses
que s'épargnerait un honnête homme dont les revenus sont bornés ; il consomme à l'avance et au
delà ce qui entre habituellement dans son trésor ;
puis les emprunts, les dettes, les promesses, nour-
rissent le fracas de son opulence artificielle : c'est
avec le bien d'autrui qu'il appelle et attire le bien
d'autrui, et laisse aux circonstances et à sa fourberie le soin de s'acquitter un jour.

Ces effets bruyants d'une publicité qu'on se donne,
prennent bien, il est vrai, leur source dans la
conscience qu'on a de sa petitesse ou de sa nullité,
mais ils sont alimentés par les calculs de moyens
qui mènent au but ; persuadé qu'on est que, ne
méritant pas l'attention d'autrui, personne ne vous
préconiserait, il n'y a pas à balancer dans les déterminations à prendre ; il faut donc, sous peine de
passer dans le néant, ranimer soi-même son existence publique, et cette nécessité d'être devient

alors un contre-poids de la honte qu'il y a à parler
de soi, si lourd chez les ames basses, qu'il s'emporte constamment.

Aussi Mirobolan, pénétré de sa propre nullité
médicale, a pris dès longtemps son parti, et parle
de lui-même, avec une abondance qui ne laisse pas
de place aux réflexions de ceux qui l'écoutent; doué
de toute l'effronterie nécessaire, et trompette lui-
même de sa propre renommée, il assourdit du bruit
de ses succès et de sa gloire, tout ce qu'il y a de
gens honnêtes et bienveillants, et à force de l'entendre dire, on prend pour démontré ce qui est
répété si souvent, et on finit par regarder comme
un homme habile, celui pour qui on aurait honte
ou pitié, si on était à portée de l'apprécier au plus
juste. Quant à l'origine de sa carrière médicale ou
à la source de son instruction, il n'est pas facile d'y
remonter et surtout d'y voir clair; il est certain que
Mirobolan n'a point fait d'études, mais par l'effet
de circonstances diverses, il a vécu quelque temps
dans un hôpital, et c'est là qu'il a vu des malades,
des drogues, des opérations; il a retenu quelques
termes de médecine, il a même obtenu des certificats; des certificats se refusent-ils? Par un heureux
concours de circonstances, et surtout par ses talents
pour l'intrigue, il a été reçu officier de santé, et
le voilà qui se produit dans la société comme un
grand médecin. Malgré cela, il se rencontre des
gens qui, l'ayant connu autrefois, ne veulent pas
croire aujourd'hui à sa métamorphose, mais ils les
prévient par un certain air de suffisance et de con-

centration dont le but et de faire supposer en lui un esprit, une force intérieure qui l'ont conduit : C'est son génie, dit-il, qui l'a poussé. Mais comme il y a plusieurs sortes de génie, le sien s'est trouvé celui de l'impudence, et ce n'est pas le plus mauvais pour réussir dans le monde ; aussi se conduit-il de manière qu'il n'est plus reconnaissable : autrefois il avait l'air de ce qu'il était, et l'on ne faisait pas attention à lui ; aujourd'hui il a l'air de ce qu'il n'est pas, et bien des gens s'y laissent prendre.

Eh ! s'arrête-t-on en si beau chemin ? Sait-on bien où l'on peut aller avec de l'effronterie et de l'impudence ? Une fois qu'on s'est lancé dans une carrière et que le mouvement est donné, on peut aspirer à tout ; les succès obtenus sont des garanties pour les succès qu'on désire, et il n'y a plus de limites. L'expérience apprend à un fourbe qu'on peut avec toute sorte de moyens parvenir à la fortune, mais qu'on n'obtient pas de la même manière un bien plus estimable que tous les autres, celui d'une réputation honorable acquise par le mérite, le savoir, les talents, et voilà que Mirobolan convoite le nom d'homme habile dans son art, il s'agite en conséquence ; y réussira-t-il ? cela est probable.

Il est des gens qui parlent du charlatanisme et veulent dire celui des tréteaux ; est-ce pour faire croire qu'il n'y en a pas d'autre ? Et celui de la science, de la doctrine, de la pratique, qui figure également à la cour, à la ville, dans les salons, dans les lieux publics et dans les académies ! Mirobolan poursuit aussi la carrière de la gloire et il a ses raisons pour y réussir, mais aux dépens de qui il appartiendra.

Hélas ! quel honnête homme peut compter sur la justice de son siècle ? qui peut avec sécurité appeler ses contemporains en témoignage ? L'auteur d'une nouvelle découverte, l'inventeur d'un meilleur procédé opératoire, jouissent-ils toujours de la part de gloire et d'honneur qui leur revient ? Ne sont-ils pas souvent assaillis par la nuée de corbeaux avides de leurs dépouilles, même de leur vivant, et ne sont-ils pas réduits quelquefois à répéter dans le désespoir le *sic vos non vobis*.

Voyez cette galerie d'impudents qui se pavanent dans leur bassesse et se rient des dupes qu'ils ont faites : Ce parasite littéraire et médical, qui, profitant de sa position sociale obtenue par l'intrigue et se targant d'un crédit qu'il n'a pas, surprend à votre bonne foi, votre recueil d'observations ou votre mémoire, et en compose un livre sous son nom !

Ce sycophante physiologiste, qui, sous le prétexte de vous éclairer de ses lumières, vous arrache le secret important d'un résultat d'expériences péniblement faites, et s'en donne pour l'auteur, avant que vous vous soyez douté de cette priorité perfide !

Cet autre qu'un caprice ministériel a mis dans le cas d'influer sur un choix dans le nombre des candidats, pour un poste avantageux dans le service public médical, traite de son vote avec l'homme indigne qui veut obtenir la place à tout prix !

Cet autre qui se ménage un ami parmi les rédacteurs d'un journal à la mode, pour annoncer son livre, sa décoration, sa nomination, ou en d'autres termes pour faire savoir qu'il est encore vivant et qu'on peut s'adresser à lui !

Cet autre encore, vile copie des vils serviteurs d'une cour, fait de la plus noble des professions un poste gagé, une condition de complaisance, un service à ordre ! mais il a un ruban que d'autres ont teint de leur sang versé pour la patrie, et que lui, salit tous les jours de la poussière des antichambres.

Sont-ils autre chose que des charlatans? La forme seule de leurs procédés est différente; ce n'est pas la peine de les distinguer entr'eux.

*

CHAPITRE VII.

DE LA CONSIDÉRATION.

L'individu dont la profession est des plus humbles et la vie privée des plus chétives, réclame la
considération publique, comme une condition nécessaire à son existence sociale ; mais s'il a bien
le sentiment de ses rapports avec ses semblables,
c'est lui qu'il met d'abord en perspective, et il laisse
la profession dans l'ombre ; s'il se présente avec
elle, c'est pour l'honorer de son mérite et de ses
talents. Celle-ci lui impose une série de devoirs qui
le mettraient facilement sous la dépendance d'autrui, et par conséquent dans des possibilités désavantageuses, s'il n'avait trouvé préalablement dans
lui-même les motifs de se poser sans crainte aux
regards et aux investigations du monde entier.

Une profession est un lien d'assujettissement à
une multiplicité de devoirs, et par conséquent de
difficultés plus grandes dans le commerce de la vie:
elle fait supposer dans l'individu des vertus spéciales
en surcroît des vertus communes à tous les gens
de bien ; mais aussi dans l'absence des unes et des
autres, elle multiplie par la même raison les présomptions au mal, tout comme les moyens les plus
assurés de le faire.

Aussi toutes choses égales d'ailleurs, on doit

accorder de préférence la considération aux positions
sociales les moins susceptibles de donner occasion
aux torts , aux abus et aux suspicions quelconques;
et dans l'état actuel , s'il était vrai que les médecins probes , honnêtes et instruits ne fussent qu'en
minorité , nous ne voyons pas trop pourquoi une
part plus forte à l'estime publique serait accordée
à leur titre médical plutôt qu'à leur mérite individuel , puisqu'habituellement, il se fait sentir dans
la pratique de l'art , un besoin de restreindre l'action des passions égoïstes , passions si multipliées ,
si étendues , que les législateurs de tous les âges ,
ont plus révélé leur impuissance à cet égard , qu'il
n'ont servi l'humanité.

D'ailleurs quelle sorte de considération deman-
derions-nous , puisque nous ne sommes pas appréciés et que nous ne pouvons réellement l'être que
par quelques-uns d'entre nous en petit nombre? Le
jugement que la société porterait sur nous étant
faux, la considération n'aurait pas une base réelle ;
alors ce serait une lâcheté de recevoir des tributs
d'estime de gens qui ne nous connaissent pas ; d'un
autre côté , ce serait donner occasion à ceux qui
nous entourent de nous faire insulte , quoique in-
sciemment , si nous consentions à être honorés par
suite de leurs comparaisons ; ils manquent de trop
de moyens , pour graduer à notre égard et suivant
notre mérite , leurs affections et leurs sentiments.

Il est bien vrai pourtant que le public joint ins-
tinctivement au titre de médecin des idées de talents , de mérite et d'honneur , mais dans un sens

si collectif, que Diafoirus prend sa part de tout
cela ; et certes il n'y a pas là de quoi être flatté ,
et encore moins d'être exigeant.

Ainsi, ne confondez plus l'individu avec la nature
des occupations que le sort lui a départies dans le
cercle d'un monde où chacun se ment suivant ses
prétentions ou ses besoins ; vous auriez trop souvent une mesure fausse des droits individuels aux
distinctions et aux honneurs; et , par de maladroits
hommages , vous affecteriez peut-être un homme
estimable qui sait sans doute mieux que vous ce
qu'il mérite, et ce que vous ne sauriez convenablement lui offrir.

Si j'étais tellement forcé de lier la profession à
l'homme que je ne pusse accorder de la considération à celui-ci qu'à la faveur de celle-là , certes, j'en
trouverais une si peu lucrative et si laborieuse à la
fois, qu'on serait bien obligé de dégager cette humble existence de toutes les présomptions honteuses
qui accompagnent quelquefois les professions dites
honorables. J'irais chercher un homme que le sort
n'a pas placé heureusement dans le monde , mais
austère , sobre et laborieux , donnant à ses enfants,
avec le pain de chaque jour, l'exemple de sa vie ,
et cet homme au front sévère et trempé de sueur ,
c'est lui qui aurait ma considération.

Je serais sûr de trouver là une position pure de
toutes ces petitesses qu'on traite avec assez de douceur sous les noms de prévenances , de politesses,
d'empressements , mais que dans les réalités , un
noble langage se refuserait à traduire ; on y entre-

voit tant de dispositions aux complaisances, tant
de discrétion dans l'examen des motifs, tant de réserve dans l'expression loyale, que je ne sais plus,
dans le doute, si je rencontrerais des hommes honorables, ou bien des compères aussi habiles à
déguiser le but qu'à échapper aux recherches.

C'est qu'il y a, dans l'application des ressources
de l'art aux besoins de la société, trop de formes
courtisanesques, faciles aux interprétations, et qu'il
n'est pas loisible au médecin d'expliquer au public
dans un sens favorable aux exigences d'une vertu
sévère; c'est le malade seul, suivant ses dispositions
ou ses fantaisies, qui a le droit de dire et de témoi-
gner ce qu'il éprouve de son contact avec le médecin;
et c'est encore au public à juger quelles peuvent
être de pareilles relations, et quoiqu'elles puissent
être présumées en bien, elle n'excluent malheureusement rien de ce qui peut s'inspirer de mal.

Ce n'est donc pas dans des situations louches,
douteuses obscures, qu'il faut chercher ce qu'on
appelle la considération; nous disons assez autre
part, que l'homme honnête et probe doit figurer
dans le monde avant le médecin, celui-ci fût-il dans
toutes les conditions possibles de talents et de savoir, parce que ces mêmes conditions, n'étant jamais démontrées que subsidiairement, donnent
l'étendue et le nombre de devoirs spéciaux, mais
seulement quand on a dû s'acquitter de devoirs bien
plus importants, ceux de l'honnête homme, lesquels, étant bien remplis, donneraient une suffisante
certitude que les autres le seraient à leur tour,

Ainsi la considération qu'un médecin obtiendrait serait la conséquence de celle qu'il aurait méritée comme homme de bien , parce que, cette dernière qualité certifiant vrai et loyal tout ce que la société peut attendre d'un individu quelconque dans la position où il se trouve , il n'y aurait point de motifs pour ne pas accorder de l'estime , de la considération et du respect à tout homme *venu* à l'occasion de ses travaux, de quelque espèce qu'ils puissent être.

Mais encore quelque estimable que l'on soit , s'il se rencontre de ces chocs d'intérêt personnel qui font taire plus ou moins les sentiments élevés , il est bien difficile que la considération ne reçoive quelque atteinte capable de la modifier singulièrement au préjudice de la partie exigeante , à moins que cependant la forme des procédés ne vienne un peu relever ce qu'il y a de médiocre et de bas dans les questions agitées à ce sujet.

En effet , on ne sait pas trop quels sentiments peuvent exister entre un médecin et son malade , quand celui-ci donne congé à l'autre avec une poignée d'écus, ou , en termes plus élégants , quand ce dernier donne au docteur un témoignage définitif de reconnaissance ; ce qui exprime toutefois qu'étant libérés l'un de l'autre , il n'est pas nécessaire d'y revenir.

On sent qu'il y a de la gêne pour cumuler décemment de l'argent et de la considération , et nous ne savons pas trop quelle physionomie on pourrait avoir pour se présenter convenablement avec deux intérêts si différents. Il y a là deux idées qui se repoussent, et dans les diverses prétentions qui meuvent la société, mesquines ou nobles, petites ou élevées, basses ou généreuses, rien n'est moins susceptible de s'allier. En général, celui qui reçoit un gage matériel en retour d'un service quelconque, est considéré avec tant de restrictions, que, tout examiné, balancé, *computé*, si l'on s'en tient aux transactions ordinaires, il n'est pas considéré du tout. Il est assez naturel que celui qui reçoit obtienne moins facilement l'estime que celui qui donne ; alors il semblerait que quand le médecin tient dans ses mains le prix de ses visites, c'est lui qui devrait beaucoup considérer son malade.

Rien n'est plus légitime que la reconnaissance ; elle fait honneur à celui qui en donne l'expression, comme à celui qui l'a méritée ; mais il faut qu'elle soit manifestée dans des formes convenables, et si dans la pratique médicale elle est ravalée au niveau des transactions ordinaires, c'est qu'il existe dans les procédés un vice né, autant de l'ignorance de la société que de la basse cupidité de quelques médicastres se disant médecins ; et pourtant il n'y aurait rien de plus facile que de replacer ces relations à la hauteur où elles doivent se trouver, et où elles n'auraient rien qui repoussât la considération. Ce serait d'apprendre à un homme guéri que dans le but de remplir un devoir, il ne suffit pas de se libérer matériellement envers le docteur, il faut encore y mettre les formes qui ennoblissent et par conséquent facilitent l'acceptation ; et dans ce but

se rappeler que pour solde d'un service signalé,
il y a bien loin d'une somme fixe à un présent quelconque d'une valeur indéterminée ; la première
porte avec elle un caractère d'asservissement aux
volontés d'autrui, l'autre est une expression libre
qui peut représenter tacitement tous les sentiments
honnêtes et généreux.

Ainsi, chers confrères, envisageons nos rapports
avec nos malades comme ils doivent l'être, et lorsqu'au lieu d'un vase étrusque ou d'une copie de Rubens, vous consentirez à recevoir en valeur métal-
lique le représentatif de ces objets, il faudrait
mettre l'obligé, s'il ne le peut pas lui-même, sur
la voie de comprendre que ce mode de reconnaissance est accepté par vous généreusement, comme
un moyen plus facile pour lui de s'acquitter d'un
devoir, et que, en quelque sorte, c'est un nouveau
service que vous lui rendez, pour lui ôter l'embarras
de chercher, suivant vos goûts et vos préférences
une expression matérielle de ses sentiments ; ceux
qui ont l'usage du monde et l'esprit un peu cultivé
trouvent aisément le langage nécessaire pour s'entendre sur ce point.

Donc, ce serait vous qui, par une délicatesse de
procédés, allégeriez le fardeau de ses obligations;
et alors il lui serait plus facile de comprendre qu'une
liquidation régulière en centimes, n'est pas la même
chose qu'un échange de procédés honnêtes, où, l'a-
vantage restant à vous seul, l'honorable supplément
d'une haute considération vous est due encore.

Vous voyez qu'avec les mêmes matériaux et dans

la même position, on peut ménager les amours-propres, conserver à chacun son indépendance, et s'estimer réciproquement. Il n'y aurait rien là qui eût senti les calculs ridicules des *Jean-Chouart* de la médecine; mais avant d'en venir à une conclusion quelconque entre l'obligeant et l'obligé, il faut que le premier se soit conduit avec une sorte de loyauté qui ne permette pas des réflexions sur l'intérêt qu'il peut avoir à ce qu'une maladie dure longtemps, ou qu'un malade soit riche, ou autres suppositions; tout doit paraître lui importer fort peu, sauf le but pour lequel il est appelé. Le reste est du ressort de l'obligé; si celui-ci est doué d'une intelligence tellement prosaïque qu'il ne puisse s'élever jusqu'à présumer possible le grand et le sublime dans vos fonctions auprès de lui, laissez-le, ainsi que tous ceux qui lui ressemblent, et faites-leur grâce à tous des sentiments honorables que vous devriez leur inspirer; il n'y a rien de flatteur à attendre de gens inertes, c'est-à-dire morts, moralement et scientifiquement parlant.

Il ne faudrait donc pas s'imaginer que la considération soit un sentiment absolu et toujours le même de quelque part qu'elle vienne; on peut être cruellement mystifié en entendant un tel vous prôner largement en face de vous-même, parler avec enthousiasme de votre mérite, vous assurer qu'il vous affectionne, vous estime, vous honore, et quand il est au bout de toutes les expressions louangeuses, il termine le *crescendo* en vous comparant sottement à Galbanum.

On voit donc qu'un médecin ne peut être apprécié et par conséquent considéré que de très peu de
personnes , et qu'il doit vivre avec les autres en les
considérant à leur tour telles qu'elles sont , faisant
peu de compte de leurs louanges ou de leur censure,
de leurs applaudissements ou de leur blâme, et leur
donnant des soins, seulement parce que , dans l'ordre zoologique , nous sommes tous placés au même
rang.

CHAPITRE VIII.

DES HONORAIRES.

Spéculation, intérêt, argent, toutes expressions introduites dans le tripotage de l'égoïsme, et qui ne présentent à l'esprit qu'un but limité, et à l'ame, qu'un sentiment stérile et froid. L'argent est le représentatif plus encore de l'individualité morale, que des biens matériels, et il est tel homme dans le monde dont l'existence tout entière se rencontre dans ce seul mot. Enfin, les dispositions de chaque individu sont si grandes à se renfermer dans le *moi* ou le *mien* exclusif des actions généreuses, et tant sont impérieuses les exigences en retour, entre celui qui oblige et celui qui est obligé, que les diverses relations sociales ne se conçoivent guère autrement.

Passe donc pour toute espèce de transactions où il s'agit de l'échange d'un objet déterminé, pour un autre d'espèce différente et de valeur égale; mais les résultats de la médecine sont-ils de nature à pouvoir être compensés par des biens matériels? Hélas! la question est d'un ordre si élevé, que, parmi ceux qu'elle concerne, peu oseraient se prononcer autrement que pour l'affirmative.

Il n'y aurait qu'une manière d'envisager une rétribution quelconque, pour enlever à la pratique ce qu'elle lui donne de vulgaire et de mercantile : ce serait de regarder le solde matériel des soins médicaux, tel qu'il était à l'enfance de l'art : un moyen ostensible de gratitude, un présent fait à quelqu'un qu'on distingue et qu'on honore. Le mot *honorarium* ne peut se traduire autrement. Il appartenait au siècle, qui met le positif partout où il ne peut être, de tarifer la pensée, de mesurer le génie, et d'exiger des mémoires et des états de fournitures : fournitures d'idées, de comparaisons, de réflexions, de méditations et de jugements qu'on est venu à bout de calculer aujourd'hui par toises pour les distances, et par minutes pour le temps.

Ce n'est pas qu'il ne se rencontre des gens appréciateurs des convenances, et qui substituent la délicatesse des procédés aux lourdes expressions du commerce ; mais tant d'autres ! Il est des individus tellement écrasés sous le joug d'une mesquine personnalité, que, ne pouvant apercevoir et apprécier le beau et le bon dans les sciences et les arts, ils croient toujours être en fonds pour solder avec profusion tout ce qui, pour eux, en résulte d'avantageux ; et sous le nivellement où leur stupidité tient toutes les professions, ils ont toujours prête leur réponse banale : Tout se paie avec de l'or.

De l'or, soit ! Quand l'intérêt matériel n'avait pas encore enveloppé de son lourd prosaïsme les actes merveilleux de l'art divin, la reconnaissance se concevait dans de plus nobles proportions : plus d'un médecin de l'antiquité se voyait personnifié dans

Esculape et Apollon. Alors, au lieu d'être fondu en pièces monétaires empreintes d'une face souvent plate et ridicule, le métal précieux était coulé en statue, et l'homme bienfaisant avait ainsi sa part dans l'hommage rendu aux dieux.

Les choses ont changé : est-ce mieux sous le rapport de la science ? peut-être. Nous nous estimons tous assez pour répondre par l'affirmative. Cependant, lorsque la société dans le sein de laquelle nous avons consenti à entrer pour la rendre heureuse de nos soins, et la perfectionner de nos travaux, lors donc que la société, prenant notre dévoûment et nos actes généreux pour des transactions vulgaires, pour des objets de spéculation, nous applique les ridicules sujétions du fisc, nous réclamons, mais nous ne sommes pas conséquents; nous oublions que nous avons bien voulu descendre, et que nous sommes désormais retenus sur un sol où il nous faut pétrir une fange commune à tout le monde.

D'ailleurs, quelles exigences opposerions-nous à celles par lesquelles on nous offense ? Nous nous sommes réduits à capituler en recevant toutes les conditions; sinon, un rejet formel serait prononcé contre nous. On connaît notre statistique, et l'on est rassuré sur le service de santé; le corps médical n'est pas encore assez pur pour ne pas offrir des remplaçants avides à ceux d'entre nous que la dignité de la science et l'austérité de la profession retiendraient à l'écart. D'un autre côté, la société n'est pas assez éclairée pour distinguer le médecin fier, parce qu'il a le droit de l'être, du médicastre indigne qui présente en même-temps une main pour tâter son malade, et l'autre pour recevoir une pièce d'or.

Cela vient de ce qu'on a tout matérialisé, tout ramené aux sensations, tout soumis au calcul : sciences, arts, lettres, inventions, tout a subi les conséquences d'une expertise générale. Les hommes ont leur prix, la pensée a le sien ; l'intelligence est admise aux chapitres d'un budget, et l'art de guérir doit, comme tout autre, produire un résultat portant l'excédant ou le déficit.

Il est donc trop vrai, le médecin, par une impulsion mieux sentie que jugée, ressaisit en vain le feu sacré, et annonce par des faits ses rapports avec la puissance créatrice ; en vain, par son génie, il s'échappe d'une sphère commune : forcé de se rapprocher de ses semblables pour leur rendre compte de ce qu'il a fait pour eux, il est obligé, afin d'être compris, de démentir son noble langage, et de désavouer ses divines inspirations.

Il n'y a pas de doute, si nous ne vivions pas habituellement dans les discussions de l'égoïsme, notre profession serait un ministère tout de charité et de bienfaisance ; elle tirerait d'une source plus élevée des compensations pour tant de peines et de dégoûts ; mais son exercice se limiterait tellement, que la société ne s'en accommoderait pas. Obligés de ne faire alors que ce que le devoir nous imposerait, nous nous refuserions, par les motifs mêmes de notre dévoûment, à toutes ces petites fantaisies et à ces caprices du désœuvrement, qui font autant de maladies de tous les désordres moraux, plus susceptibles de guérir sous l'influence de l'hygiène et de l'éducation, qu'à l'aide de moyens pharmaceutiques.

On peut donc penser avec raison que la société a fait l'exercice de la médecine tel qu'il est, et qu'elle lui a imprimé ce caractère mercenaire qui comporte des exigences au lieu d'appeler des hommages. Nous entrevoyons bien là une déviation du sentiment primitif, la reconnaissance amenée au point où elle peut être comprise par celui qui veut la manifester, et la condescendance du médecin à cette proportion qui le rapproche de son malade. Ainsi amené dans un accord fait sans son aveu, sous peine de dédain et d'oubli, le médecin accepte l'ordre établi comme une nécessité malheureuse ; et cet entraînement à l'usage justifierait assez ce qu'il y a d'inconvenant, si des deux parts on était persuadé qu'on agit ainsi, parce qu'on ne peut faire autrement sans bouleverser l'ordre social.

Ce n'est pas que nous n'usions de certaines représailles pour pallier ces erreurs de relations, surtout dans les circonstances nombreuses où se multiplient les offenses faites à notre amour-propre, par des jugements faux, injustes ou mal motivés ; nous sommes assez autorisés à répondre à la sottise et à l'ingratitude par les exigences de la personnalité. Aussi, quand nous consentons à une transaction quelconque, nous y impliquons toujours en plus, même involontairement, une mesure d'estime telle,

que la balance est toujours en notre faveur ; nous
faisons entrer volontiers cela comme une compensation à part d'une offense réelle, quoique tacite,
et, certes, nous jugerions un honnête médecin dupe
continuelle ou plutôt don Quichotte de l'humanité,
si le petit retour qu'il doit faire de lui-même sur ses
malades, ne lui inspirait pas le juste sentiment de
sa supériorité méconnue.

A part cette justice rendue *in petto*, nous n'a-
vons pas trop à revenir sur un mode consacré par
l'habitude ; il faudrait donc alors recevoir des honoraires sans détermination de quotité, mais seulement comme une des formes de la reconnaissance
pour un bienfait d'une espèce illimitée. Or, l'individu qui s'acquitte ainsi, se libère autant que peut
se libérer tout homme qui, ne sentant pas en lui
les ressources nécessaires pour s'élever à l'importance du service rendu, se prend lui-même tel qu'il
est, et juge de ce qu'il ferait, si le sort l'eût voulu
faire médecin au lieu de malade ; il offre donc pour
compensation un objet matériel, et c'est cet objet
qui donne une réalité au motif, sans quoi il se croirait toujours obligé sans espoir de s'affranchir, et
son amour-propre s'en révolterait. On voit donc
qu'ici il y a un accord nécessaire dont les moyens
peuvent, jusqu'à un certain point, se proportionner
aux individus, mais non à la science qui a établi les
rapports. Le médecin est forcé de faire abstraction
de son génie et de ses talents, pour se laisser à nu
sur un plan commun à tout le monde et à toutes les
professions ; mais s'il voyait la compensation plus

réelle que fictive, il est certain qu'il n'aurait pas alors le sentiment de sa position, et des présomptions peu favorables s'élèveraient contre lui, mais dont l'une surtout équivaudrait à une démonstration d'incapacité. On s'estime autant qu'on s'apprécie, et quelque exagération que l'amour-propre apporte à l'appréciation de soi-même, il est certain qu'il importe peu dans ce cas qu'un médecin s'estime beaucoup plus qu'il ne le devrait, parce qu'alors il n'a plus besoin de se juger pour le malade, mais seulement de se placer, pour l'honneur de la science, à la hauteur de celle-ci. Que son orgueil soit ici un sentiment tolérable ou une exagération, il ne contrarie pas les intérêts de l'humanité et ne peut choquer personne. Où est le malade qui, étant guéri, et pensant qu'il vit encore par l'habileté de son médecin, serait offensé de ce que ce dernier fût vaniteux et fier, à l'occasion de cette même habileté? Certes, dans l'expansion d'une joie commune, ils ne peuvent pas trop s'estimer l'un l'autre au dessous de qui que ce soit; et quand le malade, heureux de se voir encore de ce monde, renforce cet état de béatitude par la considération de sa perspicacité dans le choix d'un médecin aussi capable, celui-ci, à son tour, ne peut pas être inférieur à l'autre dans l'expression de son contentement.

Ainsi donc, par une fiction qui les enivre en agissant différemment sur chacun d'eux, un intervalle immense est comblé. Le malade s'est acquitté d'un devoir, il le croit, et cela suffit; le médecin, à son tour, en acceptant le mode ou les termes, en fait hommage à la science par laquelle il s'élève.

Tout se passerait encore assez convenablement de cette manière, dans un ordre de choses que nous ne commandons pas, et sur lesquelles tant de bien-séances sont à observer; mais l'opinion des tiers ou des indifférents vient souvent altérer ces rapports, par la difficulté de les comprendre. Ceux qui n'ont pas couru les chances de perdre la vie, ne s'expli-quent pas trop pourquoi ces mêmes rapports sont et doivent être différents des transactions ordinaires; et, enfin, tant qu'une santé robuste ne leur permet pas d'être livrés à l'épouvante d'une prochaine des-truction, les accents de cet enthousiasme sont des bruits discordants qu'ils ne peuvent démêler.

Enfin, de quelque manière qu'on envisage ces questions d'une reconnaissance matérielle, il ne faut voir que le terme d'*honoraires* sans détermi-nation de quotité, et effacer à jamais celui de *visites* et de *consultations* à prix fixe; mode inconvenant, inventé par tel ou tel, Harpagon en robe, inscrivant jour par jour les pas, les paroles et jusqu'aux vel-léités de ses rêves.

La marche, les périodes, les changements d'une maladie ne se conduisent pas comme une action en justice ou une opération financière, où tous les événements sont à la discrétion des hommes, et où l'or jouit avec amplitude de toute la puissance que les moralistes lui reprochent; ici, point de conni-vence, point de compérage. Le médecin probe et instruit est un homme isolé en face de la nature; c'est elle qu'il consulte, et la moindre distraction peut renverser sans recours, sans appel, l'espoir et le bonheur d'une famille toute entière. Ne supputons donc pas la qualité et l'espèce de nos travaux, il y aurait quelque chose de désharmonique entre l'homme et son œuvre. Au reste, il y a pour un malade telle visite que tout l'or du Pactole ne paierait pas, et telle autre trop chère à cinq centimes.

D'ailleurs, dans toutes les questions d'argent, les sommes déterminées pour solde d'un objet, ou pour une rémunération quelconque, deviennent des tarifs peu susceptibles de modifications suivant les diverses fortunes ; et cependant l'honnête médiocrité, qui ne veut pas rester dans l'obligation de soins gratuits, a droit à des allégements autant qu'à des procédés délicats par lesquels on déguise ces sortes de faveurs. Il y a tel homme dans le monde, très riche, il est vrai, mais père d'une famille si nombreuse, que sa fortune cesse d'être en rapport avec sa réputation d'opulence ; l'avenir lui fait un devoir d'être sévère sur la dispensation de ses deniers, et réellement il y aurait des raisons d'exiger moins de sa bourse que de celle d'un autre.

Il n'en serait pas de même de cet épais rentier, célibataire émérite, courtisé d'héritiers indirects, lourdement enfoncé dans la profondeur d'un parfait égoïsme, lui à qui nous ne ferions point d'incivilités en lui apprenant que, malade, il reçoit des soins comme un autre, mais que, guéri, il devrait payer pour tout le monde. Cependant, quand on s'explique avec lui, il affirme qu'il paiera pour lui seul et comme tout le monde, c'est-à-dire suivant le tarif ;

mais en réalité, son or est compté plus mesquine-
ment que jamais, parce qu'à l'aide de sa dialec-
tique, il fait peser dans la balance toutes les insinuations possibles sur la destination future de ses
biens en faveur de ceux qui lui sont utiles; il fait
entrevoir des moyens d'admission au copartage de
ses riches dépouilles; il travaille à affaiblir les exigences du moment, par la perspective d'une large
rémunération après lui; il endort tout ce qui l'entoure par l'espérance d'une part à son héritage; il
enchaîne tout ce qui le sert par des promesses
assez significatives pour encourager, mais assez jé-
suitiques pour ne pas être tenues; enfin, il paie la
reconnaissance qu'il doit aujourd'hui, par celle qu'on
lui devra à l'ouverture de son testament. Parasite
infernal, il alimente ce qui lui reste de vie des affections de ceux qui l'environnent. Cependant il
meurt; on va aux éclaircissements, et les espérances sont déçues : l'infâme avait trompé tout le
monde.

Vous verriez ainsi, honorables confrères, que les
évaluations fixes dans nos relations avec la société,
sont inconvenantes; elles offensent l'art, en ce qu'elles
font croire possible une exacte appréciation de ses
résultats, et ensuite, elles sont injustes, si elles ne
sont pas applicables proportionnellement, suivant la
position sociale de nos malades.

Il vaut donc mieux, en acceptant une expression
de reconnaissance, se contenter de toutes ses formes
et de tous ses degrés; précisément par cette difficulté d'appliquer dans tous les cas la mesure ordi-

naire, nous devons trouver suffisant ce qui nous est présenté.

Alors, nous pourrons comprendre que ce mode de compenser, suivant les conditions où se trouve l'obligé, prend un caractère mieux séant; nous lui donnons, par notre acceptation, l'importance même qu'il n'a pas; il devient pour nous un témoignage du cœur, de l'esprit, de la conscience, rendu ostensible par le puissant, par le riche, par l'homme de toutes les situations sociales; c'est une offrande au pouvoir surnaturel qui leur a sauvé la vie; c'est l'*ex voto* déposé au temple d'Épidaure.

※

TROISIÈME PARTIE.

DES MOTIFS, DES INTÉRÊTS OU DES CAUSES DÉTERMINANTES
DANS L'EXERCICE DE LA MÉDECINE.

On ne peut faire que toutes les actions des hommes
ne soient l'effet de leurs sentiments ou de leurs calculs, et qu'il n'y ait par conséquent autant de motifs
très importants à apprécier, pour juger le but et
surtout les résultats.

Ces motifs pourraient être très nombreux dans
l'exercice de la médecine; bien des gens n'en veulent
voir qu'un, et nous n'oserions avouer, à la manière
dont les choses se passent très souvent, que ce ne
fut pas toujours le plus louable. Toutefois, on
pourra se reconnaître dans ce que nous allons dire,
si, après nous avoir lu, on croit être dans la bonne
voie, et il n'y en a pas deux, nous en félicitons
l'homme de bien; il ne peut être autre, puisqu'il
nous aura compris.

Cependant, il convient de le remarquer, les impulsions honorables qui peuvent diriger un médecin
dans sa carrière, sont assez nombreuses et assez di-

verses pour mériter un examen et autoriser un jugement ; c'est au moins une récompense due aux déterminations de l'honnête homme, car le pis, pour lui, c'est de n'être pas apprécié : c'est un tort qu'on lui fait.

A d'autres il importe moins ; l'inanité de nobles sentiments laisse quelquefois pour eux, aux circonstances, à l'usage, aux influences locales, le soin de décider de toutes les questions. Il y a un tel qui est médecin sans trop savoir pourquoi ; le destin, plus puissant que la raison humaine, a voulu qu'il fût lancé dans une carrière où il est aussi nuisible à tout le monde, qu'il lui serait utile dans une autre. Cela vient de ce qu'il n'a pas été mû par un louable motif ; on a tellement fondu la pratique de l'art dans une opinion commune à toutes les professions, qu'on ne peut pas trop demander à un adepte quel est son but. Les relations habituelles dans la société, le soin d'intérêts particuliers, la nécessité de pourvoir à des besoins matériels et quotidiens, ont à l'avance formulé une réponse commune, dont le sens se traduit par les thèmes de la personnalité la plus positive, savoir : qu'il faut travailler à sa propre utilité par l'utilité dont on est aux autres ; inversion de ce que la science divine comporte dans ses exercices : soyons utiles, faisons le bien, quoiqu'il en arrive pour nous.

Assurément, nous pourrions être plus explicites, et affirmer qu'il arrive toujours bien à celui qui fait bien, et que tout calculé, une conduite honorable n'est pas exclusive des avantages de la fortune, et

elle est toujours compagne au moins de quelque
chose qui n'est inférieur à rien dans le monde : l'estime, la confiance, la bonne renommée, et surtout
la certitude qu'on a de bien mériter, lors même que
par l'injustice ou l'aveuglement de ses contemporains, on serait laissé à l'oubli.

Mais enfin, si nous célébrons de généreux motifs,
nous ne taisons pas les vils intérêts qui conduisent
tant d'hommes par les sentiers fangeux des passions
bassement égoïstes ; le corps des médecins lui-même,
corps d'élite par ses lumières et ses sentiments, n'est
pourtant pas assez privilégié pour ne pas renfermer
dans son sein des membres indignes, quelque petit
que soit leur nombre.

Voilà pourquoi, si nous avons tracé avec plus de
satisfaction que de talent, dans cette troisième partie, des chapitres sur la bienfaisance, sur l'amour
de la science et de la gloire, nous en avons fait sur
la cupidité et l'avarice, et nous poussons assez loin
les conséquences de tels penchants, pour qu'on les
croie peu communs.

Au reste, et nous le répétons, la plupart des torts
qu'on pourrait reprocher aux médecins, naissent des
conditions que la société leur impose dans l'exercice
de leur art ; et si l'on examinait bien impartialement
leur situation, leurs rapports, leur conduite publique et privée, on reconnaîtrait qu'en général ils
valent mieux qu'on n'est en droit de l'exiger.

L'erreur, à notre égard, vient de ce qu'on nous
juge trop légèrement, et qu'on prend pour objet de
comparaison le premier venu, c'est-à-dire un char-

latan, parce qu'il se rencontre toujours avant tout le monde, et que par ses manières, son langage, ses promesses, il donne le diapason d'après lequel on veut tous nous entendre. Mais, après tout, de qui est-ce la faute? Est-ce l'esprit du siècle, et cette fusion générale par laquelle on engloutit dans un système mesquin et chétif toutes les existences, opinions d'un ridicule égoïsme, où l'on ne voit que services et rémunérations, commerce dans les faits de la plus haute intelligence, industrie dans les plus chères affections du cœur, concurrence dans les fonctions les plus saintes, où l'on entache enfin toutes les actions de la vileté d'un intérêt matériel, vrai dévergondage de principes, d'après lequel on justifie tout, et au gré d'un chacun. Au surplus, selon les fauteurs de notre époque, tout va bien, et, selon l'urgence, tous les genres de mérite et de talent se montrent dans l'occasion. Sans doute; mais entendons-nous, à quelle occasion? Il peut y avoir celle de faire le mal, et d'omettre le bien; celle de s'occuper de soi, et de nuire aux autres; celle d'écouter une fantaisie, et de méconnaître le sens commun. Ces talents, ce savoir, ces heureuses aptitudes, sans but louable, sont fort douteux en eux-mêmes, et pourraient bien n'être que de la jonglerie; ils pourraient suffire pour l'homme qui se met en scène, et revêt le caractère dont il a besoin pour exécuter ses projets. Chaque jour on rencontre des gens autres que tout ce qu'ils devraient être, et l'on est étonné de ce qu'ils font. On voit des gens habiles quand le hasard les sert, ou que des compères les

aident, des bienfaisants, quand les actions généreuses ne leur coûtent rien, des probes, quand leur
intérêt s'accorde avec leurs vœux. Mais tous ensemble ne nous satisfont pas dans l'examen des
motifs, et ce ne sont pas eux qui fournissent les plus
beaux modèles à nos pinceaux; nous avons d'autres
idées sur la profession médicale, et si elles peuvent
être démenties par mille passions égoïstes, elles
sont, d'un autre côté, fortement soutenues par de
nobles exemples; et quoiqu'on puisse penser de
ces pages, flagrantes encore de ce que nous avons
vu nous-mêmes en actions généreuses, nous restons
fidèles à nos convictions.

Bonté, bienfaisance, amour de la gloire, sentiments religieux, si l'on ne veut pas admettre avec
nous ces nobles motifs dans la pratique médicale,
nous consentons à être laissé seul à notre utopie; il
nous sera toujours plus doux de croire à ces mobiles
généreux, qu'il nous serait pénible de perdre le
suffrage de ceux qui ne les comprennent pas.

CHAPITRE PREMIER.

DE L'AMOUR DE LA GLOIRE, OU DE LA CÉLÉBRITÉ.

Il n'est personne qui ne soit mû par le désir de la gloire ou de la célébrité, mais dans des limites quelquefois assez restreintes, pour que les intérêts matériels de la vie n'en reçoivent pas des échecs notables. Ce n'est ainsi qu'un sentiment subordonné à des affections plus positives; et alors, au lieu de chercher dans l'opinion et dans l'admiration des hommes un bonheur que tant d'autres poursuivent, on se fait soi-même arbitre de son sort, et l'approbation, ainsi que le blâme, deviennent presque indifférents devant des calculs qu'on établit à sa convenance, ou des intérêts qu'on discute pour soi. Dans cette situation, si la fortune n'est pas contraire, on peut encore être homme célèbre ou grand homme, mais seulement par hasard.

Il n'en est pas de même quand ce sentiment devient passion, et qu'aux applaudissements du monde entier, et aux retentissements de la renommée, on attache les conditions de son existence. Cependant, on pourrait bien avouer que le choix des moyens pour en venir là, dépend plus des circonstances ou d'une présomption d'aptitude, que d'un goût vif pour telle profession plutôt que pour telle autre, par la raison qu'on envisage toujours soi avant ses

semblables, et qu'avant de chercher la manière
d'être la plus utile possible à ceux-ci, on a plutôt trouvé les moyens d'arriver à son propre but.

Ce but, tant égoïste soit-il, rend les succès nécessaires, nombreux et brillants ; mais pour les obtenir, il faut débuter dans la carrière par une détermination vigoureuse et soutenue. L'art de guérir,
dans ses premiers éléments, offre des objets si repoussants par eux-mêmes, qu'il faut une sorte de
courage pour persévérer, et surtout pour s'élever
au dessus de ces proportions communes où une foule
de jeunes gens consentent à rester dans la perspective d'une fortune vulgaire. Celui donc qui est mû
par le désir de la célébrité, se sépare en quelque
manière du monde entier, et par sa ténacité aux
études les plus pénibles et même les plus dangereuses, il témoigne le mépris de la vie dans l'âge
même où l'on peut le mieux l'apprécier.

Par conséquent, ce motif, quelle que soit la teinte
d'égoïsme sous laquelle il se présente, est un de
ceux qui offrent le plus de garanties pour l'instruction. Cette impulsion par laquelle l'homme est d'a-
bord jeté dans la carrière au travers des obstacles,
cette nécessité de combattre sans cesse sous peine
de laisser au néant le fruit de tant de travaux, cette
présence menaçante et continuelle de rivaux presque
toujours assaillants, cet état d'hostilité involontaire
dans lequel on se trouve, contre les réputations déjà
faites, sont autant de causes actives et tourmen-
tantes de l'intelligence et de l'esprit. Il n'y a plus de
repos, et ce qu'il y aurait de bonheur dans le monde,

est ici absorbé par une idée, une pensée unique, qui, elle-même, a absorbé toutes les autres.

Il est certain que dans la destinée de l'individu déterminé à courir les chances de la renommée, s'il y avait quelque relâche dans la contention de ses facultés, quelques moments à respirer, cela se réduirait, au travers des amertumes et des dégoûts, aux lueurs d'un avenir pour lequel il travaille, à quelques fantômes de son imagination, à quelque supposition anticipée de ce qu'il espère être un jour. Le bonheur qu'on cherche hors de soi, est si léger et si capricieux, que l'homme d'études se place toujours mieux que tout autre pour atteindre à une chimère propre à endormir ses peines, et c'est souvent la seule chose dont il jouisse véritablement.

Mais, assurément, l'homme qui veut arriver à la gloire par l'étude, est peut-être le seul qui puisse s'élever assez pour voir, dans le domaine de la science, au dessus de la foule des médecins. Les compensations qu'il attend peuvent lui manquer, mais leur perspective motive et soutient suffisamment ses résolutions. Quelque bisarre, quelque décevant que soit pour lui le sort, l'art sera reculé dans ses limites par ses travaux et ses découvertes.

Le médecin cupide ne prend de la science que ce qu'il lui en faut, et il lui en faut très peu, parce que son but étant lui-même, dans des conditions viles et odieuses, ses malades ne sont qu'un moyen.

L'homme bon ou généreux, le seul estimable peut-être, si l'on était bien à portée de l'apprécier, peut manquer de cette énergie morale qui arrache un individu aux errements d'une raison vulgaire, et le grandit hors des proportions communes ; mais son but est noble et divin, parce qu'il s'oublie en faveur des autres. Il est toujours au moins l'émule et l'égal de tout ce qu'il y a de grand sur la terre.

L'homme religieux, quel que soit son dévoûment, peut, d'après ses sentiments, se juger lui-même hors de la vue du monde, et établir à son gré, pour les objets de sa charité, un degré de science selon lui suffisant, mais peut-être médiocre en réalité. Il se concentre dans la jouissance de ses actes, par la perspective de leur résultat pour lui-même dans un immense avenir ; il se compose ainsi une existence hors du monde entier. Mais l'amant de la gloire ! Tourmenté au début par le besoin d'être, malheureux des obstacles et des contrariétés, sa carrière est toute d'épines et de douleurs ; et enfin, quand elle est épuisée et qu'elle touche à son terme, une circonstance décevante, un désappointement cruel, détruisent jusqu'à l'espoir du malheureux qui avait vécu dans l'attente et compté sur quelque chose.

Il ne suffirait pas cependant de ressentir les ardeurs du feu sacré, pour se croire sur le chemin de la célébrité ; il faudrait s'assurer si l'on possède au dedans de soi ces moyens naturels développés par une première éducation, et sans lesquels les plus beaux projets restent au néant, ou avortent à moitié exécutés.

Ainsi, un jeune homme plein de résolution, se livre à l'étude de l'art de guérir avec zèle et courage; il ne se propose pour modèles pas moins que les grands hommes qui ont illustré l'école, et prend pour un commencement de succès une certaine facilité de langage, une certaine vivacité d'imagination dont il est bientôt dupe. Mis en présence de ses condisciples, ses progrès ne l'honorent pas; plus tard, une indisposition, quelques embarras de fortune viennent ajouter aux dégoûts, et, à force d'être désabusé par des épreuves et des comparaisons, et d'être entravé dans ses efforts par des obstacles divers et inattendus, une révolution morale s'empare de ses facultés. Le futur grand homme, emporté par la nécessité, obsédé de besoins, rebuté par ceux-mêmes sur lesquels il comptait, tombe sous l'empire de la personnalité la plus étroite et la plus ridicule; il commence à examiner jusqu'à quel point on peut descendre décemment pour s'ajuster aux petites exigences de la vie matérielle, et finit par comprendre que le charlatanisme entre assez bien dans la constitution ordinaire de la société, pour ne déroger en rien aux qualités d'homme honorable ou de galant homme. Il se prouve ainsi à lui-même, par les exemples qui l'entourent, que cela suffit pour faire prospérer un individu dans des conditions encore assez brillantes pour n'être pas dédaignées, mais à coup sûr plus profitables pour le moment présent, et partant pour l'avenir.

Celui donc qui avait pris pour une vocation impérieuse un feu passager, un éclair trompeur, est réduit, par sa position et par ses moyens, à n'être plus qu'un chétif médicastre; et comme un degré descendu facilite la descente d'un autre, l'homme qui s'est méconnu marche de chute en chute jusqu'au dernier point d'avilissement.

Répétons-le en faveur des jeunes gens qui entrent dans la carrière : la disposition à s'élever au dessus de ses semblables par le moyen de la science, peut conduire, sous l'empire de déceptions diverses, au charlatanisme le plus effronté, d'abord, parce qu'on a pris pour une vocation décidée ce qui n'était qu'un besoin d'être, une agitation indéfinie, une impulsion accidentelle, et qu'ensuite on a lié aux idées de célébrité et de grandeur les intérêts matériels les plus mesquins. Les hautes prétentions périssent dans les épreuves; mais alors on s'attache mieux aux petites immunités de la pratique, et l'on fait tourner à l'accroissement de celle-ci tout ce qu'on possède réellement de facultés.

Toutefois, il ne faudrait pas s'imaginer que parce qu'on porte en soi les moyens d'illustration, on doit être nécessairement distingué de la population dont on brigue le suffrage; la célébrité la mieux méritée n'est pas tellement absolue, qu'elle ne subisse l'influence des lieux et des temps, et qu'enfin, pour se développer et se soutenir, elle n'ait besoin du patronage de l'opinion publique, sorte de tyrannie souvent ridicule, il est vrai, parce que l'homme y est moins jugé par son mérite que par l'effet qu'il produit; mais alors, le servilisme qui s'en suit donne facilement accès à l'égoïsme le plus impudent. C'est alors une compensation qu'on établit soi-même à son avantage; on reprend sur les sentiments généreux ce que l'on cède à l'opinion ; on fait fléchir les principes devant le but, et nous n'osons plus affirmer que tel homme ou tel autre, en réputation, sont grands par eux-mêmes : il satisfait mieux à la raison de dire que, grands par les autres, ils doivent en reconnaissance, à leurs compères, tout ce qu'ils retirent en suffrages d'une population. Tout cela, commerce et tripotage, mais déjà assez connu pour être à la portée et à la convenance de plusieurs !

Quelle différence entre l'homme poussé par une noble et constante impulsion vers tout ce que sa conscience lui montre de bien, et qui, jugeant par son cœur de ce qu'il a à faire, se pose indifféremment au grand jour de la vérité, et parmi les nuages de la calomnie ! La justice du siècle peut bien lui faillir, mais la justice éternelle survit aux sottises des contemporains, et quand tout tombe autour de lui, l'espérance lui dit encore qu'il ne mourra pas.

C'est ainsi, par ces distinctions faciles à faire, qu'on peut reconnaître la véritable gloire ; nous le croyons, et il n'est pas besoin d'y avoir des droits pour le sentir et le dire.

Nous avons vu plus haut quels sont à peu près les effets de cette passion désordonnée pour l'éclat d'une brillante réputation ; trop souvent les calculs sur lesquels on s'appuie alors, sortent des bornes permises. On n'examine pas l'honnêteté des ressources, ni la légitimité de ses droits ; on fait ce qui convient au but, et, soit obstacles, soit intérêts des tiers, soit bienséances, soit honneur même, n'importe, les combinaisons de la personnalité décident de tout cela, et l'on croit tout légitime si l'on réussit.

Enfin, ces travers de l'orgueil, ce brillant charlatanisme par lequel on se montre au public sous des couleurs souvent empruntées ou exagérées, n'est pas la manière d'être des hommes sages qui recherchent et cultivent la vérité pour elle-même ; il y a tel savant, tel philosophe qui s'ignore, et qu'on ignore encore plus. Il passe sa vie laborieuse à servir l'humanité, sans s'expliquer d'autres motifs que ce qu'il fait est bien, et que par conséquent il doit le faire. A sa mort, le hasard, la justice ou la nécessité, qui est la même chose, apprennent ce qu'il était, et l'on rend à ses cendres refroidies l'hommage qu'il avait mérité vivant. Cependant un jongleur se fait couronner par des compères, jouit d'une renommée à laquelle il n'a aucun droit, et, pour que justice soit aussi rendue à son égard, il faut attendre qu'il ait cessé de vivre ; alors, le désenchantement cesse, et, n'était la bienséance publique, espèce de pitié pour qui a mérité le mépris, ses restes seraient jetés du Panthéon à la voirie.

Il est ainsi assez difficile de dégager la véritable gloire de tout sentiment égoïste, et l'on ne peut pas trop, dans l'intention de rendre hommage à qui le mérite, porter un tribut à celui que la renommée proclame ; on court les risques de se tromper, et de subir quelqu'une de ces mystifications dont on est toujours un peu honteux, parce qu'elles sont assez communes pour qu'on ne s'y laisse pas prendre sans maladresse.

Concluons que l'amour de la célébrité est louable dans des conditions très limitées, difficiles à apprécier chez les autres, et embarrassantes pour soi-même si l'on a des prétentions. On peut donc regarder cette impulsion comme douteuse en faveur de l'humanité, et par conséquent peu propre à justifier de la part des malades une confiance absolue.

*

CHAPITRE II.

DE L'AMOUR DE LA SCIENCE.

Le doux enivrement de l'étude, la délicieuse impulsion d'un progrès à la poursuite d'un autre, le charme attaché aux productions de l'esprit, le mouvement de la pensée vers un but qu'on espère atteindre ou seul ou le premier, ont fondé cet égoïsme, pur dans sa cause comme louable dans ses effets; il vous place en dehors de toutes ces combinaisons mesquines dont s'alimente le commerce ordinaire de la vie; il vous sort de ce cercle étroit où s'étouffent les germes des plus belles actions; et de ce que, dans une carrière élevée, on ne ressemble plus aux autres hommes, on se persuade qu'on en vaut mieux: mouvement d'orgueil il est vrai, mais excusable. De quoi pourrait-on jouir dans un monde où vos vertus et votre mérite vous sont déniés, si soi-même, se jugeant meilleur par les efforts qu'on fait pour l'être, on ne réparait l'oubli des hommes, par le prix qu'on s'adjuge? Tout ce qu'on fait alors de comparaisons, tout ce qu'on porte de jugements, vous confirme dans vos illusions; on s'est mesuré avec d'autres et on sent ce qu'on est; on jouit de la faculté d'agrandir sa propre nature et de s'identifier à la puissance divine par des moyens tendant à la perfection de ce qui existe.

Voilà pour soi ; mais pour autrui, ces déterminations pures dans l'exercice de la médecine, ne produisent pas moins des effets très avantageux aux malades, par la certitude qu'elle leur donne d'une bonne et vaste instruction chez leurs médecins.

Il faudrait donc, pour le bien de l'humanité, faire fructifier à son avantage tous ces trésors amassés pour eux-mêmes ; mais malheureusement c'est alors que, quand il s'agit de se rapprocher de la société pour y occuper une place utile, les difficultés se multiplient, et qu'au lieu de voir un nouvel ami dans le médecin qui débute, les autres médecins l'envisagent souvent comme un importun cohéritier dans le vaste domaine où nous avons tous droit.

Se produire dans le monde et y prospérer est ainsi une autre étude, pénible sans doute, pour celui qui ne voyait dans sa carrière que la science elle-même, et qui la croyait, sans de puérils accessoires, admise naturellement partout où il y a des hommes civilisés.

Pour la plupart de ceux qui se livrent à l'étude de la médecine, il se rencontre toujours quelque chose ou quelqu'un au travers des projets ou des moyens pour arriver au but ; il est tant d'intérêts divers en dehors de la science dont celle-ci n'est que le prétexte, que tout s'élève contre le prétendant sous la forme de rivalités ; or, la science cultivée pour elle-même n'offre pas ces obstacles et ces entraves : ne demandant rien par elle, mais pour elle, on peut avoir des émules de gloire, mais pas de rivaux intéressés.

Il faudrait donc en se livrant à l'étude par la jouissance qu'elle fait éprouver, faire en même-temps la démonstration de tout désintéressement personnel, pour marcher dans la carrière, libre des entraves apportées par l'envie et l'égoïsme; c'est de cette manière qu'on peut affaiblir ou anéantir les passions ennemies de tout succès et de toute prospérité.

Toutefois, ce n'est pas une vaine supposition que cette existence purement studieuse; il n'est pas rare de voir des hommes conduits par un instinct de curiosité, un besoin de l'esprit, se dévouer aux travaux les plus repoussants, aux recherches les plus fatigantes, pour découvrir quelque chose de ces éternels secrets qui couvrent le principe et l'organisation des êtres. Leur goût devient passion, et chaque pas alors les éloigne du monde et les amène dans l'isolement où l'on a besoin d'être pour bien saisir les rapports nouveaux ou chaque progrès les met avec la science ; c'est ainsi qu'ils commencent à goûter dans l'intimité de soi et l'exclusion des autres, les vraies jouissances des acquisitions intellectuelles dont le reste du monde est forclos ; c'est alors l'absorbation d'Archimède. On aurait pourtant besoin du contact de ses semblables pour les épreuves matérielles, pour les vérifications des procédés, mais le médecin s'exerce sur tous les êtres organisés, et le quadrupède sur lequel on fait un essai, n'est pas un sujet moindre aux yeux de l'observateur.

Voilà, je crois comment on pourrait expliquer le

motif déterminant des profondes études, en se per-
suadant surtout qu'il y a dans la méditation des
œuvres de la nature et des lois qui régissent le
monde, un charme suffisant pour justifier l'isolement où une telle situation peut nous mettre.

Il n'en est pas tout-à-fait de même, quand par
ses travaux et ses recherches, on attend quelque
chose des hommes; alors les obstacles à la réalisation des projets se multiplient, et si la science vous
charme par l'espoir d'un avenir que vous enrichis-
sez de tout ce que vous demandent, ou vos désirs
ou vos besoins, vous trouverez que bientôt vos amis
mêmes sont devenus vos antagonistes ou vos compétiteurs; vous avez éveillé leurs intérêts par les
vôtres, et il en résultera pour vous toutes les difficultés possibles; de quelque manière que le sort
pour vous se prononce, vous aurez à combattre :
dans les revers on achèvera de vous accabler, dans
les succès, on trouvera à contester; si vous êtes
assez ingénieux pour créer, inventer, découvrir,
l'activité dévorante de l'envie, se prononcera plus
intense, et multipliera les surfaces par où vous serez
attaqué; si enfin vous êtes dans la résolution de
vous défendre et de vous entourer de précautions,
vous perdrez dans de pénibles débats, un temps
précieux, et de cette manière l'ennemi vous nuira
encore.

Dans la plupart des branches des connaissances
humaines, les découvertes ne sont pas d'un intérêt
général, comme en médecine; elles sont quelquefois à la convenance d'un si petit nombre d'hommes,

elles se rapportent à des intérêts si limités , qu'elles
se trouvent sans résultats publics , et il peut arriver
que leurs auteurs en apprécient seuls les avantages
pendant de longues années ; ils en jouissent ainsi
pour ce qu'elles sont ou pour ce qu'eux-mêmes leur
attribuent de mérite, et non pour ce qu'elles devraient
produire réellement ; il faut attendre que le temps,
les circonstances , le besoin , les exhument de l'oubli , et ce n'est souvent qu'après sa mort que l'inventeur est un grand homme. Dans l'art de guérir,
au contraire , une invention utile , un procédé plus
prompt , une méthode plus sûre , n'ont besoin ni
d'auxiliaires, ni d'intrigues , pour être produits avec
avantage ; ils sont de suite une nécessité pour le
monde entier. Seulement alors , l'envie ne pouvant
étouffer ce que l'humanité en proclame de bienfaisant , ni contester à l'auteur son identité , prend
la détermination de se présenter dans la découverte,
et de s'en adjuger , suivant la possibilité et sa convenance , un point , une face , un côté , facile à
travailler , et elle lui donne ainsi , sous le nom de
perfectionnement, une physionomie assez différente,
pour que l'auteur ne puisse la revendiquer comme
son œuvre à lui seul. Il faut , comme cela se voit
souvent, que le génie consente à entrer en accom-
modement avec la médiocrité et l'impudence pour
vivre en paix, et qu'il leur laisse une part dans sa
création , pour qu'en retour on ne lui conteste pas
une place tranquille au soleil.

Comme cet inconvénient n'est pas particulier à
la médecine , il ne change rien du reste aux senti-

ments personnels de celui qui se voue par inclination à l'étude. Un malheur, une perte, un tort qu'on ne peut éviter, est une fatalité à laquelle on doit se résigner, parce qu'elle est prévue et commune à d'autres.

Aussi l'homme supérieur, dupe, se console d'un préjudice, par la possibilité de ce qu'il peut faire encore, et une découverte lui en promet une autre; la raison ne lui en manquerait pas, mais le temps rapide s'envole, et les heures précieuses, échauffées par le génie dans l'âge de la force, ne reviennent plus; le sage se consume alors en espoir et s'endort dans les illusions, le monde a fini pour lui, et heureux encore, si en fermant les yeux, il avait la certitude qu'à son nom sera conservée toute sa gloire.

Un des effets de l'étude sur l'homme qui s'y voue, avons-nous déjà dit, est d'abord la persuasion d'une supériorité acquise sur ses semblables, lors même qu'il serait loin d'atteindre son but ou que ce but serait d'une nature chimérique; c'est ainsi que tels ont joui à la recherche de la pierre philosophale et du remède polychreste. Pendant qu'après d'immenses travaux, on veut en analyser et en mesurer les résultats, on croit se trouver profondément avancé dans la carrière; alors, quelquefois un rien, un effet du hasard, vous apprend que vous avez été stationnaire; le fanatique peut bien s'en désespérer, mais l'homme sage ne se croit pas entièrement dupe de sa passion; il tourne ses regards autour de lui et juge.

La distance de soi ou de son voisin est la même du but à atteindre ; cependant la distance de soi à ce voisin est immense ; on le sait, chaque pas dans la science le prouve, et quand on est forcé de s'avouer petit vis-à-vis de celle-ci, on se trouve grand près de celui-là ; c'est une compensation réelle, quand on a vécu longtemps à la poursuite des fictions. On est, en physiologie, dans cette position dès qu'on est à la recherche du principe vital, du fluide nerveux, etc. ; on n'atteint jamais le but, cependant on n'ignore pas ce qui s'est fait, parce qu'on a étudié ; cette acquisition d'érudition et de savoir, si elle n'accroît en rien le domaine de l'art, vous agrandit assez dans vos relations avec vos semblables, pour que, dans vos travaux, tout ne soit pas chute et insuccès.

Dans la médecine pratique, les objets deviennent plus saisissables, plus positifs, et aussi la passion pour l'étude s'alimente mieux de ce qu'elle rencontre ; on éprouve deux sortes de jouissances, se fortifiant l'une par l'autre : la première, effet direct de ce qu'on a acquis ou trouvé, vous charme comme le fait toute création de l'esprit ou du génie ; la seconde, effet de réflexion, agit de vous aux autres et des autres à vous, par les applications et les heureux résultats obtenus chez ceux qui se confient à vos soins.

Cependant, on trouverait bientôt qu'ici les motifs se compliquent ; à ceux qui ont donné lieu à l'impulsion par le goût ou l'amour de l'étude, se joindraient facilement les intérêts de la vanité et peut-être quelques autres, moins tolérables, dans l'exercice de l'art.

Il n'appartiendrait qu'à l'homme désenchanté des flagorneries du public et détaché de tout intérêt matériel, de se livrer avec sécurité au contact de ses semblables, sans craindre que ses sages résolutions pussent en recevoir la moindre atteinte, et sans craindre aussi que les agitations de la société pussent un instant interrompre ses précieuses méditations ; un tel homme, éprouvé et sûr de lui, peut, par forme de délassement, détendre son esprit de ses hautes conceptions, pour faire les applications autour de lui, et satisfaire même aux besoins d'un cœur bien fait, ceux de faire participer les malheureux aux résultats de ses études, sans condition de retour ou de reconnaissance.

~~~~~~

CHAPITRE III.

DES SENTIMENTS RELIGIEUX.

Dans l'âge du début, alors qu'on n'a pas encore eu le temps de revenir de ses illusions, alors qu'on croit encore à ses espérances, on se compose un avenir riche de tout ce que l'imagination peut inventer, et comme de toutes les manières d'être, on ne comprend tout au plus que la vie sociale, on envisage sa carrière sous un aspect flatteur, au milieu des affections douces et réciproques, au milieu des services que l'on rend et dont on recueille de généreux retours, au milieu de liaisons honorables que ne démentent jamais la bassesse ou la trahison : tous calculs dont, plus tard, il faut baisser le chiffre : suivant les circonstances, le hasard et quelquefois le malheur.

On est donc obligé de tracer de nouveau le plan de sa vie ; l'expérience l'exige en rectifiant dans un autre ordre ce qu'il y avait de fantastique dans les premières déterminations ; une révolution nouvelle bouleverse autant les idées que les sentiments ; il y a un nouveau travail pour la réflexion, et l'on commence à croire mieux en soi-même, en raison de ce qu'aux autres on croit beaucoup moins.

Dans cette situation, on s'isole volontiers ; alors, si l'on n'est pas raffermi dans sa carrière par les
~~~~~~

résolutions vigoureuses d'une vraie philosophie, on peut s'abandonner avec moins d'efforts au sentiment doux et sublime qui se repose sur la providence de tous les événements, et qui abandonne à la croyance d'une vie meilleure, cette vie de peines et de douleurs.

Mais il est bien vrai que cette consolante détermination s'empare des individus seulement quand ils ont été désabusés ; cela vient de ce que presque toujours ils ont compté sur les promesses de la convoitise et de la cupidité, et que la société les a appuyés dans leurs prétentions, jusqu'au moment des épreuves et des démentis.

Une idée seule dans le monde absorbant toutes les autres, montre toujours les études sérieuses, les travaux positifs, dans un but inévitable d'intérêt matériel. Le dévoûment pour autrui, les actes de bienfaisance, les élans d'une vive sollicitude pour les malheureux sont regardés comme des accidents de la vie, des événements fortuits, dépendant plutôt de circonstances diverses que d'un sentiment constant et bien éprouvé; on court seulement à un but solide, suivant une expression vulgaire, et l'on ne considère pas que ce but même est souvent manqué, parce que, reposant sur des intérêts incessamment contestés par la cupidité des uns en opposition avec la cupidité des autres, il tient au caprice, au charlatanisme, à la fourberie et au hasard; un médecin, quel que soit son mérite, est toujours en rivalité avec ses confrères, et malgré sa loyauté, sa facilité, il est en discussion permanente avec sa clientelle ; l'aliment de sa vie matérielle comme celui de sa vie sociale, est toujours mis en délibération dans un monde, où, dès qu'il s'agit de soi, on est plutôt appelé à se défendre qu'à opiner. Quel bonheur réel est le sien, quand son art et la nature, ses malades et ses confrères, font faillite à ses vœux, ses prétentions et ses espérances, et qu'en définitive, il ne sait pas même sur quel sol paisible il pourra se construire un avenir et y achever sa carrière, sinon avec gloire et fortune, au moins avec une médiocrité honnête et le repos dont il a besoin ?

Humainement parlant, les avantages matériels attendus de la profession médicale sont très problématiques; il y a tel honnête médecin, qui, sur la fin de sa vie, doute s'il n'eût pas été aussi heureux dans tout autre profession que la sienne, ou en d'autres termes, s'il n'aurait trouvé aussi bien et même mieux ailleurs, fortune, gloire et prospérité; pourquoi donc, en faisant une plus juste appréciation des immunités de son art, un médecin ne les envisagerait-il pas dès ce jour, comme des éventualités, des accidents, et non point selon l'errement habituel comme des conséquences nécessaires et une compensation réelle due à ses travaux; et pourquoi donc alors, par un motif plus élevé, mais certain dans son but, ne ferait-il pas ce qu'il fait tous les jours par un intérêt chétif qui ne dépend pas de lui?

Disons-le donc : il est de grandes ressources pour compenser soi-même et d'après sa conscience, de

laborieuses études, de pénibles travaux, des dangers mêmes, sans être à la merci de tous ces dis-
tributeurs de gloire et de renommée, de tous ces
égoïstes de la société qui ne se meuvent jamais sans
condition, et qui, loin de vous servir, vous enlève-
raient même votre médiocre pécule, si les conséquences n'en étaient pas menaçantes pour eux.

Parmi ces ressources se trouvent bien le talent,
la science et l'habileté; ils forcent la volonté d'autrui par le besoin qu'on a d'eux, et nous en parlons ailleurs; ici, nous ferions mention seulement
des moyens immenses puisés dans ce *moi* héroïque
qui brave l'adversité et fait tête aux orages; mais
alors il ne faut rien chercher aux alentours; il
faut s'absorber dans le sentiment qui lie l'homme à
l'auteur de toutes choses, et qui, le plaçant dans
un ordre d'idées en dehors de toutes les contentions,
peut se résumer dans ce qu'on appelle le sentiment
religieux.

On ne s'inspire pas soi-même, on ne se donne
pas de douces émotions, on n'acquiert pas cette
exquise sensibilité qui fait votre part de tous les
événements; enfin, si l'on n'est pas ravi par le spectacle de la nature, si l'on n'est pas touché des affections de famille, si l'on ne compâtit pas aux
peines d'autrui, on peut bien ne pas nous comprendre; mais nous consentons à parler pour qui
le voudra dans des suppositions.

Le sentiment religieux, mieux que tout autre,
arrache aux caprices du sort, celui qui est assez
heureux pour l'éprouver vivement; remplissant

mieux que le stoïcisme des anciens, le vide que
laissent dans l'ame, les passions non satisfaites et
les vœux trompés, il élève l'homme au dessus de
ses malheurs; et quand celui-ci, écrasé par l'envie,
est dépouillé sur la terre de ses droits les plus légitimes, il le replace dans la sphère lumineuse où
tout apparaît dans sa juste valeur.

Dès-lors les intérêts grossiers pour lesquels tant
d'hommes se sacrifient commencent à s'affaiblir;
mais un autre intérêt seul se fortifie : c'est celui
qui, sous les divers noms de bienfaisance, de charité, d'humanité, fait de l'art de conserver la santé
et la vie, un ministère d'espérance et de consolation.

Dès-lors aussi, cette manière d'être, tout angé-
lique, n'est plus atteinte par les discussions vulgaires
où l'on examine les déterminations et les résultats,
et où tout s'envisage dans une sorte d'égoïsme compris de tous les hommes; on s'est mis hors de la
portée de ceux-ci pour n'être plus jugé par eux;
qu'importe donc l'opinion, les applaudissements et
toutes les servitudes de la société ? On peut bien
alors, des hauteurs où l'on s'est placé, tendre la
main à ses semblables et se mettre en rapport avec
eux pour eux-mêmes; mais ne demandant plus leur
estime, ne provoquant plus leur admiration, on
échappe à leurs recherches; et, dans cette atmosphère élevée où l'on écoule sa vie, quelques relations qu'on ait sur la terre, n'attendant rien, n'exigeant rien, on jouit de l'indépendance la plus réelle
qu'on puisse se supposer.

Ce serait déjà une compensation tellement supérieure à d'autres, qu'elle seule suffirait pour absorber une existence dans tout ce qu'on peut désirer de contentement, de bonheur et de paix, si le sentiment religieux n'y joignait des immunités que lui seul apprécie, et qui, remplissant au delà le vide laissé par tant de mécomptes et de défections, finissent par suffire à toutes les exigences.

C'est vainement qu'on chercherait à contrarier ces positions sublimes, par la considération de besoins matériels à satisfaire, par cette nécessité du pain de tous les jours : prétextes chétifs qui ne peuvent plus ramener dans les discussions dont on prétend sortir ; les efforts même qu'on a faits pour se soustraire à tant de soins, sont un garant de pareilles résolutions, et l'on ne quitte pas le monde par la lassitude qu'on en éprouve, sans emporter avec soi le dégoût d'y rentrer.

Mais en considérant ainsi la pratique de l'art de guérir hors de la société, ne semble-t-il pas que nous l'isolons assez pour ne plus trouver les occasions d'exercer ses propres actes et de manquer son but ? Erreur de notre époque ! Quoi donc ? parce qu'un médecin vit dans le monde, on veut le faire participant de tout ce qui s'y passe, même à son détriment ; on ne veut pas considérer qu'en général, mal partagé des avantages de la fortune, il veut s'assurer pour lui et les siens quelques ressources contre le sort, mais que la principale de ces ressources est moins dans l'art d'acquérir des biens matériels que dans celui de savoir en user, de res-

treindre ses besoins, et de se contenter de ce qu'on
a; et qu'enfin un grand moyen pour s'aider dans
ces sages résolutions, c'est cet appui contre les
événements, c'est ce sentiment de la supériorité de
l'homme par la considération de sa céleste origine;
tout cela ne se recueille pas dans le mouvement
désordonné qui jette un homme hors de ses vrais
intérêts, pour le faire exister au gré de la mode et
des sottises du jour.

Après tout, quel rôle joue réellement le médecin
dans la société, même du meilleur ton? Il ne faut
pas s'y méprendre; c'est à cause des présomptions
d'utilité dont il peut être; et quand il a figuré quelque temps dans les cercles brillants, où on le distingue moins par ses qualités solides que par les
futilités qui lui échappent pour être à la portée de
tous, la clôture annonce que son mérite est assez
usé pour qu'on ait recours à d'autres. Quelle place
y tient-il enfin? A la suite d'amphytrions ridicules,
remplissant momentanément par le verbiage un
vide que d'autres y ont laissé, parasite dans la salle
à manger, partner au salon, sigisbé au boudoir,
il joue ces divers rôles par le caprice d'une femme
qu'il courtise ou le crédit d'un ami qui le protége;
mais tout cela dure peu; on n'attend pas que l'âge
ou les infirmités aient réduit le docteur à un poste
modeste où il s'éteint longtemps avant d'avoir cessé
de vivre.

Jusqu'ici nous avons considéré le sentiment religieux dans la pratique médicale comme un motif
très avantageux personnellement, en ce qu'il est

une ressource contre les infortunes et un soutien lorsqu'on est las de la vie ; maintenant nous pourrions le regarder comme très honorable, parce qu'il adopte toutes les affections généreuses qui tendent au bonheur du genre humain, et que du dévoûment à nos semblables et de notre empressement à les secourir, il fait le premier des devoirs.

Sous le rapport de l'instruction, la question serait oiseuse, attendu qu'elle est résolue par ce que nous avons dit, et l'on ne comprendrait pas l'humanité si l'on négligeait les moyens par lesquels on l'exerce.

CHAPITRE IV.

DE LA BONTÉ, OU BIENFAISANCE OU GÉNÉROSITÉ.

Nous préférerions envisager la disposition à compatir aux maux de ses semblables, et à les soulager dans toutes les situations sans intérêt, sous le nom de *bonté* que sous tout autre. La générosité comporte certaines conditions particulières de circonstances et de temps; la bienfaisance se rapporte plutôt à l'action qu'à l'individu, et a aussi ses conditions. On voit des égoïstes être généreux, quand leur bien-être ne court aucun risque, et des avares se livrer à des actes de bienfaisance quand il ne leur en coûte rien. La bonté, seule, est toujours la même : l'infortune, le malheur la trouvent en tout temps et en tous lieux, parce qu'elle est sans intermittence, et qu'elle est mue par elle-même.

Mais pourquoi avons-nous compris la bonté dans les motifs qui conduisent à exercer la médecine? Raisonne-t-elle, réfléchit-elle sur ses actes et leurs conséquences?

Présent du ciel, dont ne se loue pas même, parce qu'il songe moins à lui qu'aux autres, l'être heureux qui en est doué, la bonté est une condition morale dans laquelle on se trouve naturellement sans efforts, sans études, sans impulsion, sans prétention et sans exigence de retour. Qualité du cœur si naïve dans ses effets, qu'elle semble plutôt innée qu'acquise, et qui, pour cela même, cesserait presque d'être un mérite, s'il n'était pas de son essence de comprendre toutes les conditions possibles qui peuvent constituer moralement l'homme vertueux.

Étrangère à tous les mouvements de l'ostentation et de la vanité, elle ne se manifeste que dans l'occasion et les circonstances qui l'appellent, mais sous diverses formes, selon le besoin de ceux qu'elle approche : elle devient de la patience pour ceux que la douleur égare, de la prévenance pour ceux qui craignent le danger, de la persévérance pour ceux que leurs proches ou leurs amis abandonnent quand ils souffrent longtemps, de la douceur, de la prudence, de la modération; elle est de toutes les vertus dont les malheureux réclament les secours.

L'homme bon et généreux dont la destinée a été d'exercer la médecine, est savant dans son art; on n'en chercherait pas d'autres preuves que la seule énonciation des diverses formes que nous venons de faire de la bonté; il serait inconcevable de faire concorder les résultats de l'ignorance avec les actes de bienfaisance qui émanent sans cesse de sa sollicitude. On n'expose pas légèrement aux effets dangereux de l'empirisme, ceux à qui l'on est dévoué de cœur et d'esprit; on s'instruit donc, ou l'on s'abstient totalement, et cette alternative est la plus sûre garantie qu'on puisse offrir contre toute sorte de danger.

Mais de quel avantage n'est pas la bonté, qui prend alors la forme de la compassion, dans ces délibérations toujours cruelles où s'agitent pour le malheureux des questions de vie et de mort, et où tant de médecins, outre les intérêts de l'art, font intervenir des intérêts de personnalité et d'amour-propre? Certes, la bonté seule défend exclusivement les droits de l'humanité, avec tout le zèle et le dé-voûment qu'une vive amitié seule pourrait com-prendre, avec la différence qu'elle n'a pas besoin, comme elle, d'antécédants ni même d'espoir de re-connaissance pour se déterminer.

Elle entend l'homme qui souffre; elle comprend toute sa position avant même les investigations de l'art, parce qu'elle est de toutes les confidences, et que c'est elle qui lui répond le mieux, dans les moments d'anxiété et d'angoisses, de ce qu'il y a à espérer des forces de la nature et des ressources de l'art.

Qu'on ne traite pas dédaigneusement l'immense ressource d'un épanchement amical et d'un senti-ment d'intérêt, dans ces moments de doute et de terreur pour un malade qui a la conscience de sa position. L'art et la maladie lui sont également sus-pects; il ne voit que deux ennemis opposés l'un à l'autre, et, de leur choc, il est toujours prêt à mal conclure pour lui-même.

Quand on est en bonne santé, on peut se raisonner sur ces craintes, ces terreurs, traitées alors de pu-sillanimités, parce qu'elles n'ôtent rien aux dangers des procédés opératoires dans les cas graves qui les nécessitent; mais dès qu'on souffre soi-même, on est livré à un instinct plus fort que la raison, on reçoit volontiers pour son propre compte les consolations et les motifs d'espoir qu'on avait regardés vains et inutiles pour les autres, et après les paroles douces et facilement persuasives de l'intérêt qu'on inspire, il semble que, dans nos chairs palpitantes, le fer tranchant est alors moins cruel et moins douloureux.

Telle est la bonté; mais quelle est la personne qui l'exprime le mieux, qui en fait le mieux ressortir toutes les ressources suivant les besoins, qui l'accommode le mieux aux circonstances malheureuses? A qui donc s'adresse-t-on préférablement, quand on a ressenti des atteintes profondes à la vie, et qu'on est livré à des pressentiments sinistres sur une fin aussi prochaine qu'inévitable? Il faut n'avoir jamais souffert pour l'ignorer. C'est une femme à qui l'on a recours la première; elle vous soulage mieux, quel que soit son titre auprès de vous : mère, fille, sœur, épouse, n'importe, elle personnifie en elle tout ce que nous souhaitons contre le malheur, et c'est alors que nous reconnaissons la distance immense qu'il y a entre les empressements d'une femme, et les soins empesés des lourdauds du sexe masculin.

Mais la bonté n'est-elle particulière qu'aux femmes? Hélas! si, à l'exclusion des autres motifs, elle était le seul déterminant de l'art de guérir, on trouverait si peu de médecins, que je me plais à en renforcer le nombre de toutes les personnes qui se vouent à la bienfaisance, même coiffées autrement que du bonnet doctoral. Les femmes entendent au moins la médecine morale, et, sous les inspirations du cœur et du sentiment, elles obtiennent encore des succès là où notre raisonnement s'égare, et où notre expérience est inutile.

Nous croyons qu'il ne nous serait pas difficile de démontrer que de tous les sentiments ou les motifs qui conduisent un médecin à la pratique de son art, la bonté ou la générosité est le seul qui ne soit pas au dessous de la science médicale, d'abord, parce que ce motif ne met pas un prix à des actes dont aucun arbitrage humain ne peut déterminer la valeur, et, dans ce sens, il ne met pas l'art à la disposition des caprices et des jugements des hommes; bien différent des autres motifs, il échappe aux réflexions égoïstes comme les résultats qui s'en suivent, et enfin parce qu'il est lui-même une garantie contre les effets des passions cupides, toujours à craindre ou au moins suspectes dans la pratique.

On objectera tant qu'on voudra que le développement de l'intelligence et toutes les conditions voulues pour atteindre à la hauteur de la science, ne sont pas des compagnes obligées de la bonté du cœur, et qu'il est au contraire très ordinaire de rencontrer unie à l'espèce de vertu que nous célébrons, toute la médiocrité d'esprit et de jugement que nous reprenons dans les actes du charlatanisme, nous avons déjà répondu à tout cela. Comme il est de l'essence de la bonté de n'aimer et de ne pratiquer que le bien, on est rassuré à l'avance sur des dangers qui ne se traînent qu'à la suite de la présomption, de l'orgueil et de l'avarice; précisément parce qu'on est bon, la crainte du mal pour les autres est toujours plus grande que la confiance qu'on peut avoir en soi. Alors l'homme, quels que soient son jugement et sa capacité, dans le doute, prononce plutôt contre lui-même, et quand il se sent insuffisant, il a la ressource d'un aveu qui ne coûte rien à son amour-propre, et d'un appel à de plus habiles : ressource qui ne se rencontre pas ailleurs sans une foule de calculs de diverses espèces, et qu'on ne peut pas présumer avantageux au malade.

En outre, on conçoit très bien que la bonté ou la générosité a de très grands avantages dans ces cas très nombreux, où, l'art étant insuffisant, le plus sot est auprès du malade l'égal de l'homme le plus instruit ; ce sont alors les qualités morales qui peuvent déterminer, en faveur du médecin, la seule espèce d'estime qu'on puisse lui accorder quand sa doctrine est à bout.

Dans ces moments donc, si l'on faisait le malade juge de sa position (eh ! ne devrait-on pas alors se constituer moralement à sa place, et prononcer sur son sort comme il eût prononcé lui-même, si sa situation eût pu le lui permettre ?), pense-t-on qu'il eût préféré livrer sa destinée à ce génie profond, mais entreprenant et audacieux, qui, arrivé au point où l'expérience acquise cesse de l'éclairer, se jette dans les essais hasardeux, louables sous le rapport de l'art, mais barbares pour celui qui en est le sujet. Ne comptant pas la vie de celui-ci pour un intérêt supérieur à la gloire qui doit en revenir à l'auteur d'un procédé hardi, il se livre avec moins de scrupule au précepte : *Meliùs anceps quàm nullum*, qu'il cherche à légitimer par les avantages qui peuvent en résulter pour d'autres.

Enfin, l'homme bon et généreux peut bien être suivi de la renommée et de la gloire, et il le mériterait, si c'était un bonheur que d'être en spectacle à la foule ; mais il est entraîné par son caractère, et qu'il soit livré au cours des choses ou à la volonté de celui qui les dirige, il ne s'inquiète que pour autrui des fruits de ses travaux, et ne se met jamais en peine pour lui-même de ce qui peut s'en suivre. La seule satisfaction qu'il éprouve est d'être persuadé qu'il fait bien, et qu'il est d'accord avec ses propres intentions, sorte de contentement particulier à lui, parce que ceux-mêmes qui, charmés de l'estime due et accordée spontanément à un tel homme, chercheraient à suivre la même voie, la trouveraient bientôt aride. Ne rencontrant pas l'aliment nécessaire à leurs passions, ils feindraient mal la bonté ou ne la feindraient pas longtemps, et laisseraient ainsi, à leur préjudice, se découvrir des physionomies hypocrites qu'il est ensuite difficile de replâtrer.

CHAPITRE V.

DE L'ORGUEIL OU DE LA VANITÉ.

L'ambition de s'élever dans l'estime et la considération publiques par des moyens licites, est louable sans doute, mais il faut que les conséquences n'en soient point désavantageuses à la société, et, sous ce rapport, nous allons examiner si le motif qui conduit à étudier l'art de guérir, afin d'avoir seulement un titre honorable, est assez légitime pour obtenir la confiance publique, et surtout pour la mériter.

Une famille a prospéré sagement dans un commerce, un négoce, une industrie quelconque, et l'honnête aisance obtenue par de laborieux travaux et de longs calculs, ne la contente plus pour exister dans cet état de paix et d'heureuse obscurité, qu'on regrette quelquefois quand on a fait la sottise d'en sortir ; elle est donc mue par une de ces ambitions toutes petites, il est vrai, mais donnant assez d'éclat à un homme bien disposé pour paraître avantageusement dans la société ; elle se réunit enfin sous la présidence paternelle pour délibérer sur les destinées d'un jeune homme qui peut avoir quelque mérite, mais dont l'éloge est à coup sûr tout ce qu'il y a de mieux. On passe en revue toutes les positions sociales, on glisse sur les plus modestes, on s'arrête

longtemps sur les postes honorables de diverses
fonctions publiques; toutefois, une sorte d'instinct
rappelle la bénine assemblée à la question où se
sont toujours liés ses vœux, ses affections, ses goûts,
son existence. Elle veut bien de la considération et
des honneurs, mais une fonction, un emploi, que
rapporte cela ? La carrière du choix est vaste, il
faut en même-temps qu'elle soit lucrative; assurément, être banquier, armateur, fonctionnaire public dans l'ordre financier, flatterait les inclinations
de tous les délibérants, mais des réflexions sur les
difficultés de la réussite, et les risques que peut
courir une fortune particulière, ramènent les orateurs à traiter de la noble carrière des sciences, des
lettres et des arts, carrière où l'on peut être médiocre sans danger, et vivre heureux sans responsabilité. On s'étend donc avec complaisance sur les
professions dites *libérales*; on parle des grandes
études et des hautes sciences, et dans tout leur galimatias scientifico-littéraire, les orateurs du cercle
mercantile s'appuient de l'exemple de tel et tel qu'ils
connaissent et citent complaisamment : c'est le docteur Purgon qui ne sait rien, c'est l'avocat Braillard
qui ne parle pas correctement, et pourtant tous les
deux vivent honorablement dans le monde, démonstration sans réplique de l'inutilité de grands talents
pour prospérer, exemples touchants propres à encourager de jeunes adeptes, à qui l'on fait entrevoir
le but pour eux-mêmes, sans s'inquiéter du reste,
conclusion frappante, bien capable de décider l'assemblée à l'unanimité, si pourtant une réflexion trop

juste ne venait suspendre les votes par la question d'habitude : Que rend cela?

Le bon jeune homme dont le sort est ainsi discuté, se résigne à la volonté de ses excellents parents ; ils feront probablement de lui un ingénieur, un ecclésiastique, un avocat ou un médecin. Mais s'ils le voulaient, si la moindre idée leur en souriait (et il est prêt à leur obéir), il serait, lui, candide aspirant, aussi bien marabout en Perse, que mandarin en Chine. Peu lui importe, les auteurs de ses jours le couvrent toujours de leur plus tendre affection, et, à coup sûr, dans la décision qui aura lieu à son égard, on n'oubliera pas, en traitant de la situation honorable où l'on veut le placer, d'y ajouter toujours la question vivifiante de toute destinée humaine : Que rend cela?

Enfin, que fera-t-on de lui? Sera-t-il médecin, trafiquant, militaire ou chanteur?

Sera-t-il dieu, table ou cuvette?

Il sera médecin. La décision en est prise, et, fière de s'être donné un savant, la famille veut jouir par anticipation de la petite gloire qui lui revient par l'un de ses membres, et l'on appelle déjà pompeusement *docteur* un petit ignorant qui, un jour, fera peut-être la honte de ses parents, et sera le fléau de l'humanité.

Ce serait un beau chapitre à faire, si déjà il n'est fait, que celui des aptitudes ; mais cela en serait un autre, plus utile peut-être, que celui de la vanité

comme motif dans une profession où l'on dispose de
la vie des hommes , parce qu'une fantaisie l'a ainsi
décidé.

Il ne serait donc pas inconvenant de faire remarquer
que le docteur Cacodoxe , ayant fait des études très
médiocres seulement pour l'obtention de son titre,
est un homme très honorable parmi les gens qui se
portent bien , mais suspect auprès des malades.
L'aisance dont il jouit l'a dispensé de compter sur
les immunités pécuniaires de sa profession, et il
s'en tient aux honneurs de son grade ; il faut donc
s'arrêter là. Cependant , lorsque l'occasion l'appelle
auprès de quelque malheureux , loin de se récuser,
il opère selon sa capacité ; dès-lors , nous le répétons, la science médicale n'est pas un jeu facile et
sûr.

*

CHAPITRE VI.

DE L'INTÉRÊT PERSONNEL : CUPIDITÉ, AVARICE.

Oui, ils sont encore moins caressés de notre imagination qu'enrichis de couleurs vraies, ces nobles portraits dont chaque médecin honnête peut avoir fourni quelques traits, comme il en a pu trouver le modèle en entier dans son cœur ; et, sans doute, il nous a été plus facile, dans les chapitres précédents, de dire ce qu'il y avait d'admirable, de beau, d'héroïque par l'impulsion de la gloire, de l'étude et de la bonté, qu'il ne va l'être à crayonner un genre de tableaux rendus plus obscurs en raison du sujet, et plus hideux par les scènes viles, odieuses et quelquefois épouvantables, susceptibles d'entrer dans le cadre.

Que l'homme avide de renommée se pose en spectacle aux yeux de la multitude, que le philosophe étudie pour lui seul la mécanique animale, que l'homme pieux rejette les hommages et dédaigne la reconnaissance, parce qu'il s'est créé des compensations hors de la sphère commune, qu'importe ? Nous les regardons avec sécurité, et les faits ne démentent pas l'opinion ; insensés ou égoïstes sublimes, nous les blâmons ou nous les approuvons, et dans eux-mêmes nous reconnaissons toujours l'homme avec ses défauts, ses vices et ses vertus.

Mais quand de funestes événements dénoncent la présence du crime sans découvrir la main criminelle, on peut dès-lors soupçonner quelqu'une de ces existences ténébreuses formées par les passions cupides, et assez alimentées par ce qu'elles obtiennent de succès, pour promettre de nouveaux malheurs. Telle est donc la perversité humaine, qu'elle est possible dans l'exercice même des plus saintes fonctions du cœur, et dans les actes les plus sublimes de l'intelligence; enfin, elle a ses motifs, ses moyens et son but, et possède ici, au suprême degré, l'art de les couvrir.

Parmi les passions les plus funestes à la société, il en est de très violentes et de très impétueuses; mais comme elles se rapportent pour la plupart à un objet unique ou déterminé, elles s'éteignent par la disparition ou la perte de ces objets, et l'humanité peut espérer de vivre en paix. L'envieux, le vindicatif, par leurs excès mêmes, apportent un terme à leurs fureurs; mais l'homme dévoré de la soif de l'or, s'altère de plus en plus en raison des ressources immenses et inépuisables qu'il sait trouver dans une mystérieuse profession; et là où l'homme honnête et consciencieux trouve des immunités si modestes, que par pudeur il les tait, l'autre s'acharne sur l'objet qu'il convoite; il tient l'occasion et connaît le prix des circonstances et du temps.

C'est donc de messire Jean Chouart, affublé de la robe doctorale, que nous allons parler. Aussi ridicule, mais plus hideux que celui de La Fontaine, le nôtre assume sur sa personne toutes les mon-

struosités que peuvent enfanter les calculs de l'é-
goïsme, appuyés sur les manœuvres de la fourberie
et même du crime, quand cela devient nécessaire
au but. Il n'est pas un homme comme un autre :
au travers des passions viles, on découvre souvent
ailleurs quelques sentiments honorables qui sus-
pendent un jugement trop rigoureux, et la prudence ou le doute vient quelquefois forcer au silence; mais il n'est rien de louable, rien d'intéressant
chez l'individu en question. La même impulsion qui
l'a poussé dans le choix de sa profession, le soutient
dans tout le reste de sa carrière; le même caractère
moral, la même direction d'esprit que le sort lui a
donnés, et que l'éducation a plus ou moins renforcés,
ne changent pas jusqu'à son dernier soupir; ses
sentiments les plus légers, comme ses affections les
plus profondes, se rapportent toujours à une convoitise perpétuelle. Son premier coup d'œil sur un
malade, est pour ce qu'il doit en retirer d'honoraires; le second, pour ses calculs en conséquence
et pour le traitement de la maladie et sa terminaison
heureuse, toujours comme moyen, et jamais comme
but.

Celui qui s'est lancé dans la carrière par amour
pour la gloire, se lasse quelquefois de sa chimère,
et lui préfère le repos; celui que des sentiments de
bienfaisance animent et soutiennent dans les soins
tristes et pénibles rendus aux infirmes, peut quelquefois se refroidir. Il n'est aucun sentiment qui
ne s'affaiblisse par l'âge, l'expérience ou la connaissance du monde; toutes les affections finissent

par s'altérer ou se détruire. Mais ici, l'homme avare et cupide n'ayant jamais que lui seul pour objet, et y rapportant tout ce qui l'entoure, est dans un état de permanence auquel les années ne changent rien : seulement alors sa convoitise devient plus funeste à autrui, parce que, sans perdre de son intensité, elle a perdu de ses ressources, c'est-à-dire qu'il ne peut plus la masquer aussi bien dans l'opinion publique par des succès médicaux.

Ce n'est pas qu'un tel homme puisse jamais être habile ; on conçoit très bien que les insuccès doivent être plus fréquents chez celui qui, n'étant mû par aucun sentiment généreux, a pris de la science des phrases, des locutions, des termes spéciaux, tout ce qui suffit pour se faire écouter.

En général, il s'inquiète peu de succès et de revers ; son astucieuse loquacité prévient tout le désavantage qui pourrait résulter de son impéritie, et il continue ; mais qu'est-ce donc, quand il est pervers au point de concevoir le mal autrement que son ignorance ne l'occasionne, et qu'il a des motifs ?

Entendez-vous bien qu'il a des motifs ? Et quand n'en a-t-il pas, celui que la convoitise et la cupidité dévorent ? N'est-il pas dans une prédisposition perpétuelle à tout ce qui peut s'inventer d'épouvantable et d'affreux ? Dans l'immensité des calculs où peuvent le jeter de funestes penchants, les expressions ne suffisent plus pour indiquer à la sollicitude de l'humanité, les signes préservatifs de ses œuvres infernales ; le besoin de réussir, sa propre sécurité lui fournissent les moyens d'échapper à toute investigation : alors un événement peut effrayer le monde, mais ne dévoile pas la tête qui a ourdi l'œuvre criminelle.

On rejette bien sur la fatalité tout ce qu'on rencontre d'incompréhensible, on fait bien encore à la société l'honneur de ne pas soupçonner dans son sein l'artisan des actes ténébreux, on s'épuise bien en conjectures, on se consume en regrets, on se livre à une douloureuse résignation, et cependant, satisfait et prêt à recommencer, l'homme exécrable vit en paix.

Serait-il donc besoin que les tribunaux retentissent souvent de débats odieux pour établir la nature de ces affreuses combinaisons? Serait-il donc nécessaire d'établir que des combinaisons encore plus habiles pouvaient et peuvent tous les jours avoir leurs résultats. Faudrait-il donc prouver que par les progrès même des sciences, le genre humain est à la merci de l'homme infernal qui a toujours lui seul pour objet, et qui, pour servir ses desseins, a toujours, dans l'usage des inventions et des découvertes, une funeste priorité?

On est saisi de je ne sais quel malaise, quel dégoût, quel mécontentement, lorsque dans ces réunions plus estimables souvent par l'intention, qu'utiles au monde par leurs travaux, on entend de bénignes phrases sur le perfectionnement des arts, sur les progrès des sciences, et notamment sur les découvertes en chimie, découvertes merveilleuses, étonnantes, mais épouvantables plutôt. Un grain d'une substance, une goutte d'un liquide arrêtent les sources de la vie instantanément comme la foudre, sans prodrômes, sans douleurs, sans ces avertissements pénibles, mais salutaires, qui dénoncent le danger et appellent les secours. Que sait-on encore? l'art peut aller plus loin : l'homme peut rèverser son semblable d'un souffle, d'une étincelle, d'un atome, sans vestiges accusateurs.

Et l'on perfectionne les sciences au lieu d'en perfectionner l'usage, et l'on enseigne comment on peut être habile, au lieu de dire comment il faut être honnête homme, et l'on rédige des lois, au lieu de faire en sorte de n'en avoir pas besoin. Quelle dérision, ou plutôt quelle bonhomie ! Pour l'exercice de chaque profession, il existe des moyens directs de prévision et de coertion, et les hommes préposés à l'ordre public peuvent veiller sur leurs semblables, répondre de la conduite des uns et de la sécurité des autres ; mais dans l'art mystérieux et profond où il faut se créer soi-même, où il faut interroger tout ce qui entre dans le vaste domaine de l'univers, et ensuite juger, prononcer sans recours, sans appel, sans responsabilité, quelle action peuvent avoir et les lois, et ceux qui les font exécuter ? On sait bien quelques chétives accusations contre de chétifs coupables, mais quand on a entendu les débats, on est moins étonné du fait lui-même que de l'incapacité de leurs auteurs, et en face des hommes qui tiennent le glaive de la justice, on s'avoue avec douleur qu'il est facile d'être criminel avec impunité, on réfléchit sur tant de chances de succès avec un talent médiocre, et l'on met en question si les cours d'assises ne sont pas plutôt une école dangereuse, qu'une ressource contre les crimes.

Vainement on se confie aux moyens investigateurs que l'art offre pour se reconnaître dans les labyrinthes obscurs creusés par une cupidité effrénée, l'art, dans les mains de l'honnête homme, peut très bien être devancé par l'art perfide d'un scélérat. Dans la supposition même d'une capacité égale, les résultats chez eux peuvent-ils être les mêmes? Ce dernier est mû par le plus impérieux des intérêts, sa sûreté personnelle, l'autre est conduit par la douce et calme impulsion d'un devoir à remplir. Lequel des deux a besoin d'être le plus habile, et lequel le sera en effet?

N'a-t-on pas été jusqu'à s'aider des ressources de la phrénologie? N'a-t-on pas été jusqu'à renforcer ou affaiblir une accusation par les indices mobiles et variables qu'offre la science de Lavater et de Porta? Cela a bien pu suffire pour la conviction de ces êtres aussi vulgaires dans le mal que médiocres dans le bien, incapables par leur faiblesse naturelle de comprendre les possibilités conçues par l'habileté et l'audace, et, à la moindre investigation, mis à découvert. Mais l'individu d'exception dont nous parlons, a formé son masque de tous les traits dont il peut avoir besoin; animé d'un zèle perfide, il prodigue ses soins, il fait preuve de dévoûment, il fait des démonstrations d'habileté, il suit pas à pas les progrès d'un mal dévorant, il se désespère le premier de l'impuissance de l'art, et cependant, du regard de Tartufe, il envisage dans le calme de son

cœur le front livide du malheureux; il suppute,
avec les hoquets de son agonie, la quotité de l'infâme pécule qu'il doit bientôt prélever sur son héritage. Mais encore, loin d'attendre les événements,
s'il les active par d'infâmes procédés, ses calculs
peuvent l'amener jusque-là, et peut-être, dans des
circonstances analogues, a-t-il déjà fait avec succès
l'essai de sa funeste capacité pour le mal.

La certitude de l'impunité donne de l'assurance
dans les manœuvres perfides : une affaire bien terminée éclaire l'expérience pour celles qui sont à
entreprendre, et les succès de celles-ci sont autant
d'encouragements qui charment l'avenir de leur auteur. Insensiblement, ce qui peut rester encore
de sentiments humains, s'efface peu à peu en raison
des pas qu'il fait dans la monstrueuse carrière, de
telle sorte que plus il s'avance dans le nombre et
l'énormité de ses crimes, plus il gagne en même-
temps en habileté et en profondeur dans l'art de les
couvrir.

Mais quelles sont donc ces horreurs qui souillent
le sol et menacent la société? Questions honorables
pour celui qui les fait, et pour celui qui, ne trouvant pas dans son propre cœur de quoi justifier tant
de sollicitude, croit moins à l'existence du mal qu'à
l'exagération de celui qui en parle. Hélas! cherchons
aussi à ne pas y croire, et continuons par une supposition, celle d'un scélérat habile vivant en paix
de ses crimes, précisément parce qu'il est habile.

Il y a de grandes ressources pour faire le mal
dans la profession de médecin : pourquoi le génie

d'enfer ne les mettrait-il pas en œuvre, si sa nature le veut ainsi ?

Entrons au sein d'une famille honnête, et voyons un de ses membres subissant la fatale destinée par l'erreur d'une confiance mal placée.

Il est certain que si vous n'avez jamais été frappé par un de ces exemples de perversité, votre esprit rassemblerait difficilement les parties hideuses et discordantes composant le monstre moral mis sous vos yeux, et dont l'existence n'est pas même ébauchée dans les déréglements des imaginations les plus perverties des poètes et des romanciers. Il y a dans la formation morale d'un être pareil, d'autres conditions que celles qui constituent les grands scélérats ; la nature de ceux-ci est d'avoir des complices, ou, si l'on veut, des témoins intéressés, ou, enfin, comme l'on voudra, des êtres vivants plus ou moins nécessaires ou participant au crime, et qui en supportent une part quelconque dans la solidarité. Ainsi engagés les uns envers les autres, ils ne jouissent jamais du contentement qu'on éprouve dans le succès, et quel que soit leur caractère à commettre le crime, et leur fidélité à garder le secret, ils ressentent toujours quelque chose de la nature humaine qui les inquiète ; l'énormité de leurs forfaits ne va pas encore, entr'eux, à les faire supposer individuellement privés de tous les sentiments moraux ; le remords même les effraie, moins chez eux que chez leurs complices. De là un souci mortel sur le danger des révélations ; à ce supplice, ils joignent déjà celui du contraste fatiguant du mépris et de la haine qu'ils se vouent, et des ménagements qu'ils se doivent pour leur intérêt commun.

Mais le monstre dont nous parlons, et qui assume tout sur sa tête parce que son isolement fait sa sûreté ?

O vous qui faites choix d'un médecin, informez-vous avant tout du degré d'estime qu'il mérite comme membre du corps social ; il n'y a pas pour vous d'autre mesure de ses talents : l'honneur et la probité vous répondront du reste.

En insinuant ainsi la possibilité du dernier degré du crime dans l'exercice de la médecine, quand il y a pour motif une cupidité désordonnée, nous présumons que nous donnons trop à l'exagération ; nous présenterions ainsi un tableau trop surchargé ; tant mieux qu'il ne soit pas ressemblant, tant mieux qu'on n'y puisse reconnaître personne, mais peut-être cherchons-nous à nous abuser nous-mêmes pour nous déguiser l'horreur qu'un pareil sujet inspire ; mais peut-être aussi, en renforçant les conditions de son existence, avons-nous trouvé là un moyen d'affaiblir la possibilité de le rencontrer dans le monde.

Heureusement encore, il ne faut pas croire que le crime se commette nécessairement parce qu'il y aura une disposition vicieuse qui en rend l'exécution facile ; cette même disposition est subordonnée à l'impulsion de l'intérêt personnel. Aussi la direction morale de l'individu dont nous parlons, ne change du bien au mal, ou même à l'excès du mal, qu'autant que le bien ne le sert pas, et l'on pourrait être

sûr de lui comme d'un honnête homme, s'il y avait
moyen de connaître le point où, dans l'exercice de
son art, son intérêt commence à éprouver des contrariétés. Jusque-là, la guérison de son malade est
doublement dans son but comme dans ses intentions : il y a des honoraires et un accroissement de
réputation. Toutefois, si ce dernier avantage est
bien dans le but, il peut cependant être dédaigné
jusqu'à un certain point, quand l'autre, celui de
l'intérêt présent et matériel, est de nature à l'emporter sur lui, c'est-à-dire qu'il est d'une importance
telle, qu'il compense largement tous les échecs que
la réputation peut en recevoir. L'homme avide ne
calcule pas autrement ; il y a un tel dans le monde
qu'on a cru probe et honnête jusqu'au moment
précis où il ne lui a plus été nécessaire de le paraître, et tel autre qu'on citerait volontiers pour le
modèle de la probité, et qui attend l'instant de
s'affranchir de l'honorable servitude d'une bonne
renommée.

CHAPITRE VII.

DES SENTIMENTS MIXTES.

L'homme dont l'existence morale se compose de plusieurs sentiments ou de plusieurs affections, n'éprouve jamais l'ardeur impétueuse qui jette un individu, comme malgré lui, hors de la sphère commune. Les diverses petites passions qui l'animent se froissent entr'elles par le contact, et si aucune d'elles n'est assez violente pour en faire un être malheureux, aucune non plus ne l'inspire assez fortement pour en faire un homme d'un talent supérieur. C'est la force et la vivacité d'impulsion qui manquent ici, et cela ne se donne pas.

Les obstacles s'aplanissent, les dangers disparaissent ; il n'y a qu'une impulsion, il n'y a qu'un but pour celui qui s'est trouvé constitué de manière à dédaigner une fortune vulgaire, et à forcer le sort qui lui était promis par la position sociale de ceux dont il tenait le jour. Mais aussi, que de combats il a à livrer ! que de dangers il a à courir ! Et quelle issue après tant de travaux, si l'envie vient, de son haleine impure, ternir la brillante carrière du jeune ambitieux !

Quelle différence pour l'homme médiocre, content d'être ce qu'il est, et ne se doutant pas qu'on puisse valoir mieux ! Calme naturellement, il est loin de

ressentir toute l'étendue du mal produit par son incapacité, et dans les succès dont le hasard le favorise, comme dans les revers auxquels il est douce-
ment accoutumé, il voit seulement des événements
nécessaires; et, quoiqu'il en arrive, ses émotions
sont toujours assez légères pour laisser la nuit au
sommeil, et le jour à la récidive de ses œuvres.

Heureux de tout ce qui l'entoure, il semble que
la nature n'ait travaillé que pour lui, et que, par reconnaissance, il s'en rapporte à elle. Louable en cela
seul, il le serait encore plus, s'il s'en tenait toujours
à la médecine négative; habile tant qu'il n'agit pas,
la bienveillance qu'on a pour lui explique tout en
sa faveur, et lorsque par ses essais médicaux il se
trahit, cette même bienveillance, jamais contrariée
par les passions jalouses, se charge de le défendre
mieux qu'il le ferait s'il était obligé d'argumenter.

Il faut l'avouer, ce dévoûment généreux du public pour le bénin docteur, aurait quelque chose
d'extraordinaire ressemblant au fanatisme, si, comme
on l'a dit souvent, la sottise, reine de ce monde,
ne choyait pas ses sujets avec une prédilection
propre à les multiplier, et ne les maintenait dans
un doux accord par une communauté d'existence et
de sentiments.

Cela se conçoit bien en médecine : la sottise di-
vague mieux dans les espaces au dessus de la portée
de ceux qui écoutent; elle ne redoute pas plus alors
les réflexions du sens commun qui pourraient l'atteindre, que la censure des esprits supérieurs qui la
méprisent. Elle prend ses précautions, et avant de

s'aventurer dans les régions obscures de son galimatias, elle dit à ses auditeurs : Savez-vous le latin ? Le silence du public est alors pris pour une négative favorable, et le médicastre travaille avec sécurité à faire des cures, pendant que ses compères crient au miracle.

Toutefois, l'homme dont nous parlons n'est pas dépourvu d'un certain langage : ses idées petites, étroites, mesquines, mais abondantes, alimentent assez son verbiage pour forcer les complaisances et se faire écouter par lassitude. Il a ses sociétés, il a sa clientelle, il est l'ami de plusieurs savants, il appartient même à quelque réunion académique, il a des relations avec de hauts personnages, il connaît les agents supérieurs du gouvernement, il parlerait aux ministres, il sait tout ce qui se passe, il est au courant des nouvelles découvertes, il a même des propositions à faire à l'académie, et il a sur tel sujet des idées spéciales qu'il publiera pour établir sa priorité : en un mot, c'est l'homme unique, indispensable, et sans lequel on ne peut être malade, ni guérir, ni mourir.

Il a ses motifs personnels dans l'exercice de l'art, mais ils se ressentent de sa faiblesse, de sa légèreté, de sa facilité aux impulsions étrangères, ce qui lui donne une teinte spéciale d'après laquelle on reconnaît assez bien la société qu'il fréquente. En général, un tel médecin, s'il mérite ce titre, ne connaît pas la gloire, mais il aime qu'on parle de lui dans le voisinage ; il n'est pas généreux, cependant il ferait une bonne action qui lui coûterait peu ; il aime l'argent, pourtant on le croirait quelquefois faiblement intéressé. Enfin, il a peu d'esprit, de jugement et d'instruction, et assez de présomption, de suffisance, de loquacité, de prévenance, de disposition à l'intrigue : en un mot, c'est un brave homme dans son quartier ; mais si l'on n'adopte pas à son égard les expressions louangeuses de son voisin ou de sa commère, ceux-ci, par dépit de ce que vous appréciez mal son mérite, y suppléeront par l'hyperbole, et de votre indigne confrère ils feront un grand homme.

Mais quelles réflexions, au milieu de ce chapitre, viennent tout-à-coup nous assaillir ? Pendant que nous traçons le portrait d'un homme à moyens bornés, à mérite médiocre, à intentions incertaines, nous nous demandons d'où en proviennent les sots originaux ; l'art divin n'anime-t-il pas assez de vives émotions, n'inspire-t-il pas assez de nobles pensées pour laisser vivre les médecins dans les ornières communes ? Il est vrai que la capacité médicale, en dépit des plus constants efforts, n'est pas également dévolue à tous, mais tous doivent avoir le sentiment de leur sublime vocation, et tous doivent se conduire avec dignité, et assurément les causes de l'exception ne viennent pas des médecins eux-mêmes.

Disons-le nettement : pendant que d'un côté l'on accroît avec orgueil la masse des connaissances humaines, pendant qu'on rend plus nombreuses les conditions scientifiques, on multiplie niaisement les sujets qui doivent en appliquer les résultats, en constater l'usage, et en faire éprouver les effets ;

mais on les multiplie en sens opposé aux intentions premières, par un accès plus facile aux études, sans se douter qu'on affaiblit ces mêmes études parce qu'on les rapproche des individus, au lieu d'élever ceux-ci à la hauteur de celles-là ; et , à la place de résolutions vigoureuses dans le choix d'une carrière, on exige seulement des velléités, on préfère le nombre des adeptes à leur aptitude, leur mérite ou leurs qualités, on tient plus à répandre l'instruction qu'à la rendre réelle, solide et profitable, on fait des savants à la manière de Vadius, et l'on proclame comme une conquête sur les siècles barbares, la diffusion des lumières.

C'est en médecine surtout que ces erremens sont déplorables : on peut faire de chétifs philologues, de maladroits chimistes, et d'absurdes physiciens, le genre humain n'en pâtira pas trop ; mais des médecins ignorants ! il y a bien là d'autres conséquences.

Concluons donc que la science médicale peut être étudiée pour elle-même, qu'elle peut l'être encore par esprit de bienfaisance, par le désir de la considération, par l'amour de la renommée ; mais encore faut-il être conduit par une impulsion vigoureuse dans ces nobles voies, et nullement par les calculs mesquins d'un petit intérêt personnel.

QUATRIÈME PARTIE.

DES MOYENS D'EXERCER L'ART HONORABLEMENT ET DE
MAINTENIR LES MÉDECINS A LA HAUTEUR DE LEUR
PROFESSION.

Des moyens ! Il y en avait , il y en a sans doute
encore , malgré le ridicule nivellement des positions
sociales , malgré la fusion semi-barbare des classes intelligentes et des classes illettrées , malgré
l'absurde assimilation des travaux de la main aux
conceptions du génie , malgré la sotte expertise des
actions des hommes et le résultat financier qui
tombe dans les mains d'égoïstes puissants , malgré
enfin tant d'obstacles divers, un sentiment sublime
surgit encore et maintiendra toujours la profession
médicale au faîte de toute société quelle qu'elle soit.
Ce serait donc par un trouble inexplicable dans
l'ordre naturel des choses , qu'on verrait l'art de
guérir, ramené dans le bourbier des intérêts vulgaires, des exigences personnelles, et des tripotages mercantiles, si l'on ne pouvait comprendre toutes les déviations de notre siècle comme le résultat d'une idée admise d'abord pour base de l'ordre

social, mais pervertie ensuite par une extension qui en fait une absurdité.

Nous sommes fort loin d'émettre toute opinion contraire à l'égalité des droits et des devoirs de chaque individu comme citoyen, et il serait injuste de trouver dans ce que nous disons une théorie opposée aux généreuses expressions de la bienveillance fraternelle inspirée par l'évangile, proclamée par la plus saine philosophie, et ordonnée par le code de toutes les nations.

Sans doute un homme l'égal d'un autre, sans doute toutes les professions sont honorables; mais si parmi ces dernières il s'en trouve une qui, à l'aide des plus hautes combinaisons de l'entendement, à l'aide des inspirations du génie et des plus nobles affections du cœur, restitue l'homme dégradé à l'état sain et pur dans lequel il a été créé, si dans les troubles de sa raison elle apporte quelque lucidité, si dans les angoisses des douleurs morales, elle motive l'espérance, si dans le dépérissement des organes par les déréglements de la vie elle ranime les forces, si enfin, quand tout dit au malheureux que sa fin est prochaine, elle ajourne l'arrêt fatal, on doit pourtant en convenir, il y a là une prérogative toute céleste devant laquelle il faut s'arrêter avec respect; vainement alors, nous ferions des efforts pour voiler les mystérieux et magiques effets d'un pouvoir départi à quelques sages, vainement nous chercherions par des explications à notre gré, à ramener notre admiration dans l'ordre des affections ou des sentiments ordinaires; il y a toujours dans les résultats de l'art divin, quelque chose qui échappe à une raison vulgaire; et assurément conserver la vie, apaiser la douleur, et pour nous servir d'une expression ancienne, dérober le feu du ciel, doit être quelque chose de plus important dans les grands intérêts de la société, que le travail des mains laissé aux malheureux, à qui on ne peut imposer celui de l'esprit ou du génie.

Le but, comme on le voit, replace les questions ainsi qu'elles doivent l'être; une idée fausse, admise dans les combinaisons d'un nouvel ordre social, a pu tout bouleverser, mais la vitalité de l'homme moral le fait survivre à toutes les attaques de l'extravagance, et notre art lui-même reprend sa dignité.

Mais enfin, essayons de raisonner dans toute l'hypothèse de la nécessité de l'intérêt matériel, comme prix et valeur de toutes nos actions, et comme but essentiel de notre existence, nous verrons s'il y a quelque justice à établir ici une parité et une appréciation quelconque dans des positions que nous ne maîtrisons pas et qui échappent aux instruments même du pouvoir gouvernemental.

Ainsi, d'après des raisonnements vulgaires, empreints de l'esprit industriel du siècle, le bien de la société se trouve dans une sorte d'équilibre où entrent en compensation les uns des autres, les talents, les honneurs, les travaux, les produits, les services et les récompenses; et pourtant quelque effort de patriotisme que nous fassions pour comprendre dans ce système économique tout ce qui concerne l'art de guérir, nous ne voyons pas un moyen raisonnable d'y établir la même balance ; vainement dans ce but, nous cherchons à nous rapetisser, et malgré notre bonne volonté à nous traîner dans l'ornière commune, pour faire entrer notre profession dans la catégorie des spéculations lucratives, l'instinct médical nous élève malgré nous au dessus de tous ces calculs mesquins, et si nous ne nous efforcions pas de rentrer dans les arguments à la mode, et d'avouer la puissance des chiffres et des statistiques, nous ne serions pas plus compris que nous ne comprenons les autres.

Le nombre des médecins s'accroît tous les jours, mais les malades, grace aux bienfaits éclairés de l'hygiène, diminuent en sens inverse, dans une proportion inquiétante pour l'avenir des praticiens ; nous entrevoyons donc la progression numérique de ces derniers, amener des nécessités auxquelles il ne sera pas aisé de répondre ; multiplier les malades mêmes avec toute la discrétion possible, pour occuper tant de talents oisifs et de mérites désœuvrés, n'est pas trop dans nos ressources, et encore moins dans nos usages, et rien ne nous offre ici les moyens de nous rendre aux vœux de notre siècle et de suivre ses généreuses impulsions.

On serait bien méritant, si au milieu de tant de difficultés, on pouvait démontrer que la pratique médicale comporte quelque chose en dehors de ce parallélisme de professions, et que le commerce des malades (pardonnez l'expression en faveur de l'époque), n'étant pas facultatif, beaucoup d'entre nous étudient l'art pour lui-même , sans aucune de ces pensées hétéroclites qui , donnant une valeur matérielle à toutes les actions , font d'un naturaliste ou d'un physicien , un sujet du monde industriel patentable à merci. D'ailleurs , il est démontré par les faits , que les médecins sont souvent oublieux de leurs intérêts matériels , pour se livrer aux charmes de l'étude , aux élans de la gloire , aux mouvements de la bienfaisance, tandis que les contribuables des autres professions s'abandonnent peu à ces impulsions destructives de tout commerce solide et lucratif ; et enfin , pendant qu'on voit des hommes se faire héroïquement médecins par dévoûment pour leurs semblables , on n'en voit pas trop d'autres devenir fabricants par philosophie ou épiciers par humanité.

Cela vient de ce que toutes les professions qui ne s'alimentent pas des nobles sentiments qu'inspirent les sciences et les arts sont essentiellement égoïstes ; on cherche bien à racommoder l'échafaudage branlant des nouveaux systèmes économiques , par quelques applications des sciences aux divers procédés de la production , et c'est par là qu'on croit rétablir l'égalité dans les diverses positions sociales ; mais dans tout , la démonstration est le but, comme la conclusion est la fin.

On ne sera donc pas étonné si , envisageant ainsi la pratique médicale , nous cherchions hors d'une atmosphère commune les moyens de la sortir de la catégorie des métiers pour la maintenir dans l'ordre des arts libéraux.

Ce n'est pas qu'on ne rencontre des médecins assez faciles aux impulsions de la société, pour n'exister que sous les influences de l'intérêt matériel ; mais nous démontrons que la société elle-même a tous les torts : elle tient enchaîné à l'opinion et aux caprices l'homme le plus disposé au bien ; elle ne lui permet pas toujours de suivre les mouvements de sa conscience, ni de développer les talents qu'on réclame de lui. Par conséquent, nous avons vu aussi qu'en entravant par leur action les élans généreux, les hautes conceptions, ces mêmes influences portent avec elles les causes principales de la médiocrité en médecine, et qu'alors il y a presque toujours injustice de la part de la société, quand elle exige dans les médecins une supériorité étouffée ou arrêtée par les préjugés, et jamais appréciée quand elle existe.

Il s'agit donc maintenant d'examiner quels peuvent être les moyens à mettre en usage, pour compenser autant qu'il est possible en l'homme, les disproportions existant entre lui et la science divine, entre lui et les malheureux de toutes les classes pour le soulagement desquels il prend une vocation ; et nous les trouverons préférablement dans le mérite personnel du médecin, non pas seulement mérite scientifique, mais encore qualités sociales, vertus civiques, bonté de cœur, étendue de l'esprit, élévation de de l'ame ; toutes conditions indispensables pour pratiquer l'art avec honneur et probité.

Nous établirons donc en plusieurs chapitres les

les différents rapports dans lesquels un médecin peut se trouver, soit avec les personnes, soit avec les choses, et les effets désavantageux de ces mêmes rapports, quand il n'y a pas chez lui faculté absolue d'agir d'après ses propres inspirations, ou assez de ressorts moraux pour le restituer à sa dignité d'homme et de savant, quand il a été surpris ou forcé de subir l'action de ce qui l'environne ; ainsi dans cette quatrième partie, nous nous essayons à traiter d'abord de l'indépendance, comme une condition si absolue qu'en dehors d'elle, la pratique médicale, au lieu d'être la consolation du genre humain, serait plutôt un art funeste, un moyen propre à favoriser l'exécution des plus coupables projets. Nous essayons, dans le chapitre suivant, à indiquer les moyens de l'indépendance, moyens faciles, avantageux, honorables ; mais si nous avons pour lecteur un collègue mal disposé, vainement nous l'exhorterions à être studieux, exact, consciencieux, réservé, et à se contenter de la position que le sort lui a faite ; les recommandations seraient alors dérisoires, et autant vaudrait-il lui dire : soyez ce que vous pourrez. Il en serait de même des autres chapitres, préceptes de conduite, soins dus aux malades, études médicales et consultations ; nous avons besoin, pour de si importants sujets, de la bonne volonté, de la disposition à bien faire, et une croyance quelconque à un mieux à venir, indépendamment de toute opinion.

CHAPITRE PREMIER.

DE L'INDÉPENDANCE.

Dans toutes les situations de la vie, l'indépendance peut bien se concevoir dans des relations de besoin et de nécessité, mais seulement partant des autres à soi, et jamais de soi aux autres ; elle consiste dans une libre faculté de disposer de sa personne, de son temps, de tout ce qu'on possède, sans autre appréciateur des motifs que le cœur ou la conscience. Tout ce qui tendrait à faire admettre ici une part quelconque de réciprocité, ou seulement la possibilité d'un retour, serait totalement subversif de cet état de liberté qui peut bien enchaîner les autres par l'intérêt ou la reconnaissance, mais qui ne se soutient que par un affranchissement total de toute espèce d'engagement.

Heureux celui qui se trouve dans une telle position, mais sage celui qui ne s'en vante pas ; et, parce que, connaissant tout ce qu'il en coûte de sacrifices, de privations et même de dangers pour l'acquisition d'un pareil bien, il sait aussi combien les passions sont susceptibles de s'élever contre ceux qui le possèdent.

L'indépendance est convenable, utile, avantageuse dans l'exercice de toutes les professions, depuis la plus humble , jusqu'à la plus élevée ; quoique souvent même son influence soit à peine sensible dans les résultats ; mais elle est d'une nécessité absolue dans la pratique de la médecine, où il s'agit d'intérêts bien autrement importants , d'intérêts livrés à la discrétion, à la conscience d'un seul individu , et où souvent , contrairement à d'autres relations qui cherchent la publicité , tout se passe dans le secret et le mystère , et partant , où tout est livré aux déterminations d'un médecin , sans autre responsabilité que l'estime publique , et sans autre garantie que sa conscience.

Il faut donc que celui-ci se jette dans une résolution vigoureuse , au travers des obstacles , des contrariétés et des intérêts divers qui peuvent se croiser sur sa route ; il faut en même-temps qu'il soit assez éclairé pour juger les diverses positions où il se trouve , afin que s'il est maître de lui par principe et par caractère , il ne tombe pas faute de lumière , sous les volontés d'autrui.

Il est difficile pour quiconque est bien disposé de se défendre de toutes les mauvaises suggestions, à plus forte raison pour celui qui est faible ou irrésolu ; alors , si l'on cède une fois , on donne l'engagement de céder tant que de funestes projets l'exigeront , on s'enfonce insensiblement dans une carrière ténébreuse , et quand on n'est pas l'auteur de tout le mal qui peut se faire, on y participe plus ou moins , même presque à son insu , par l'effet d'impressions étrangères , et l'on ne peut revenir sur ses pas ; et quoiqu'alors on invoque le secret , autant pour soi que pour ceux qui vous entourent, on tremble toujours dans la crainte des révélations.

Que d'individus circulent dans le monde avec une réputation assez honnête et marchent le front assuré, pendant que leurs entrailles se contractent de crainte et d'inquiétude sur la possibilité d'un soupçon même, et à plus forte raison de la découverte d'un fait honteux et criminel auquel ils ont pris part? A compte de ce qu'il leur est dû, ils subissent ainsi une peine intérieure; mais par cela même, ils ne sont pas libres; ils sont à la merci de leurs patrons; ils sentent alors, mais trop tard, que la position où ils se sont mis est aussi dangereuse, par la résolution de se retirer de la complicité, que par celle de continuer à mal faire.

On voit donc que l'indépendance est une position heureuse et honorable; mais quand on est jeune, il faut préparer les voies qui y conduisent et y maintiennent, pour ne pas s'exposer à en descendre un jour. On doit pressentir de quelle nature peuvent être ces divers rapports sous lesquels doit être envisagée l'indépendance; elle est bien absolue en elle-même, mais elle se combine avec tant de positions diverses dans la société, que le plus indépendant des hommes doit être le plus prudent, le plus réservé et le plus modeste; il faut regarder l'orgueil, la morgue, l'effronterie, comme des réactions de la faiblesse, comme une compensation qu'on cherche à se procurer pour quel-

que désavantage ressenti au dedans de soi, ou déjà
éprouvé en dehors; on se redresse, parce qu'on
s'est reconnu petit; on s'enfle, parce qu'on se sent
exigu; on se vante, parce que personne ne veut
se charger de le faire: en un mot, on se met
à la censure de tous, croyant s'affranchir de
tous par de vaines démonstrations d'avantage ou de
supériorité. Ainsi, faisant entrer dans ces remarques générales ce qui peut concerner l'exercice
de l'art de guérir, on aura le moyen de reconnaître le degré d'indépendance ou de servitude
d'un médecin, en le jugeant par lui-même, c'est-
à-dire, par ce qu'il exprime de lui dans la société;
on se trompe alors si rarement, qu'on n'a pas
besoin d'y revenir à deux fois, pour porter un
jugement : Un médecin qui se vante ou qui parle
de lui, est à coup sûr un être chétif qui, se
connaissant mieux qu'on ne pourrait le faire, a
par conséquent plus mauvaise idée de lui-même
que ses auditeurs ne le pourraient avoir; il les prévient donc par l'histoire de ses faits, de ses liaisons, de ses connaissances, pour qu'ils n'aient
pas à porter sur lui un jugement aussi rigoureux
que sa conscience le lui fait pressentir. C'est un
homme qui, dans votre esprit, cherche à livrer
bataille à lui-même, parce que, sachant que sa
bassesse et sa vileté sont ses plus grands ennemis,
vous pourriez prendre parti pour ces derniers, en
lui faisant seulement bonne justice.

Enfin dans cette dégradation, on dépend toujours
de quelqu'un, et le plus souvent de tout le monde;

on courtise les autres pour en être ménagé , et par précaution , on capitule, pour ainsi dire, avec tous ceux que l'on rencontre dans les cercles ; on prend de semblables gens quelquefois pour des flatteurs, tandis qu'ils ne sont que des prévenus occupés à se défendre devant vous d'une opinion désavantageuse prête à se manifester contre eux , parce qu'ils y ont donné lieu. L'honnête médecin, au contraire , outre qu'il n'a pas besoin de cette prévoyance, se sent assez fort par lui-même ; il garde donc le silence sur ce qui le concerne , et laisse à ceux qui sont dignes de lui, le soin de l'apprécier, s'il ne leur est pas connu.

Il ne faut pas croire que l'indépendance consiste seulement dans l'exercice de ses volontés , ou dans la faculté d'agir selon ses caprices ; les intérêts des tiers se heurtent trop facilement avec les nôtres , pour qu'il n'en résulte pas des contrariétés propres à rectifier nos idées à cet égard.

Ainsi, lorsqu'on a été assez imprudent pour montrer un côté faible par l'expression de sa vanité , de son orgueil, ou de sa présomption , on finit par rencontrer de ces individus dont l'existence se soutient aux dépens de l'existence d'autrui , de ces aristarques par nature autant que par intérêt , et qui trouvent par tout matière à exercer leurs facultés hargneuses et tracassières ; ils saisissent, avec l'avidité d'une faim non satisfaite , l'homme laborieux qui s'est aventuré aux regards du public pour lui faire part de ses recherches et de leurs résultats ; ils le harcèlent assez pour lui faire demander

grace de sa propre renommée , et même pour l'y
faire renoncer tout-à-fait. Celui-ci, obligé d'opter,
en quelque sorte, entre le repos d'une douce obscurité et une illustration poursuivie de sarcasmes et
de traverses , capitule malgré lui avec la tourbe des
envieux, et se trouve quelquefois heureux de ne perdre qu'une réputation scientifique à laquelle il avait
travaillé depuis vingt ans.

Les hommes les plus modestes et les plus dignes
de l'admiration publique , éprouvent quelquefois
eux-mêmes ces attaques de l'envie et de la jalousie ; mais comme leur vertu les retient à une hauteur peu accessible à tout ce qui est mal, ils n'ont
pas besoin d'entrer en composition ou de transiger ;
ils sont indépendants. Quant à ceux qui font grand
bruit d'eux-mêmes , et qui par tous les moyens
s'efforcent d'attirer les regards , ils demandent des
chaînes ou des entraves , et les obtiennent facilement.

Ainsi un médecin à qui une idée spéciale aura
souri assez heureusement pour servir de texte à un
livre , se mettra à l'œuvre et trouvera de toutes
parts assez de matériaux pour faire un ouvrage pi-
quant ; la renommée dont le besoin d'aliment est
continuel, saisit l'œuvre à sa naissance et le disperse
dans l'empire médical. Jusque-là rien qui ne soit que
très naturel : les envieux, comme il est d'habitude ,
les esprits réservés ensuite, et enfin même les partisans du livre , s'avisent de le commenter, d'y ajouter, retrancher, modifier ; mais le glorieux auteur,
devenu le maître , oublie à quelles conditions sa

réputation s'est accrue, gourmande les uns et les autres, et finit par se livrer contre eux à des qualifications offensantes : soudain la catastrophe suit de près l'ovation : l'imprudence d'un homme étonné de lui même ouvre les yeux aux médecins les plus impartiaux, et, réunis aux envieux, mais par des motifs différents, tous font des recherches avec plus d'ardeur, et on retrouve autre part les idées originales qui ont servi de base à ce monument de hardiesse et de bizarrerie, et qui eussent produit un meilleur livre sous une main plus habile. Le grand homme mis à la disposition de tous les chétifs de la littérature médicale, tombe avec son œuvre, et sert lui-même à de nouvelles réputations qui s'établissent à ses dépens.

Nous parlons dans une spécialité, mais seulement pour servir d'exemple ; tous les médecins, même parmi les habiles, ne peuvent pas faire ou ne font pas des livres ; mais ils ont des malades qu'ils guérissent, et à propos desquels ils ne doivent pas faire trop de bruit, pour ne pas inviter les jaloux à prouver que la nature seule a opéré la guérison malgré le médecin. C'est ainsi qu'on perd son indépendance par vanité, et comme on veut répondre aux libelles et établir la vérité des faits, on descend jusqu'aux petitesses, aux mouvements de colère, on finit par se mêler avec la tourbe et se confondre avec elle.

Quand l'illustre Pinel donna sa nosographie, il n'opposa à ses détracteurs qu'un noble silence : il améliora son livre, le renforça d'observations, et fit mieux encore : il indiqua les lacunes qu'il contenait. Dans le cours de son professorat, il signalait fréquemment à ses élèves les vides du cadre qu'il avait tracé, et les engageait par l'observation fidèle des faits nouveaux à les remplir. C'était un sage de l'antiquité. Une nouvelle doctrine s'élève et renverse la sienne ; il se tait encore et laisse au temps et à la vérité le soin de mettre chacun à sa place ; Pinel sera toujours compté parmi les plus grands médecins des temps modernes ; son profond savoir, son esprit philosophique, sa haute sagesse et sa vie privée, sont pour lui des titres immortels autant qu'incontestables ; c'était le médecin vraiment indépendant ; mais comme ce serait mettre un peu haut les conditions de l'indépendance que d'exiger de tout médecin un mérite égal à celui de Pinel, nous rappellerons ce que nous avons dit plusieurs fois : L'honneur, la probité et le désintéressement sont les garanties de toutes les qualités nécessaires dans l'exercice de l'art de guérir ; on ne doit point alors, ni pour soi, ni pour les autres, s'enquérir du reste, parce que tout est prévu dans un ordre convenable.

Cependant si on veut nous permettre de développer, en faveur des personnes susceptibles d'apprécier nos vœux et notre manière d'envisager la pratique médicale, quelques-unes des conditions dans lesquelles nous pourrions mieux trouver les moyens de la vraie indépendance, nous indiquerions d'abord la nécessité d'une grande réserve dans les jugements qu'on porte si complaisamment et si

favorablement sur soi-même , et partant , l'habitude modeste de ne pas s'attribuer tant de faits
douteux , tant de succès équivoques dont on veut
pénétrer et connaître la cause, et dont on se regarde
volontiers comme l'auteur direct , pour peu que
cette même cause ne soit pas démontrée ; parce
qu'enfin on veut absolument en trouver une à tout
ce qui arrive, et qu'un axiome en physique ne permet pas que cela se fasse autrement.

Que si , malgré qu'on se soit mesuré avec les
choses de ce monde, dans une proportion assez inférieure pour ne pas craindre de descendre encore ,
il arrive que la renommée, le caprice ou le hasard
vous élèvent au dessus de vos prétentions ou plutôt de vos précautions de sagesse, il faut être d'autant
plus en garde que , ne faisant pas de bruit par une
impulsion partie de vous, vous êtes au moment d'ê-
tre ballotté par les jeux du public et du sort ; il est
si doux d'être loué , prôné et fêté , que l'indépendance commence à courir des risques. C'est alors que,
quel que soit le degré de considération dont on
jouisse dans le monde , il faut nécessairement se
mettre au dessus du mérite dont on est pourvu, ou
à l'occasion duquel on vous estime, afin de ne pas
écouter les flagorneries de l'amour-propre , se com-
plaire dans la contemplation de soi-même , et par
ainsi donner prise à la première attaque de ceux
qui ne vivent et ne se réjouissent que des sottises
des autres. Il faut envisager les avantages que l'on
possède, comme le résultat d'un concours fortuit
de circonstances heureuses , dont n'ont pas été

gratifiés mille individus doués de savoir et de génie, mais que la fortune a dédaignés ou que le hazard n'a pas servi.

Il est assurément très licite de jouir de ses propres avantages, chaque fois qu'il n'en résulte aucun dommage pour autrui; mais, comme on ne possède rien dans le monde que l'envie ne le croie acquis à son détriment, c'est toujours contre elle qu'il faut lutter, et c'est aux propres périls et risques de soi-même, qu'on parvient à quelque chose. On n'obtient rien autrement; ce sont alors des calculs sur lesquels on peut s'arranger à l'avance; mais les plus utiles dans un tel but, sont à coup sûr ceux qui sont fondés sur l'honneur. Au reste, il faudrait tout répudier, si on voulait vivre en paix, ou au moins traiter les choses avec assez d'indifférence pour montrer qu'on peut se passer de tout.

Mais puisqu'il est dans la constitution de la société que tel homme, plutôt que tel autre, doive se faire apercevoir au dessus de la foule, on est toujours assez élevé, assez grand par ses talents pour être vu de loin, sans avoir obligation à personne; n'ayant rien demandé, on n'est tenu à aucun compte envers le public; et si vous avez des rapports avec lui, c'est lui qui vous recherche; parce que, ne trouvant pas ailleurs les conditions du talent dont il a besoin, il se met à votre disposition et se trouve heureux de votre condescendance et de votre bonne volonté.

Ce mode d'indépendance préférable à tout autre, n'exclut rien de tout ce qu'on peut se promettre

d'honorable et d'avantageux ; la situation où l'on
se trouve alors, pour être éloignée de la voie commune, n'en est que plus piquante pour l'homme
lassé ou dégoûté des coteries, et il ne serait pas
difficile à celui-ci de trouver des jouissances au
dessus de toutes les autres, et qui ne sont souvent
telles que parce qu'elles ne sont pas communes ;
dans leur nombre nous mettrions assurément l'a-
vantage d'être par soi quelque chose et rien par
autrui ; et partant d'être affranchi de certains engagements qui, sous divers noms, ne sont souvent
que des formes particulières de servilité. L'homme
ainsi constitué moralement, ne pourrait et ne devrait pas, il est vrai, avoir une existence vulgaire ;
et après tout, il n'y aurait pas pour lui du désavantage à ne pas ressembler à tout le monde ;
quand tout va assez mal, quand tout est tourné à
la sottise, quand tout penche à la bassesse et à
la vileté, quelque route que l'on prenne, on court
toujours les chances de faire mieux et d'être quelque chose de plus que les autres, en raison de ce
qu'ils sont moins.

Ainsi, un médecin loyal, libre, fier et dédaigneux
de toutes ces petites qualités si précieuses aux yeux
de la multitude, s'abandonnerait à la seule impulsion de son génie, et pourrait se juger lui-même
sans honte, sans remords, sans éprouver de ces
retours honteux, fatigants pour tant d'hommes
célèbres qui ne peuvent se voir que sous un af-
fublement composé de lambeaux pris de toutes
parts et au détriment de chacun.

Vainement on objecterait l'inconvénient de trop s'isoler ; le public, il est vrai, accoutumé à des flagorneries, offensantes s'il en voyait le but, mais douces et persuasives parce qu'elles accompagnent les propositions agréables, ne concevrait pas une supériorité éloignée de lui, et ramené par le caprice ou la fantaisie, il ferait par curiosité ce que le bon sens devrait lui inspirer. Nous trouverions, au reste, dans l'histoire de la médecine, des exemples frappants de la faveur populaire à l'égard de médecins habituellement enfoncés dans des études continuelles, et oublieux de tout l'appareil des fadaises et des puérilités qui charment tant de monde : Zimmermann était sombre, Raw était d'une brusquerie qui allait à l'emportement, Bouvard était aussi rude, Dessault était assez brusque, Barthez avait un abord repoussant, et tant d'autres.

Mais si ce défaut de prévenance de quelques médecins à l'égard de ceux qui les entourent, nuit à leur popularité, et affaiblit non la confiance, mais les relations, par ce qu'elle leur ôte de facile et de confidentiel, il n'est pas ridicule et méprisable comme le défaut opposé, comme cet empressement banal, ce bon vouloir à formes serviles, décorées, tant qu'on a besoin de conseils médicaux, d'un nom poli, mais traduites ensuite en expressions dédaigneuses au retour de la santé.

Il est des gens qui courent après la bienveillance de tout le monde, et qui l'obtiennent ordinairement en pitié de leurs prévenances, de leurs offres de services, et souvent dans la présomption de leurs dispositions à se rendre utiles à des passions ou des intérêts privés de quelque espèce qu'ils soient. On conçoit que les conséquences d'un dévoûment si facile peuvent être infiniment graves, et entraîner tôt ou tard dans une carrière malheureuse, celui qui, sous une impulsion étrangère, ne peut prévoir ni soupçonner les choses, et pourtant se trouve toujours complice.

Mais en supposant qu'une telle disposition n'entraîne pas aussi loin, elle est toujours suspecte; elle emporte avec elle la présomption d'une déférence aux volontés d'autrui sans examen, et partant à toutes les sottises qui dérivent de l'abnégation de soi-même en faveur des autres, surtout dès que la pratique médicale est le prétexte honorable d'immunités quelconques. On peut bien, tant qu'on est libre, répondre de soi, en raison des principes de morale dont on est imbu, et si on s'en dévie quelquefois, comme ce n'est point par intermédiaire, on peut voir le mal, le juger, l'éviter ou établir ses calculs en conséquence, et si l'on n'a pas la force de s'y soustraire entièrement, on peut se mesurer avec lui, et suivant comme on est atteint, on peut le combattre, l'éviter, le fuir et sortir vainqueur et repentant; on inspire encore dans ce cas une sorte d'intérêt, par la considération de la faiblesse humaine et des efforts qu'on a faits pour résister; dans le désordre même, on conserve encore la dignité de l'homme.

Mais absorbés dans les volontés d'autrui, mais

entraînés dans le tourbillon des passions qui meuvent personnellement nos semblables, mais dépouillés de l'élément moral qui constitue le libre arbitre, les êtres sont vils, dégradés, vicieux ou prêts à l'être ; et, s'il leur restait quelque chose de sentiments naturels, ce serait celui de leur propre faiblesse, le seul qui leur permît encore d'envisager leur dégradation, et de chercher les moyens de la déguiser par le renvoi à leurs maîtres ou à leurs patrons de leurs torts ou de leurs erreurs : seul moyen d'alléger le fardeau inique dont ils se sont volontairement chargés ; mais ce moyen ne les réhabilite plus : à leurs yeux seuls leurs efforts ont des succès, et ils prennent pour tels quelques petites méchancetés, quelques sots quolibets, débités contre leurs patrons avec assez de réserve pour ne pas courir le danger d'une disgrace.

Ce résultat assez fréquent de l'influence des volontés d'autrui et de l'engagement qui l'accompagne, démontre assez que l'homme mérite la confiance seulement quand il a la faculté de juger et d'exécuter selon ses propres inspirations. On sait bien qu'il y a des êtres naturellement faibles dont l'existence ne se conçoit qu'à l'ombre des protecteurs ; mais il y a chez eux absence d'instruction, nullité de jugement autant que de caractère, et quand nous reprenons les torts de quelques médecins, nous ne poussons pas les conséquences jusqu'à les considérer comme des idiots ; leurs diplomes répondraient au moins contre toute assertion qui les mettrait aussi bas.

Ce n'est pas qu'on ne trouve des individus dont la vileté se renforce de la conscience qu'ils ont de leur infériorité morale et scientifique, il en est dans toutes les professions ; mais en médecine, l'homme médiocre, qui s'apprécie au plus juste et s'avoue à lui-même ce qu'il est, ne perd aucun instant, ne dédaigne aucun moyen, ne laisse échapper aucune circonstance, et comme il sent qu'un ton élevé ne lui convient pas vis-à-vis de ses compatriotes, et convient encore moins à ses intérêts, il est prêt à tout ; serviteur empressé de quiconque souffre ou s'imagine souffrir, il devient peu à peu le martyr habituel de toutes les fantaisies d'autrui et le plastron résigné des boutades de quiconque est de mauvaise humeur ; peu s'en faudrait qu'on ne s'en prît à lui d'un mal de tête, tout comme on le gourmanderait, si au moins il ne le calmait pas au premier mot. C'est en vain que la présence de certaines personnes réveilleraient en lui un pudique sentiment de la dignité de l'homme ; il a faibli par habitude, et il n'est plus en lui de se relever ; on dirait que depuis longtemps une fatalité s'appuie sur lui de toute sa pesanteur, et que tout son être en a gardé l'impression ; il est ainsi fait ; jamais la bosse des sentiments fiers n'a élevé son crâne d'une demi-ligne, et sur la honteuse périphérie de sa calotte osseuse, on n'observe que l'organe des inclinations basses et avides. Aussi reste-t-il ce qu'il est, et n'aspire-t-il pas à changer ; on serait presque tenté de compatir à sa situation, si l'on ne savait pas qu'il a des malades auxquels il faut d'abord compatir, précisément parce que ce sont ses malades.

Jusqu'à présent nous ne voyons dans la vie de Mirobolan, que les effets communs de la servilité dans l'exercice d'une profession honorable, et comme il y a facilité, commodité, peu ou point d'obstacles à surmonter, et par conséquent nul usage à faire de profonds calculs ou de vastes combinaisons, pour en venir à des fins plus graves, tout se passe dans un ordre particulier qui trouble fort peu la société.

Mais quand il s'agit de grands crimes, et que de gré ou par séduction, un médecin se trouve entraîné à une déplorable complicité, ou mis dans l'alternative d'être victime lui-même, la question est bien d'une autre importance, et nous allons voir si notre collègue n'est tenu qu'à une vertu vulgaire, pour que lui et son malade puissent toujours, avec sécurité, suivre respectivement le cours ordinaire des choses tracé pour eux dans leurs relations.

Nous ne voudrions pas contrarier l'idée flatteuse pour la pratique de l'art, que le but du médecin est toujours la guérison de son malade, devrait-il en exister d'autres ? A cet égard on s'appuie moins sur l'intérêt que celui-ci peut inspirer, que sur les avantages matériels qui résultent toujours pour celui-là des succès qu'il obtient. La vérité veut que nous ajoutions ici quelques développements, en revenant un peu sur ce que nous avons dit ailleurs que le malade ne constitue pas toujours lui - même

l'objet principal des soins qu'on lui donne ; le motif sur lequel on établit la sécurité de ce dernier,
a besoin d'être mieux examiné et mieux reconnu
pour que l'on puisse dire avec certitude, si, pour
quelques visites, une rétribution modique mais
légitime, ne peut pas être couverte amplement par
des immunités plus considérables, pour des services
autres que ceux qu'on est en droit d'attendre loya-
lement, et si, en conséquence, les intérêts des tiers
ne viennent pas quelquefois modifier ici les relations existantes : qu'on revienne sur les temps passés, qu'on feuillette l'histoire, les mémoires particuliers, qu'on s'arrête surtout aux articles de
nécrologie et de succession des familles riches et
puissantes, et qu'on ne nous accuse pas de calomnie.

Nous ne reviendrons pas sur les mille causes qui
peuvent plus ou moins altérer les sentiments du
médecin à l'égard du malade, telles que dégoût,
offense de l'amour-propre, ingratitude, et autres
qui ont une portée bien directe, mais qui ne produisent jamais des effets d'une nature semblable à
ceux qui découlent de l'intervention d'un tiers
dans le traitement d'un malade. Un médecin offensé
et mécontent se retire, ou se tait, ou se laisse aller
jusqu'à l'indifférence et au non vouloir ; et s'il y a
tort dans certains cas, il n'y a jamais crime, parce
que, eût-on affaire à un médecin vicieux, il n'y a
pas dans les relations un intérêt assez majeur pour
aller bien loin. Il s'agit ici d'autres personnages.

Si chaque individu a sa vie matérielle pour bien

le plus précieux, il peut, malheureusement pour lui, être pourvu en même-temps de divers autres biens accessoires ou secondaires, et qui ne sont pas tellement particuliers à lui seul que ses semblables ne puissent les convoiter. Delà les différents aspects sous lesquels on peut être considéré, dès qu'on est malade; delà les différentes positions dans lesquelles le médecin se trouve, entraîné qu'il peut-être par des causes auxquelles ne résistent pas la plupart des hommes, delà des résultats qu'on ne peut pas toujours prévoir, parce qu'ils ont été préparés dans le mystère; enfin se doute-t-on de tout cela dans le monde, et présume-t-on seulement qu'il y a des catégories à établir?

Qu'on se récrie tant qu'on voudra contre des insinuations aussi offensantes; elles n'attaquent pas le médecin ferme, honnête et consciencieux; elles le font au contraire ressortir de la foule impie qui traite ignominieusement de la plus noble des professions; elles avertissent le public des piéges qui l'entourent; que dis-je? elles l'obligent à l'étude du diagnostic moral de l'homme, et tendent ainsi par deux chemins à un seul et même but.

Reprenons.

Il y a des malades qu'il faut absolument guérir: un fils qui vous demande son père, une mère son enfant, sont des stimulants assez énergiques de votre attention et de toutes vos facultés, pour qu'enfin vous partagiez, malgré vos occupations diverses, le doux et puissant intérêt qui les anime. Il y en a d'autres que la défection de tout le genre humain abandonne à vos œuvres et que vous devez encore guérir, sans gloire et sans honneur, il est vrai, mais qu'importe? votre conscience est calme et votre esprit aussi; la foule des indifférents vous laisse en paix avec vos actions, et si, à tort ou à travers, on ne vous loue pas de vos succès, personne au moins ne vous contestera la satisfaction d'avoir bien fait.

Il y a d'autres malades qu'il faudrait guérir encore.... ! Un moment, ici commence un ordre de relations compliquées dans lesquelles le malade et le médecin ne sont, l'un que le sujet, et l'autre le moyen, mais non la volonté et la force qui en déterminent le but. Il est bien facile sans doute au père de famille, à la mère bien-aimée, au fils chéri de s'abandonner dans l'excès de la douleur, à la sincérité de tout ce qui les entoure, et de ne voir dans les êtres qui leur sont chers que des amis dévoués qui livreraient leur sort à l'urne de la loterie, si la mort voulait y puiser et prendre parmi eux sa victime au hasard. Mais ici il y a des situations bien différentes; l'intérêt personnel, ce poison infernal, vient toucher de son empreinte corrosive les œuvres les plus saintes de l'humanité, et c'est sous le voile de l'humanité elle-même que s'effectuent les manœuvres les plus odieuses. L'homme avide qui convoite les dépouilles de celui qu'il dit son ami, et dont le cœur n'eut jamais rien de commun avec le sien, l'homme qui a besoin de la perte de son semblable pour agrandir sa destinée dans les régions de l'ambition et de l'orgueil , l'homme qui a concentré pendant toute sa vie ses tourments de haine et de vengeance , et qui épie et prépare une occasion , son seul instant de bonheur , tant d'autres dont la pensée ténébreuse rêve continuellement le mal à faire à autrui, avec ou sans but que la raison humaine puisse déterminer , offrent autant d'assaillants dont il est impossible au malade de se défendre ; que pourrait-il leur opposer ? Dans l'affaissement de ses facultés , dans la préoccupation de ce que l'avenir lui prépare , dans l'interruption même de ses relations , il est abandonné aux volontés étrangères. Un seul appui lui reste , c'est son médecin ; encore faut-il que celui-ci soit d'une trempe assez vigoureuse pour soutenir les assauts de tant de passions violentes , de calculs pervers et de trames criminelles.

Mais combien la position de ce dernier est difficile : engagé dans des travaux périlleux , environné de séductions , assailli par les nécessités que le crime fait naître autour de lui , tourmenté quelquefois par des besoins qu'un sort rigoureux ne fait qu'accroître, infortuné peut-être dans son for intérieur, lui seul est témoin de ses propres efforts et de son dévoûment , et quand sa vertu a triomphé , le malheur veut encore que pour lui seul la renommée soit silencieuse.

On couronne le guerrier , parce qu'on l'a admiré sur le champ de bataille ; on célèbre le magistrat qui a étouffé courageusement les dissentions civiles ; cependant le modeste champion de l'huma-

nité, dans les obscurs combats où sa vertu est iso-
lée, ne trouve rien pour lui de ce qui soutient
les hommes dans les difficultés de la vie : point
d'encouragements de bienveillants témoins, point
d'assistance d'amis dévoués, point d'espoir de récompense dans l'opinion publique ; son acte de
dévoûment, disons son sacrifice, s'est consommé
dans le secret, et d'un moment à l'autre, il peut
s'attendre que dans le secret aussi, le crime déçu
et inquiet attentera à ses jours, pour ensevelir à
jamais l'unique témoin de l'iniquité.

Ne me parlez donc pas de vos actes d'héroïsme
sur un champ de bataille, le brave trouve toujours sa couronne et des applaudissements ; mais
l'homme dont nous parlons, le sage, l'être divin
qui a triomphé sans témoins et partant sans gloire,
et dont pourtant la vie est continuellement en danger pour avoir résisté, quelle couronne lui tres-
seriez-vous, si les faits de la plus héroïque vertu
étaient mis au jour.

Reveillez-vous donc, ô riches et puissants de
la terre, et vous aussi, classe nombreuse de tes-
tateurs à qui le sang ni le cœur n'ont donné de
véritables héritiers ! Tout ce que j'ai dit vous concerne, voyez autour de vous avant que le dernier
assoupissement ne vous enlève la faculté de reconnaître l'état véritable de vos rapports avec ceux
qui vous entourent ; votre tâche n'est pas médiocre : en même-temps que vous avez à chercher
pour médecin l'homme étranger aux craintes et aux
séductions, vous avez un examen à faire de toutes

vos relations antérieures ; il vous faut retourner sur vos pas dans la carrière que vous avez parcourue, et reconnaître, s'il est possible, tous ceux au bonheur ou à la fortune desquels votre existence est un obstacle.

Les faits détestables que nous signalerions ici dans l'exercice de l'art, et qui proviennent d'une affreuse collusion entre des tiers intéressés et des médecins dont le caractère est aussi cupide que servile, ne sont pas de ceux que l'histoire consigne avec le plus d'exactitude dans ses pages vengeresses ; il en est bien parlé quelquefois, mais assez vaguement pour ne pouvoir former de légitimes accusations contre leurs auteurs ; le secret n'est-il pas ici le gage du succès ? Néanmoins, si avant la renaissance des lettres en Europe, on trouve assez d'exemples d'empoisonnements chez les princes et les rois barbares, ils ne sont peut-être pas moins nombreux dans nos temps modernes, et il y aurait bien des mystères à dévoiler seulement dans le dernier siècle, entre la mort de l'illustre Ganganelli, et celle de deux puissants monarques qui ont régné de nos jours.

Mais sans anticiper ici sur la conclusion que nous aurions à prendre, et dans laquelle nous prononcerions que la société est intéressée directement à ce que les médecins conservent leur indépendance, contrairement à ce que certaines exigences ont décidé, nous nous contenterons d'indiquer dans le chapitre suivant les moyens par lesquels on peut se maintenir dans une situation honorable malgré les influences extérieures. Ces moyens ne sont pas nouveaux dans leur espèce, ils ne le seraient que par désuétude ; et alors, pour dire comment il faut faire ce qui convient , tout le secret serait dans l'art de le répéter souvent.

✳

~~~~~~

CHAPITRE II.

DES MOYENS D'INDÉPENDANCE.

Pour être indépendant , il faut vous rendre plus nécessaire aux autres, que les autres ne peuvent l'être à vous-même ; il ne faut pas alors que l'opinion publique affirme la nécessité de son appui, pour vous soutenir dans le monde ; l'idée du besoin que vous pourriez avoir de quelqu'un , démontre la possibilité de vous ramener dans la ligne dont vous prétendiez sortir, et dès que vous avez laissé entrevoir votre existence liée à d'autres existences , vous vous êtes donné des maîtres.

Si donc le malheur, et peut-être vos imprudences, vous ont mis hors de votre but et de votre droit , il faut, pour vous réhabiliter, une énergie dont peu d'hommes sont capables , et dont même fort peu retireraient le fruit qu'ils pourraient s'en promettre ; une sortie vigoureuse contre l'opinion ou contre la réputation qu'on vous aurait faite , serait interprêtée aussi bien comme une aberration de votre esprit que comme une honorable résolution.

Il faut donc prévoir de loin , et alors assurer son existence matérielle , si l'on ne se sent assez fort pour ne pouvoir faire tête aux obsessions de besoins journaliers ; tous les hommes ne sont pas d'une constitution assez héroïque pour braver le
~~~~~~

malheur et se planter au milieu du monde comme le rocher qui brave la foudre et le temps ; les affections de famille, les soins dus à ceux qui nous sont chers, font souvent fléchir les plus intrépides résolutions, et au milieu des débats qui assiègent notre vie, beaucoup font passer les affections de l'homme avant la philosophie du médecin. Mais comme nous ne voulons pas fatiguer les liens sociaux, nous laissons à l'honneur et à la probité, le soin de donner la mesure de ce qui appartient aux devoirs et de ce qu'on peut laisser aux sentiments.

Nous essaierions seulement d'indiquer combien il est facile de réduire à peu de chose les exigences de la vie matérielle, quand on a assez de bon sens et d'élévation dans l'ame, pour entrevoir la dignité d'un médecin ailleurs que dans un luxe parfois ridicule et souvent ruineux ; nous prouverions qu'il y a quelque chose de petit dans les moyens de grandeur puisés hors de nous-mêmes, qu'il y a quelque chose de puéril pour un homme grave dans l'usage des modes et des nouveautés : les habits, les maisons, les chevaux, et tout l'attirail des riches désœuvrés ; nous démontrerions tout ce qu'il y a de pauvre et de mesquin dans l'imitation des favoris de la fortune, parce qu'au travers des efforts faits pour déguiser des embarras de finance, on aperçoit toujours une sorte de gêne qui fait grimacer les allures, et pendant qu'on se gonfle auprès des Turcarets pour se donner quelque chose de leur importance, l'œil perçant des personnes judicieuses n'aperçoit là qu'un martyr de la vanité.

Pour démontrer cette nécessité de limiter les besoins matériels, assez impérieux parce qu'ils sont journaliers , nous ne recourrons pas aux exemples d'austérité si nombreux et si miraculeux dans l'histoire de la philosophie et du monachisme primitif , attendu que tous les discours basés sur de pareils textes , seraient si mal compris aujourd'hui , que nous servirions mieux nos intentions en racontant la vie de tel ou tel confrère , dont le sort paraissait heureux au temps où la mode , le caprice , plus que son mérite peut-être , le poussaient au faîte de la société. L'imprudent ! Alors , charlatanisme ou vertu , la fortune lui souriait, et il n'a su profiter de la circonstance ; il s'est usé au tumulte bruyant des cercles, et son flambeau s'est éteint ; d'autres prennent sa place et auront leur tour ; cependant les espérances qui lui restaient s'évanouissent l'une après l'autre, tout décline pour lui , tout tourne à contre-sens de ce qu'il désire ; il est réduit à traîner laborieusement sa vie; chaque peine lui en annonce une autre , chaque heure est longue et chargée de reproches , chaque jour lui donne un pronostic accablant pour le lendemain , l'avenir est un abîme dont il voudrait abréger la profondeur pour disparaître plutôt, et il s'achemine pantelant de misère , souffreteux de besoins, clopinant douloureusement d'un malade à l'autre pour conserver un reste de clientelle , et cueillir encore le morceau de pain que ses sottises et le temps diminuent tous les jours.

Quelle différence pour le médecin sage dont les calculs sont établis depuis longtemps, et qui, de la route sévère tracée dès son début, n'a pas dévié une seule fois ! En face de ce qu'on appelle les heureux, les puissants, les grands, il peut hardiment se poser ; il est grand aussi, mais à sa manière, et sa manière n'est inférieure à aucune, car personne n'est là pour la démentir.

Et en effet, quelle dépréciation peut-on faire, dans l'estime publique du caractère d'un homme qui n'a besoin de personne, et dont tout le monde peut avoir besoin dans les jours du malheur ?

Ses prévisions l'ont si bien servi en ce qui le concerne, que le pain de tous les jours lui est assuré, et que, libre des soucis causés à tant d'autres par les misérables assujettissements des besoins quotidiens, il est toujours lui-même dans la position intellectuelle où il s'est placé, et il ne tient pas à autrui qu'il en soit autrement.

Il est certain que la supériorité acquise dans l'art de guérir, est d'une nature si spéciale et tellement individuelle qu'elle ne doit être comparée à rien, parce qu'elle ne peut se déplacer d'une tête pour se porter sur une autre, et que par cela même elle rend un homme éminemment utile, nécessaire, indispensable, comme l'air à ceux qui ont respiré.

Nous savons bien que les insensés du siècle répondent à cela selon leur mesure d'appréciation, c'est-à-dire, selon un jugement comparatif d'eux aux autres, et d'après lequel, dans certaines limites de l'intelligence et des talents, les hommes sont égaux. Certes, si on rencontre un médecin fier, et que, selon eux, on puisse en trouver dix qui ne le seront pas, parce qu'avec de l'or on fait fléchir les résolutions les mieux arrêtées, on élude la question ; parce qu'au lieu de dix, on pourrait en rencontrer cent et pas plus fiers que les autres, faute de raisons pour l'être.

Il ne s'agit plus du nombre, mais de trouver accessible l'homme qui tient dans ses mains le salut de plusieurs, et par conséquent de chercher les moyens de se faire admettre à son attention.

Or, si cet homme est de la trempe de celui qui refusa les présents de Xercès, nous savons d'assez beaux traits de générosité et de désintéressement pour croire que les imitateurs du patriarche de Cos sont assez nombreux, et que, s'ils ont une existence moins brillante et une réputation moins étendue, c'est que leur modeste vertu leur défend l'éclat et l'ostentation, et qu'à ce sujet les révélations ne sont dues qu'au hasard, et qu'enfin ce ne serait guère la peine pour eux de se dévier d'une noble conduite en faveur de tels ou tels qui sont loin d'être des Xercès.

Créez-vous donc un avenir, pour n'avoir pas à maudire un jour la société dans laquelle le sort vous a fait naître ; restreignez-vous dans votre intérieur ; il faut si peu pour quiconque ne veut que vivre ! et puis sont-ils si rares pour n'y pas trouver des encouragements, ces exemples de modération et surtout de sobriété, vertus pour le moraliste, mais condition d'existence pour le savant : la minimité de la part alimentaire , nécessaire au soutien des forces , se fixe tellement par la volonté et l'habitude, que la vie de quelques individus a pu bien servir de modèle à la création de certains êtres fantastiques tenant plus au ciel qu'à la terre. Du moins est-il constant que la sobriété jusqu'au régime même de Pythagore , maintien l'intégrité de l'entendement autant que de la santé , et l'on trouve beaucoup moins de valétudinaires et de sots parmi les classes modestes , qu'au milieu des classes somptueuses où brillent des santés florissantes , facilement écrasées sous un luxuriant embonpoint.

Par une de ces grandes désharmonies entre nos paroles de philanthropie et nos procédés, il se trouve une certaine exigeance de formes extérieures et d'usage, à laquelle on est obligé de se soumettre sous peine de discrédit , et nous ne pourrions alors blâmer le déguisement d'une position malheureuse ; mais il faut le faire seulement jusqu'au point exigé par la bienséance , afin d'être admis à paraître au soleil ; car il est de ces tyrannies sociales auxquelles on ne peut se soustraire , et l'homme sage y satisfait à bon marché. Nous avons déjà dit que l'instinct de conservation chez les malades fait toujours assez découvrir le médecin dont on a besoin , pour qu'on réussisse facilement à le trouver dans son humble demeure , et pour qu'on puisse le consulter sous son modeste vêtement ; quoiqu'il n'ait pas de beaux chevaux et une élégante maison hors des murs de la cité , il n'en est pas moins

habile , et les soins de l'étiquette n'atteignent pas
sa capacité.

Il faudrait néanmoins convenir que cette obligation à se couvrir de la médiocrité honnête , malgré une détresse qu'on n'a pas quelquefois méritée,
vient de la détestable pensée que la nécessité de
pourvoir à des besoins impérieux, dispose, à défaut
de voies honorables, à tenter tous les autres moyens
de quelle nature qu'ils puissent être ; on force donc
en quelque sorte , celui qui est malheureux à établir sa situation devant tout le monde , ou plutôt
on demande qu'il en établisse une convenable au
dehors quelle que soit la réalité ; on exige de lui la
preuve qu'il est digne de vivre avec ses semblables,
en démontrant qu'il peut vivre sans eux.

Cette ridicule manière de prouver la légitimité
d'une existence par le non-besoin de ce qui la constitue , est une de ces grandes inconséquences qui
bouleversent tous les principes d'ordre et de justice ; aussi les charlatans du plus bas étage le
savent bien et en tirent parti ; et quand alors ils
prônent leurs talents , ils les proclament moins
comme un avantage pour eux , qu'un présent du
ciel en faveur des autres ; ils se font nécessité pour
le genre humain , prennent le monde en pitié de
ses misères et de ses douleurs , et jettent tellement
du doute sur leur conduite par de généreuses expressions , que malgré la persuasion qu'on a de
leur bassesse , on leur saurait presque gré de leurs
démonstrations.

C'est que l'espèce d'indépendance qu'ils affichent

ainsi, emporte la supposition des actes généreux
d'accord avec les promesses, et fait croire à la véracité de l'individu ; d'ailleurs quiconque n'est pas
sous l'empire de volontés étrangères, n'a pas de
motif de se déguiser.

On écoute et l'on croit à ces sortes d'orateurs
populaires, ils démontrent si facilement que n'ayant
besoin de rien, ils travaillent pour autrui, qu'ils
sont bien venus du public ; ce sot public qui ne
croit pas au miroir qu'on lui présente, mais qui
court après toutes les fantasmagories possibles ;
troupeau imbécille qui frapperait volontiers sur
l'homme modeste, mais qui se laisse écraser par
l'impudent qui le méprise.

Les choses sont donc ainsi ; aidez-vous à prendre
une place dans l'opinion, mais par des moyens convenables ; tous ne le sont pas. Et si avec des talents
et de l'honneur vous ne pouvez l'obtenir, cherchez
un peuple civilisé ; mais pas de transactions, elles
seraient interprétées à votre désavantage, et vous
n'auriez plus la ressource d'un dédain qui vous ho-
norerait et pourrait mieux vous servir un jour.

❋

CHAPITRE III.

PRÉCEPTES GÉNÉRAUX DE CONDUITE.

Puisqu'on est dans la nécessité de vivre au milieu d'un monde plein de travers et de corruption, il ne s'agit plus de se livrer avec abandon à l'exercice ostensible de ces vertus particulières qui font autant le bonheur des individus qu'elles rendent estimable l'homme qui les cultive ; il faut se composer une existence publique en harmonie avec celle de ceux qui vous entourent, et pour cela ne mettre dans votre conduite, de ce qui est bien selon votre cœur, que ce qu'il en faut pour ne choquer personne, et de ce qui est mal selon votre conscience, que le moins possible, pour ne pas trop vous éloigner de la voie que désormais il convient de suivre ; vous vous éviterez d'être honni à l'occasion de quelque mérite ou de quelque qualité qui, étant trop peu comprise de vos contemporains, pourrait être regardée comme une faute dans les conditions sociales où vous devez entrer, et même vous être imputée comme un tort très grave, suivant le besoin de ceux que votre existence contrarie.

C'est donc par une foule de ménagements, sans lesquels vous conspirez contre vous-même, que vous pouvez espérer de vous produire, sinon avec des succès brillants, ils tiennent à d'autres causes, du moins avec assez de bonheur pour que la jalousie consente à vous voir circuler en paix dans les rangs de vos collègues les plus médiocres. Il n'y a pas de doute alors que pour vous élever un peu dans l'opinion publique au dessus du degré qui vous est attribué, vous ne soyez obligé de concéder peu à peu quelque chose de ce qui vous reste de sentiments généreux à toutes les coalitions permanentes, afin de compenser ce que celles-ci vous permettront en plus de réputation et de faveur publique; ce qui veut dire autrement que vous aurez à faire au dedans de vous une nouvelle combinaison des principes d'honneur et de loyauté, dont il vous serait pénible de vous départir, avec la concession exigée de vous à la faiblesse et à la perversité du siècle. En agir différemment, ce serait courir des risques; votre sagacité doit les pressentir et vous faire juger s'il y a au dedans de vous assez de ressources pour les braver.

Quoiqu'on ait raconté de l'empire qu'exerce la sottise, on en appelle quelquefois, et le mal ne triomphe pas cependant toujours d'une manière constante; c'est ce qui rend nos jugements si incertains sur la moralité de ce qui se fait; un acte de générosité ou tout autre acte louable peut bien trouver parfois des circonstances favorables pour être admis au consentement des hommes; ce qui a fait dire que la vertu est tôt ou tard récompensée, et on a pris ici des cas particuliers pour des règles nécessaires; mais il faut se garder de croire que ce soit un droit acquis à tout ce qui est bien : un accident, un rien mis en œuvre par un envieux habile, changent les rapports de la plus belle action avec son but, et donnent à l'intention de son auteur une couleur toute différente devant ceux qui la jugent. Ainsi ce n'est pas d'après ce que vous aurez fait qu'on prononcera, mais d'après ce qui conviendra aux autres.

Votre principale étude doit donc être la connaissance des intérêts d'autrui et l'observance des règles que ceux-ci ont tracées, au préjudice même de vos sentiments et de vos affections.

Mais si la voie commune que nous venons d'indiquer choque votre délicatesse ou votre fierté, et nous sommes prêts à vous applaudir, vous pouvez vous ouvrir une autre carrière, belle, noble, élevée jusqu'à l'héroïsme, les circonstances la feront telle, mais traversée de difficultés et d'orages.

La détermination que vous prendrez d'abord dépendra de votre courage et surtout de la position que vous occupez ; partagé avantageusement des biens de la fortune, vous ne serez pas vulnérable du côté par où tant de collègues sont mortellement atteints, dès qu'ils veulent marcher d'eux-mêmes ; mais on vous dénigrera sous le rapport de la capacité, et les envieux seront assez satisfaits de vous avoir déplacé du cercle qu'ils veulent occuper seuls, pour vous reléguer dans l'hémisphère de ceux qui ne sont plus utiles au monde ; instruit, habile, doué de talents supérieurs, vous serez perpétuellement l'objet de la contention de tous; vous commettrez des fautes, ou on vous en fera commettre; leur publicité sera éclatante et vous descendrez dans les rangs obscurs; ou même, si vous vous obstinez par quelque succès, on trouvera, d'une manière ou d'autre, le moyen de vous faire éclipser de la scène que vous méritez d'occuper.

Cependant il n'y a que ces deux positions pour vous; toutes les autres s'y rapportent plus ou moins, et c'est vous dire assez qu'il faut combattre; mais dans les stratagèmes de cette guerre obscure que les intérêts et les amours-propres se livrent continuellement, vous ne pouvez pas trop vous présenter vous-même, le bras levé pour vous défendre; les bienséances s'y opposent; vous comptez peut-être sur vos amis pour cela, et il s'agit de savoir jusqu'à quel point des amis peuvent être de solides défenseurs.

Il semble au premier coup-d'œil que puisqu'il ne s'agit que de vous, il est bien facile de ne traiter que de vous dans les contestations élevées par vos antagonistes; mais telle est la constitution de la société qu'en règle générale, il y a bien entre vous et vos amis une solidarité sur laquelle vous pouvez vous reposer tant que vous êtes heureux et applaudi, c'est-à-dire tant que vous n'avez pas besoin qu'on vous défende, mais qui est niée et démentie dès qu'on vous attaque. Or des amis avec des conditions pareilles ne sont pas très utiles, et ce sont les plus nombreux.

L'individu qui n'est pas médecin, mais à qui

vous avez donné tant de gages de dévoûment pour
compter sur un retour dans l'occasion, pourra être
assez bien disposé pour vous faire croire et croire
lui-même qu'il est un champion inébranlable
contre tous les assaillants possibles; une circonstance l'éprouvera et sans examiner de quelle bouche sort la calomnie, il naîtra chez lui tant de réflexions qu'il fera un petit retour sur ses liaisons
avec vous et sentira le besoin de vous juger de
nouveau; il ne vous admettra pas à une audience
spéciale pour entendre tous vos titres à la continuation de son amitié, et s'imaginera au contraire vous
faire toujours assez bonne part en vous tenant
compte de ce qu'il croit faire pour vous, quoique
ce soit contre vous. Il y a des esprits bornés qui
regardent l'amitié comme une situation en dehors
de tous les torts et de tous les défauts, et qui se
jugeant très favorablement eux-mêmes, ne veulent
pas qu'un ami soit assujetti aux effets de la médisance; aussi notre homme avide de savoir tout ce
qu'on pense de vous, acceptera volontiers les insinuations perfides, de manière que vous serez
scruté sous tant de rapports que nécessairement il
se trouvera chez vous un endroit faible par où s'écou-
lera tout ce que vous avez de mérite et de qualités
brillantes. Comme il s'agit de vous apprécier principalement sous le rapport de vos talents médicaux, celui que vous appelez votre ami hésitera
bientôt sur les motifs de la confiance qu'il avait en
vous; il ne sera pas le dernier à reconnaître pour
se mettre à l'aise devant le public qu'il n'était pas

compétent pour vous juger comme médecin, et rejettera sur l'aveuglement de son amitié sa croyance
à votre habileté; de là il se laissera facilement conduire aux soupçons de charlatanisme, premier pas
aux atteintes de votre honneur et de votre loyauté;
et toujours plus éloigné de vous défendre, il se re-
tranchera lui-même dans un assentiment à tous les
doutes élevés contre vous; il finira par croire à ses
méprises sur votre mérite pour s'excuser d'une communauté de sentiments; enfin telle est la malheureuse disposition du cœur humain que de peur de
courir des chances à reconnaître son erreur, il
ne renverra pas la décision à un plus ample informé
par un ajournement que la justice lui conseille; il
consentira plutôt à se regarder lui-même comme
un homme faible, surpris involontairement d'une
bienveillance que vous ne méritez pas, et com-
promis même par ses liaisons avec vous.

Votre ami est il lui-même médecin? C'est bien
ici qu'il y a longuement à examiner, en discutant
d'abord la question de savoir comment il se ferait
que dans la communauté d'intérêt où entrent tous
les médecins, chacun pour sa cote-part, il s'en
trouvât un seul qui marchât à contre-sens de ce qui
lui est personnel, pour se dévouer à vous, vous
qui probablement, envisageant tous vos collègues
comme des co-partageants à l'unique domaine qui
nous est échu, vous croyez appelé à hériter seul
de tous ceux qui font défection à la clientelle.

Mais enfin supposons que vous ayez trouvé un
collègue tout dévoué; il convient avant tout de re-

connaître le motif qui l'a conduit à une démarche qui se conçoit difficilement dans l'état ordinaire des choses, et de vérifier si un acte d'abnégation de lui-même pour autrui, est bien dans son caractère, ou s'il n'a pas un but particulier que vous n'apercevez pas, et qui, étant rempli, doit compenser ce qu'il peut faire pour vous, ou enfin si le motif pressant d'une vive reconnaissance à votre égard, n'est pas ressenti fortement par lui comme la nécessité d'un acte absolu de justice.

Voyez donc, en revenant sur ce que nous avons dit à la troisième partie de cet ouvrage, dans quelle catégorie vous pouvez placer l'homme de qui vous faites dépendre votre vie publique.

Est-il mû par l'amour de la gloire ou de la célébrité? Si vous êtes poussé dans la même carrière et que vous ayez les mêmes prétentions, sa situation devient si délicate qu'il faut avoir vraiment une ame grande pour repousser tant de sentiments de rivalité qui s'élèvent en foule; sentiments si impérieux, si exigeants, si intimes qu'ils composent quelquefois toute la vie d'un savant; tellement que celui-ci ne peut en quelque sorte échapper à l'anxiété où vous l'avez mis, que par un suicide moral ou une trahison. L'un n'est pas plus à conseiller que l'autre : il vous répugnerait d'exister aux dépens de votre ami, et il vous serait douloureux d'avoir à vous plaindre d'une perfidie de sa part. Fuyez de pareilles positions; les conflits d'intérêts sont si souvent funestes aux relations qui naissent du sentiment ou de l'estime, qu'on doit les éviter

comme des épreuves malheureuses où il faut toujours que quelqu'un succombe. Si votre carrière est
plus modeste, vous aurez à craindre de subir les
effets d'un patronage dont les conséquences ne vous
sont pas encore connues, mais qui peuvent se présumer si désavantageuses, qu'il vaudrait autant vous
laisser aller au cours des événements.

Si votre ami est conduit par la cupidité, il n'y
a point d'espoir pour vous; en proie au plus
égoïste de tous les sentiments, l'avare repousse au
loin les intérêts d'autrui et accepte volontiers la
ruine de ses semblables comme la chose la plus
convenable au monde entier, et le monde c'est lui
seul.

S'il est dirigé par le sentiment religieux ou
amour du prochain, le danger peut naître de l'in-
tolérance si naturelle entre les personnes qui se font
un devoir d'aimer les uns à condition de haïr les
autres; et il faudrait vous assurer desquels vous
pouvez être, parce qu'ici, votre titre d'ami n'est
qu'un accessoire étouffé sous le poids des croyances
qui dominent tout.

S'il est livré habituellement à ces affections
douces, égales, bienveillantes, qui subsistent
d'elles-mêmes, sans espoir ni besoin de retour,
vous pouvez dormir en paix; mais encore faut-il
trouver cet être divin, souvent introuvable, parce
qu'il existe dans le silence et ne se proclame jamais.

Tout ce que nous venons de dire relativement
au dévoûment d'un collègue pour vous, est dans la

supposition que, libre entièrement de ces liens de
famille, de ces engagements de père et d'époux
qui font taire tous les sentiments étrangers au
ménage, il peut se sacrifier, s'il est nécessaire,
sans que des réflexions importunes viennent arrêter
les élans de sa générosité; l'égoïsme qui trouve
tant de place dans le cœur du plus grand nombre
des individus isolés, rencontre ici des motifs qui se
légitiment assez pour lui ôter tout ce qu'il a de vil
et d'odieux; dès qu'une femme, un enfant, un
père, n'existent que par vous, vous ne vous appar-
tenez plus, et il est besoin que des êtres si chers
participent au conseil que vous avez à prendre.

Nous devons dire aussi que le dévoûment de
l'ami sur lequel vous comptez ne peut être exigé
que dans les situations bien marquées, bien déci-
sives, et où une seule parole de la calomnie peut
vous renverser. Ces cas ne sont pas trop fréquents
à une époque où tout se traite faiblement, molle-
ment, et où un médecin attaqué tombe un peu aujourd'hui, se relève un peu le lendemain, parce
qu'il remplace un autre médecin qui vient de tomber aussi, lequel se relèvera à son tour pour en
remplacer quelqu'autre tombé la veille : flux et
reflux dans la pratique qui ressemble plutôt aux
tripotages du petit commerce qu'à l'exercice positif
d'un art sublime. Les exigences et les dévoûments
dont nous parlons ici regardent surtout ces hommes
plus prononcés par leur caractère, leur savoir,
leurs prétentions, leur ambition même, et qui
veulent être distingués de la foule, parce qu'il

n'est pas en eux de passer inaperçus dans le monde.

Mais enfin de ce que nous avons dit dans ce chapitre, on conclura et l'on aura raison, que les divers obstacles qui se rencontrent dans la carrière d'un médecin, viennent presque tous des intérêts opposés, et que les moyens de les briser ou de les franchir se trouvent dans le mérite et les talents dont on peut être pourvu, et dont il faut savoir faire usage d'une manière tout à la fois fructueuse et honorable; ces deux conditions, si l'on nous comprend bien, étant synonymes dans notre manière de voir, doivent rigoureusement se trouver ensemble.

Les secours des amis sur lesquels on pourrait compter dans le monde étant donc trop précaires, il faut mettre au nombre des moyens dont nous voulons parler, celui de se rendre nécessaire, non pas à la manière de ces lâches officieux, de ces vils complaisants dont les démonstrations continuelles sont des insinuations à une aptitude à tous les genres de services, mais par un éveil donné au monde moral et qui lui révèle ce que vous êtes; l'occasion pour cela, tant fugitive soit elle, peut se renouveler assez souvent pour que vous n'ayez pas à vous plaindre d'un destin trop contraire.

On aura beau vous décréditer; dès qu'il se sera échappé quelque bruit de votre capacité, le retentissement s'en fera sur l'esprit même de l'homme le plus acharné à vous nuire, aussitôt qu'il sera malade; la cabale lui rappellerait en vain ses enga-

gements; le soin de sa personne parlerait plus haut,
et dans l'état grave où une maladie peut le conduire, il saura fort bien qu'il faut éviter les imprudences, et qu'en fait de sottises sur le chapitre de
la vie, il ne faut pas y revenir à deux fois.

Quels qu'ils soient, les hommes ressemblent tous
à Joseph II, ce souverain éclairé, mais qui, en se
donnant les airs d'une grande simplicité, tenait,
pour ceux qui l'entouraient, à toute l'observance
de l'étiquette de la cour. Il advint qu'il tomba malade, et ses médecins s'assemblèrent souvent selon
le cérémonial. Mais si le résultat de leurs délibérations fut, quand au traitement, annoncé à l'empereur, le résultat, quant au pronostic, fut tenu
en réserve, attendu qu'il n'était pas d'un courtisan
d'annoncer au maître de fâcheuses nouvelles, et
que si le conseiller aulique ne s'acquittait pas de la
commission, cela convenait encore moins aux autres
membres de la docte assemblée. Joseph II, en-
nuyé donc, comme tout le monde l'est, quand on
est malade, et surtout quand on est empereur, ne
voyant au lieu d'améliorations que des progrès dans
sa maladie, reconnut qu'à la vérité il était bien
médicamenté selon le haut rang où la Providence
l'avait placé, mais que néanmoins son indisposition,
ne s'arrêtant pas aux obstacles pharmaceutiques qui
lui étaient opposés par les médecins de la cour,
menaçait de le traiter d'une façon un peu vulgaire,
et même de le faire mourir en bourgeois.

Il s'avisa de lui-même, et cédant à l'instinct de
conservation, sauf à revenir plus tard aux exi-

gences de l'étiquette, il fit appeler en particulier le célèbre Quarin, et l'invita à lui déclarer franchement et nettement son opinion sur la maladie traitée en vain depuis si longtemps ; l'illustre auteur du traité des fièvres répondit à l'empereur que son état était assez grave pour s'attendre à mourir d'un jour à l'autre. Il s'agissait d'une hydropisie de poitrine bien confirmée ; aussi peu de jours après la prédiction s'effectua.

Que de gens ont recours à d'autres Quarin pour s'éclairer sur l'avenir du mal qui les tourmente, malgré leurs engagements avec Diafoirus, leur amitié pour Purgon, leur estime pour Galbanum et leur parenté avec Mirobolan ! La vie leur est trop précieuse pour se livrer sans appel à de pareilles capacités.

Nous avons examiné à peu près quelle est la position d'un médecin vis-à-vis de ses compatriotes, et comment il pourrait se conduire devant les obstacles qui se rencontreraient ; il nous reste encore pour terminer ce chapitre, à faire cette allocution : cher confrère, si votre conscience, renforcée de l'opinion de quelques amis éclairés, vous dit que vous êtes dans toutes les conditions nécessaires pour exercer votre profession avec honneur, et que malgré cela votre cause ne soit pas assez influente sur la multitude pour obtenir la justice qui vous est due, couvrez-vous de votre manteau et retirez-vous : vous êtes un sot, si avec vos talents vous ne pouvez satisfaire aux besoins matériels de la vie, dans le cas où la fortune vous aurait oublié ; et vous êtes plus sot encore , si , ayant le pain que chaque jour demande , vous soumettez votre tête au joug des coteries d'ignares , de charlatans qui disposent de l'opinion publique.

*

CHAPITRE IV.

DES INCONVÉNIENTS D'UNE CONDUITE HONORABLE.

Des inconvénients ! devrait-il y en avoir et n'est-ce pas déjà un scandale d'en parler ?

Tel est donc l'état des choses : lorsque vous serez descendu dans votre cœur, que vous aurez scruté soigneusement les ressources de votre esprit, que vous aurez rappelé tous les secours de votre mémoire, vous vous croirez digne de vous présenter devant vos semblables avec une dignité qui les honore, et cependant il y aura des obstacles, des piéges, des dangers même, et vous vous questionnerez encore, comme si vous aviez des torts.

Le bien n'est jamais admis dans le monde sans contestation, a dit un sage; et telle est la fatalité qui poursuit l'honnête homme, qu'après avoir composé sa fortune, son bonheur, son existence, de l'estime et de la bienveillance de ses égaux, il est débouté de toutes ses prétentions et de ses droits, précisément par le caprice de ses égaux.

Mais quoi qu'il en puisse arriver et quelque justifiables que soient à l'égard de ceux-ci les représailles par le dédain ou le mépris, il faut toujours mettre la raison de votre côté, et vous considérer comme un mal jugé à qui appartient la grande ressource d'un noble appel; le temps d'abord, puis les

sottises de vos compétiteurs vous replaceront à
votre poste ; cela se voit assez souvent pour compter là dessus.

En attendant malgré votre courage, vous subis-
sez les événements ; le sort, le malheur, l'enfer vous
écrasent, et pourtant le bonheur vous était promis,
vous aviez bien mérité de Dieu et des hommes.

Mais sous quelle forme, dans quelle partie de
votre existence, et de quelle manière ce pouvoir
satanique, ennemi du bien, vous poursuivra-t-il
sur la terre ? Qui le sait, qui s'en doute ? Il est tant
d'espèces d'infortunes qu'on pourrait compter sur
la moins attendue ; mais la moins attendue est souvent la plus douloureuse. Cependant supposons que
vous soyez atteint de la manière la plus commune,
celle qui frappe ordinairement les médecins probes
et honnêtes qui croient aux promesses de la société, comme la société pourrait compter sur les
leurs.

Ainsi vous êtes dans toute la plénitude de l'exercice de votre art ; vous avez fait des études solides ;
vous êtes jeune encore mais expérimenté ; des
succès bien constatés viennent confirmer à vos amis
et à vous-même la bonne opinion qu'on a de votre
mérite ; vos malades sont ou deviennent vos amis ;
vos excellentes qualités de citoyen, de chef de famille, ont renforcé celle de médecin, et votre existence publique, heureuse autant qu'il est possible,
paraît désormais assurée aussi longtemps que vous
avez à rester sur la terre.

Pendant que vous vous bercez de tous vos avantages et que vous vous endormez dans le long espoir qui vous est promis, le sort vous prépare en silence une espèce de contrariété à laquelle vous ne vous attendez guère : un petit Diafoirus s'élève insensiblement dans votre voisinage ; il croît modestement dans l'ignorance et les basses inclinations ; cela ne lui empêche pas de pousser sa carrière peu à peu jusqu'à l'école secondaire du département. Là, pendant quelque temps, son petit vocabulaire se renforce de quelques expressions médicales suffisantes pour paraître dans le monde ; et au moment inattendu surgit vis-à-vis de vous, un médecin dont vous ne vous doutiez pas ; c'est un nouveau confrère qui vous demande une part à la clientèle, en attendant qu'il vous la ravisse en entier. Il est ignorant, maladroit, dépourvu de bon sens et de jugement, mais il a acquis un certain verbiage qui lui suffit ; vous le savez et les bienséances ne vous permettent pas de le dire ; bien plus, la moindre expression dubitatrice de votre part sur ses talents, serait considérée comme l'effet de la jalousie, et tout, jusqu'à ses sottises, serait interprété contre vous ; cependant, malgré votre discrétion, le public travaille sans relâche à développer le mérite de votre nouveau confrère et toujours à vos dépens.

Jusque-là il n'y a rien d'extraordinaire, et malgré le partage de la clientèle, vous vous soutenez encore honorablement, parce que la reine de ce monde, la sottise, n'est pas si absolue qu'on ne puisse vivre sous elle ; or, il est encore des gens sensés dont vous avez toute la confiance, parce qu'ils ont pu vous apprécier ; néanmoins une de ces impitoyables fatalités qui détruisent tout ce qu'il y a de bon, de convenable, de décent, vient porter un dernier coup à votre existence, et pour la première fois de votre vie, vous mettez en doute si la vertu est quelque chose, et si l'honneur du monde vaut la peine d'y faire attention.

Une famille nombreuse, placée haut dans les rangs de la société, honorée de l'attachement que vous lui portez autant que vous êtes honoré vous-même de sa confiance, est estimée et respectée dans le monde, et pourtant par un coup du sort, il faudrait dire un malheur, cette famille est sur le point d'éprouver un échec à l'estime dont elle jouit par la faute de l'un de ses membres. Mais quelle faute ? Il en est de tant d'espèces que le choix est ouvert à quiconque est mal disposé ; mais enfin les susceptibilités sont si grandes pour ceux qui tiennent à la considération publique, qu'il en faut peu pour déchoir, et pourtant ce malheur se réduit à une de ces faiblesses si communes qu'elle n'ôterait pas un quart d'heure de sommeil à quelqu'une de moins délicat.

On exige donc de vous un petit service ; nous ne voudrions pas expliquer de quelle nature ; on peut le présumer. Vous êtes l'ami, le défenseur, le mentor de la maison, c'est dire assez qu'on compte sur vous, comme vous pouvez compter sur ceux que vous obligerez ; on ne parle pas même d'une rémunération largement proportionnée ; elle est implicitement convenue, et l'on ne présume pas que vous ayez ici des objections.

Comme on le pressent, le langage noble, délicat, franc, de toute la famille a un peu varié; elle voit le trouble dans son sein, l'éclat, le déshonneur; elle capitule avec ses principes, pour sauver les apparences : malheur extrême sans doute !

Cependant votre refus est net et formel; de la discrétion, du secret, vous y êtes obligé, mais rien de plus.

Un de ces hommes indignes, comme il en existe, est bientôt trouvé : c'est précisément le petit Diafoirus; il fait ce qui lui est dicté, et tout se passe dans le mystère; mais la complicité a rendu le nouveau venu nécessaire à toute la maison, et d'un autre côté, il est prouvé que vous n'êtes pas complaisant.

En un mot, votre remplaçant a passé sur le scrupule qui vous arrêtait, et le voilà introduit là où le malheur l'a fait appeler, où la complicité le retient, et où le secret le lie à tous les intéressés; vous, par habitude, par bienséance, vous venez encore, mais vous ne tardez pas à vous apercevoir que votre personne, si précieuse autrefois, est un fardeau aujourd'hui; les sentiments bienveillants qu'on vous témoigne encore sont plutôt ceux d'une amitié fatiguée que d'un contentement réel; on est embarrassé de votre présence, importuné de votre mérite, las de votre vertu; et, des deux parts, vous cherchez tacitement et vous trouvez bientôt un prétexte honnête pour ne plus vous revoir.

Ainsi donc, malheur sur malheur; la société tout entière s'en trouve atteinte; une famille respectable, pour couvrir une faute légère en a commis une plus grave; un médecin honorable est éliminé, parce qu'il est resté dans son devoir; un médicastre est mis en perspective, et comme le public juge par ce qu'il voit, il juge alors que Diafoirus seul a du mérite, et que vous n'en n'avez point; le suffrage d'une maison influente entraîne la foule en faveur d'un indigne, et il n'y a plus de malades pour vous.

A la perte de votre clientelle sans qu'il y ait de votre faute, se joignent des malheurs inattendus. Que sait-on? Le pouvoir infernal qui vous persécute vous rejettera loin en arrière de vos espérances et de vos droits, et tout vous fait faillite.

Est-il si rare d'être malheureux pour être homme de bien?

Mais où sont alors les ressources pour vous soutenir au monde, quand, avec tant de motifs d'en sortir, une épouse, des enfants ou des parents âgés vous ordonnent d'y rester encore? Nous l'avons bien dit: il faut compter sur soi-même, et pour cela travailler aux moyens de se passer des autres, quand les autres par une aberration morale, jugent mal de vous, tandis que vous avez tant de raisons de juger mal d'eux.

Pour le médecin dont la position est médiocre, chétive si l'on veut, mais soutenue par l'espérance, par l'aspect d'un avenir, lors même qu'il aurait peu de raisons d'y croire, la vie est supportable, et beaucoup d'entre nous n'existent pas autrement ; mais si cet avenir est épuisé par des promesses vaines, par des éventualités désastreuses, par un discrédit mérité, par l'affaiblissement des forces du corps et de l'esprit, avant le temps des réalités sur lesquelles on comptait, on pourra trouver nos réflexions tardives et superflues.

Nous parlons pour l'homme qui n'a pas encore mérité le malheur, pour celui qui, débutant au monde, croit meilleures les conditions qu'il impose ; et si nous cherchons à le détromper de ses illusions, c'est pour lui indiquer en même-temps les moyens de n'en être pas dupe un jour.

Une des grandes ressources qui dans l'adversité nous restait encore, et qu'on a tant cherché à détruire, c'était cet esprit de corps et de famille qui se transmettait de père en fils dans la même carrière, comme un héritage inaltérable en dépit des hommes et du temps ; c'étaient ces nobles exemples, ces vertus privées, ces grands souvenirs, cette transmission fidèle des dogmes de l'art ; continuation de solidarité et de garantie en faveur des peuples, d'un siècle à l'autre ; comme autrefois le divin vieillard transmit à Thessale les préceptes qu'il avait reçus des Asclépiades ses aïeux.

Cependant, malgré le siècle, ce domaine inaliénable de souvenirs, de considération, de haute estime, fait encore, dans quelques maisons, toute l'existence des fils et leur unique patrimoine, parce qu'en mourant il y a tel homme qui n'a pas laissé d'autre fortune; c'était là tout son bien, tout son avoir, et il avait trop de vertu pour en laisser d'autre.

Et pourtant on renie cette fortune morale, la seule que possèdent souvent les hommes d'étude, la seule qu'ils puissent transmettre, et la seule par laquelle, quand tout le reste leur est contraire, ils peuvent encore se redresser contre le sort.

Nous ne saurions ici avoir assez d'empire sur nous personnellement pour contraindre notre indignation aux discours de certains philanthropes, dont la péroraison est toujours une invitation à suivre le mouvement social; tandis qu'il est trop avéré qu'en nous livrant, nous médecins, à ce mouvement, nous restons en arrière, et que pour nous empêcher de le remarquer, on invoque nos principes d'humanité, quoique en sens inverse; on nous berne de belles phrases, on nous endort avec des paroles de progrès, on nous charme par les idées d'un perfectionnement auquel on veut bien nous attribuer une grosse part; et quand on a tout dit sur le bonheur présent et futur du genre humain, on nous inscrit, nous principaux artisans de tant de prospérités, entre les colonnes d'un rôle de patente, pour nous éviter sans doute les écarts de l'orgueil et nous ramener à la considération du néant des choses de ce monde..... *et omnia vana sunt.*

Il faut donc accepter ce qui est, en le modifiant à notre usage, et pour cela, se composer une vie privée que les errements du jour ne puissent atteindre ; il faut user de nos relations au dehors, comme d'un lien fragile sur lequel il ne faut pas trop compter pour fixer à soi tant de têtes mobiles ; vos succès, vos cures, vos liaisons, votre propre renommée, tout cela…. fumée et nuages ! on oubliera les faits brillants de votre pratique pour s'occuper d'un confrère nouveau-venu, qu'on oubliera à son tour pour penser à un autre.

Trouvez donc, autant que possible, au dedans de vous, tout ce qu'il vous faut pour rester sur la terre, et dussiez-vous être en opposition à cette majorité inique, formée d'éléments obscurs et suspects, vous n'en éprouverez ni plus ni moins les traverses et les douleurs de la vie ; l'honneur et la vertu ne garantissent pas des malheurs, mais ils les font supporter noblement ; il faut donc achever sa carrière en homme probe et courageux ; il faut repousser ces méchantes alternatives dans lesquelles on veut vous placer, parce que, charlatan ou imbécille, trompeur ou trompé, vous ne devez être ni l'un ni l'autre ; et enfin, si nous disons qu'il y a des inconvénients à se bien conduire, c'est relativement à ceux qui nous entourent : une vie honorable est une accusation perpétuelle contre tant de gens, que ceux-ci s'entendent à interpréter contre vous ce que vos belles actions leur reprochent ; car dans ce monde, dès qu'on n'est pas complice, on est accusateur.

CHAPITRE V.

DES SOINS DUS AUX MALADES.

Nous avons déjà assez traité de la question du savoir et de l'habileté, et nous avons dit bien positivement que si l'on se sent ignorant où incapable, il ne reste plus que le chemin de la retraite pour ne pas cesser d'être honnête homme ; c'est alors un jugement qu'on porte sur soi-même d'après sa conscience sans aucune participation étrangère, et dont par conséquent il ne peut rester un désavantage dans l'estime publique. Mais comme ici il ne s'agit pas seulement de soi pour soi-même, mais bien par rapport aux autres ; ce sont ainsi deux personnes dont il faut ménager les intérêts si cela se peut, et comme cela se peut rarement, c'est soi qu'il faut sacrifier.

Accoutumés que nous sommes à nous dévouer pour autrui, avec la conscience de l'impossibilité d'un égal retour, la recommandation est inutile ; il est seulement question de reconnaître en quoi et comment nos dévoûments peuvent être plus profitables et produire les meilleurs résultats. Dans ce but, nous commencerions par faire remarquer qu'il ne s'agit plus ici de recueillir des matériaux pour son instruction personnelle, ou pour les progrès de la science elle-même ; il s'agit uniquement du malade , et c'est dans son intérêt qu'il faut se renfermer. Occuper son esprit exclusivement de la maladie par rapport à l'art , serait presque une trahison , et si le médecin peut emporter des souvenirs de ses travaux , de ses procédés et de leurs résultats , c'est seulement quand l'événement l'a délié de ses obligations.

Nous disons bien ailleurs , comment la passion de l'étude , le feu sacré , l'inspiration du génie , peuvent jeter un homme hors des voies ordinaires et lui faire trouver son but au delà de ce que l'humanité exige ; mais cette exaltation dans l'étude des sciences médicales , nécessaire sans doute pour former des hommes supérieurs , peut bien se concevoir insuffisante dans l'application immédiate des secours de l'art ; car un empressement de toutes les heures , un zèle sans restriction , une douce philanthropie , une bienveillance égale , une patience continue , sont des conditions aussi bien exigées au lit de douleur. L'homme de génie, indépendant et fier, quand il pénétre dans l'avenir le mystère des événements , a besoin de devenir l'homme doux et patient pour le malheureux , sans quoi son ministère n'est pas achevé.

L'allemand Reil avait déjà remarqué cette existence morale de deux personnes dans une seule, et avait en conséquence proposé deux classes de médecins : l'une consacrée aux progrès de la science, et l'autre destinée à l'application de ses moyens ; il avait reconnu parmi les médecins la difficulté de travailler dans deux intentions pour atteindre à deux buts différents , sous un seul et unique prétexte.

C'est donc à concilier dans la pratique les intérêts sacrés de l'individu livré à vos soins et à ceux d'un art qui fait votre existence publique , que vous devez tendre votre esprit et vos forces.

Pour cela il y a quelques règles générales à suivre et susceptibles d'être modifiées selon les circonstances ; ainsi il ne conviendrait pas, sous quelque prétexte que ce pût être, de se livrer, sans avoir consulté ses forces ou sa capacité , à des essais quelconques , lorsqu'il y aurait possibilité d'obtenir les effets désirés par des moyens sûrs et connus. Aucune raison ne peut légitimer des tentatives entreprises pour le salut de plusieurs, ainsi qu'on croit le justifier , mais dangereuses pour l'individu qui leur est soumis ; il y a tort grave , et malheureusement un remède nouveau , un procédé récent , sont trop souvent l'occasion , surtout chez les jeunes médecins, de vérifier ce que le bruit public, les journaux, les collègues en ont dit d'avantageux ; et parce qu'on s'est flatté de pouvoir joindre son expérience à celle des autres , on ferme d'avance les yeux sur les dangers, et la vie du malade est livrée au hasard.

Il ne faudrait pas précipiter le jugement qu'on aurait à porter après beaucoup de réflexions, par la crainte de passer pour un homme vacillant , incertain , peu sûr ; on sait bien que l'air d'hésitation est toujours mal interprété , mais nous devons courir toutes les chances. L'assurance au lit d'un malheureux peut bien avoir de bons effets sur l'esprit de ce dernier , car ce n'est pas en sa présence qu'il faut laisser entrevoir le mystère de sa situation , s'il y a doute ou danger.

Il faut laisser aux saltimbanques cette abondance de paroles dont le but est de se mettre en évidence, d'étaler de l'érudition ou de publier ses succès , et non d'être utile au malade ; mais il est des circonstances où il convient de mettre en usage les ressources de l'élocution et de la logique ; c'est quand il s'agit de résoudre celui-ci à ce qu'on croit d'avantageux pour lui. Baglivi lui-même veut qu'on persuade son malade : *Medicus namque in sermone potens et artium suadendi peritissimus tantam vim dicendi facultate medicamentis astruit , et tantam doctrinæ suæ fidem in ægro excitat , ut interdum abjectissimis remediis difficiles morbos superavit, quod medici doctiores, sed in dicendo languidi , molles ac pene emortui nobilioribus pharmacis præstare non potuerunt.*

Il ne faut pas non plus , par une complaisance condamnable, se laisser conduire à des procédés puérils , ridicules , extravagants , inconvenants à tout homme de sens et de raison ; on voit souvent des médecins, pour flatter leur clientelle , céder toujours quelque chose , même de nuisible à leur malades ; d'autres écouter avec patience les observations et les objections des personnes présentes, ce qui est fort bien jusque-là, et ensuite discuter et délibérer avec elles sur le sort du malade, ce qui est fort mal, parce que celles-ci s'en attribueront une importance qui les conduira à agir une autre fois en l'absence du docteur, et le malade en pâtira. Il faudrait alors déclarer avec fermeté et précision aux assistants de tout âge et de tout sexe qu'à moins d'être médecin instruit, on ne doit pas traiter sérieusement de si hautes questions.

Nous ne saurions mieux faire que de rappeler la défense que fit, il y a environ cent cinquante ans, le collège des médecins de Londres : *Monemus itaque omnes medicos ut in hac re multo cautius posthac se gerant quam antehac solitum est a plerisque factitari*, etc. Il avertit les médecins de ne pas prescrire légèrement des remèdes, surtout quand ces remèdes sont demandés par des femmelettes et des ignorants.

Il est toutefois des circonstances difficiles où pourtant notre devoir est tracé ; c'est quand il faut prononcer à part soi jusqu'à quel point on se trouve compétent dans le traitement de telle ou telle maladie, et enfin juger si l'honneur et la probité ne nous contraignent pas à invoquer l'assistance d'un collègue plus spécial ou plus éclairé. C'est une situation assez délicate dont on est dispensé de faire part au public, mais sous la condition de s'exécuter sous les inspirations de sa conscience. Malheureusement la conscience d'un grand nombre se forme sous les auspices de l'amour-propre et de la présomption, et quand avec le secours de la bonne foi, nous cherchons à retirer nos collègues de dessous le charlatanisme, nous ne pouvons ici les empêcher de tomber sous l'empire de la suffisance et de la niaiserie ; l'alternative n'est pas flatteuse, mais enfin quelque chose fait que plusieurs se jugent souvent fort mal.

Toutes ces indications sur la manière la plus convenable d'agir auprès d'un malade, ressortent plus ou moins de la volonté ou des dispositions morales du médecin ; et cependant le mode de conduite que celui-ci doit tenir, est souvent puissamment modifié par la maladie, le caractère du malade et des personnes qui l'entourent ; il faut alors que les ressources et que les appuis contre les caprices du sort viennent de plus haut ; il faut porter au dedans de soi les moyens d'être présent à tous les événements sans désavantage, car dans la pratique, l'expérience la plus solide ne garantit pas le médecin des démentis que l'art ou la nature peuvent lui donner.

Il y a dans les maladies graves un instant critique pour le médecin, si ce dernier n'a pas prévu toute la difficulté de sa position ; et il doit l'avoir prévue s'il ne s'est pas écarté de ses principes de sagesse ; c'est quand vient le moment impérieux où l'on ne peut plus trouver dans son savoir et son expérience des motifs de ne rien craindre pour la vie du malheureux confié à nos soins, où il faut envisager la lutte entre la nature, l'art et la maladie, comme une affaire hors de toutes les prévisions, et où souvent notre rôle se réduit à une intervention pour retenir les secours indiscrets capables d'enlever les dernières chances qui restent encore à l'espoir du malade.

Quoi qu'il arrive, le vrai médecin est à son poste et attend l'événement ; c'est pour un autre homme que la situation est différente : tant que l'espérance d'une guérison impatiemment attendue, s'est soutenue au milieu des inquiétudes, des intrigues, des doutes et de tous les mouvements qui s'opèrent autour d'un malade, le chef de famille dont la faute involontaire a été de croire à la renommée et d'avoir confié à un médecin peu digne, sa personne et ses proches, attend le succès, et pourtant un dénouement contraire se fait pressentir ; il faut alors au médicastre d'autres moyens que les ressources pharmaceutiques pour continuer un rôle jusque là avantageux. Ses nouvelles démarches se déclarent par des insinuations contre les personnes environnantes ; il suppose des torts à d'autres pour affaiblir ceux qu'on pourrait lui imputer ; en un mot, il commence à faire répartir sur le plus grand nombre possible, une responsabilité qu'il avait d'abord prise aussi imprudemment qu'impudemment ; et comme son but n'a jamais été d'être vrai, il faut alors que la fourberie le préserve des effets de la fourberie, c'est-à-dire, qu'un mensonge nouveau vienne l'appuyer contre le démenti qui se prépare ; de là, succession de menées ridicules, de suppositions astucieuses, enfin enchaînements de sottises qui se soutiennent les unes par les autres.

Nous avons assez dit que l'instruction était la compagne de la probité, et que par conséquent médecin instruit et honnête homme, étaient des condi-

tions inséparables pour pratiquer convenablement
l'art de guérir ; par la même raison , fourbe et
ignorant sont des qualifications à peu près synonymes. Ainsi nous remarquons d'après ce que nous
venons de dire, qu'enfin le fourbe ne pouvant prévoir
les événements , tels qu'ils doivent arriver , les
conçoit à son avantage, et a pour principe de tem-
poriser , ou , pour se servir d'une expression commune , d'amuser son malade ; quant au reste , la
question subsistante , c'est lui-même ou ses intérêts ; toutes les autres sont des accessoires ou
des moyens.

L'histoire de la pratique médicale nous fournirait
assez de faits pour appuyer nos discours , si la connaissance de ce qui se passe dans la société n'avait
déjà donné suffisamment de lumières.

Coctier tourmente en vain les archives de sa mémoire pour trouver quelque moyen médical propre
au soulagement de son terrible et superstitieux souverain ; l'intérêt personnel est pour tous les deux
en faveur de la guérison , et si elle pouvait s'obtenir , il y aurait réellement de la bonne foi , puisqu'il n'y a point de motifs contraires ; mais l'âge
et l'ancienneté des infirmités du royal malade font
présumer au médecin l'inutilité de ses efforts; celui-
ci se tourne alors plus spécialement du côté que la
foudre doit épargner quand l'heure dernière aura
sonné sur la tête du roi ; son égoïsme n'est pas
même fardé par les bienséances ordinaires : il pose
hardiment pour pièce principale de ses armoiries
un arbre dont le nom désigne assez l'esprit de

précaution qui l'anime depuis longtemps. Louis XI
et Coctier sont deux types dont les copies ont été
assez multipliées depuis eux. L'égoïsme est bien là
réciproque, et s'y montre dans toute son énergie
et ses développements ; mais la première impulsion
est partie du roi ; le médecin, avide et intéressé,
n'avait garde de n'y pas répondre et de négliger
une aussi solide clientelle, surtout à une époque
de corruption où un médecin à caractère élevé eût
couru des dangers personnels.

L'exemple de ces relations pour être pris dans un
ordre élevé, n'en est pas moins applicable à ce qui
se passe fréquemment dans la société, et une infinité de médecins de bonne foi ne se croient point
passibles de reproches, pour répondre aussi à leur
manière à la vileté des sentiments d'une partie de
leur clientelle ; ils sont dans l'erreur. Nous disons
assez que notre mission honorable sera écoutée d'un
très petit nombre d'hommes aujourd'hui ; mais demain ce nombre augmentera, et après demain encore ; le progrès des lumières nous le promet, et
si l'initiative de la sottise part de nos malades,
nous devons prendre celle de la délicatesse et des
bienséances. Nous savons tout ce que nos collègues
disent des duperies dont ils sont victimes ; nous savons
combien le public est sujet à donner à ses opinions
sur le mérite médical des extensions qui passent la
mesure tant en deçà qu'en delà de la vérité et de
la justice ; mais qu'y faire ? Ce n'est pas un motif
pour le tromper par l'assertion de la science qu'on
n'a pas, tout comme ce n'est pas une raison d'exi-

ger de lui une estime particulière pour les talents dont on est pourvu. Les choses sont ainsi par la disproportion existant entre les médecins et ceux qui ne le sont pas, entre les moyens d'apprécier la science et la science elle-même. Nous seuls, médecins, pourrions à cet égard poser des questions et les résoudre; mais alors il se rencontre quelque chose de si tyrannique dans notre position, que nous serions même obligés de repousser ce que nous nous attribuerions de plus justes compensations et de plus équitables dédommagements. Réduits donc à tromper ou à êtres dupés dans des contentions que nous seuls pouvons juger, nous acceptons ce dernier rôle, mais avec la conscience d'une supériorité morale que le reste du monde entier rend telle par l'ignorance de ses rapports réels avec nous.

Qu'on ne vienne pas avec une banalité d'expressions qui démontrent l'insuffisance du langage, nous répéter que toutes les professions ont leur tribut à payer à la société, en échange de ce que l'on perçoit d'avantages de diverses natures. Cela est très juste, mais si chacun se doit à la société, c'est à la charge par elle d'apprécier ce que chacun lui apporte en travaux, talents, services, etc., et si cette appréciation ne peut se faire, il faut alors qu'il y ait d'une part ou d'autre, abus ou tromperie, et c'est là où nous sommes arrivés.

Mais enfin revenons plus directement à notre but. La détermination d'un continuel sacrifice aux exigences abusives dans l'exercice de notre profession, pourrait nous être rendue plus facile, en prenant une position assez élevée auprès des malades, pour que ceux-ci ne concluent pas de leurs souffrances ou de leur maux comme une nécessité de notre existence, et ne se laissent pas aller à l'idée que la prospérité des médecins ressort du malheur d'autrui; idée odieuse autant que vile, parce que ce qu'elle exprime est pris à contre-sens de ce qui existe: les médecins n'éprouvent pas beaucoup de satisfaction, à propos de leurs succès; mais les choses sont telles que dans les revers, ils éprouvent des effets pénibles, désagréables et souvent injustes. Hippocrate dans le livre *de Flat.*, qui lui est attribué, se plaignait déjà de cela il y a deux mille ans : « Le « médecin, dit-il, voit des choses terribles, n'a « que des malheurs sous ses mains, et la calamité « des autres est pour lui une source de désagré- « ments. »

N'est-ce pas tous les jours que nous sommes fatigués de cet esprit de défiance et de mécontentement, avant qu'une terminaison quelconque en ait justifié la moindre expression? et un exercice clinique n'est-il pas souvent un commencement d'hostilité dans lesquelles nous sommes appelés pour être chargés des événements malheureux?

L'homme souffrant, ses proches, ses amis, ont les yeux fixés sur le médecin, mais avec quel regard? Combien leurs observations à celui-ci, sur le traitement médical, contient, avec le langage de la bienséance, de ces mots à portée menaçante, de ces mots qui imposent une responsabilité, et dont la conclusion est un sinon écrasant, sous l'effet duquel, dans le cas d'un revers, il faudrait rester toute sa vie, si l'on n'avait assez de ressort dans l'ame pour riposter par un autre sinon également décisif.

C'est qu'il y a près des malades des positions désagréables, difficiles, où l'on pourrait chanceler, si de chétifs calculs dominaient les nobles intérêts de la science et de la profession, et où il faut courageusement se réfugier dans le sentiment qu'on a de sa supériorité. Le médecin médiocre ne va pas jusque-là, il a sa limite ; mais dans une position pareille il sait assez bien réparer le désavantage par des moyens dédaignés par tout autre et propres à lui ; il a sa manière, et quand le premier s'explique fièrement ou se retire, celui-ci redouble d'activité pour compenser ce qui lui manque, et tout à la fois se plier aux circonstances et rester.

Nous le disons avec peine : nous avons vu des hommes se faire offrir en remplacement du médecin honnête dont nous parlons, et, pour se justifier de ce procédé, faire une nécessité de la soumission aux caprices de la clientelle, comme une des conditions de la pratique ; et enfin, avec ce sourire niais et méchant attribué à un des personnages des tréteaux, avouer confidemment aux témoins de tant de souplesse, qu'il ne faut pas être fier pour prospérer dans le monde.

Faudrait-il désespérer, parce que des fléaux de toute espèce souillent le sol où repose l'homme de bien ? Le philanthrope, l'apôtre de la charité gémis-

sent de ce que la peste ou le choléra moissonnent
des êtres innocents qui eussent mérité de vivre ; le
moraliste s'indigne de tous les travers et les vices
qui dégradent la société ; le médecin qui tient de
l'un et de l'autre, doit-il trouver insolite que des
hommes prennent un titre égal au sien pour l'avilir ? Il doit se résigner, attendre, espérer ; il y a
des raisons pour cela ; sa position n'est pas plus
exempte d'inconvénients que celle de l'agronome
destiné à subir les orages et la grêle.

Nous ne pouvons disconvenir que nos rapports
avec nos malades sont souvent plus embarrassants
par les sottes exigences de ceux-ci, que les difficultés les plus inextricables de la maladie ; on se sort
de ces dernières par la loyauté et la conscience ;
mais les autres veulent être mis au fait de ce qui les
concerne, et ils le veulent avec d'autant plus de
force qu'ils sont moins en état de nous comprendre, et que la plupart des objets de nos discussions sont des secrets entre Dieu seul et nous.

On est donc mis ainsi dans un état de dissimu-
lation assez pénible, à moins que le médecin ne
soit de la trempe de ceux qui ne se doutent de
rien, et qui avec une foi robuste et le don des explications, peuvent affronter tous les événements.
Alors, nous le supposons, notre collègue peut
bien, sur les interpellations de son malade, lui
dire qu'il le traite d'après une méthode, selon lui,
la plus avantageuse ; mais il ne répond pas à la
question. Le malade regarde son médecin comme
le représentant avoué de l'art, et il exige de lui

tout ce que l'art peut promettre, et comme il a pleine confiance dans le docteur, il est persuadé que celui-ci ne possède pas moins de ressources qu'il ne lui en faut. On voit qu'ils ne s'entendent pas; l'un demande tous les secours nécessaires à son état, l'autre croit posséder toutes les ressources médicales, et n'offre pourtant que ce qui est en son pouvoir; ce dernier répond de lui, mais le malade veut que le médecin réponde de la science; c'est un colloque qui pour être tacite, n'est pas moins réel, et tous les deux y interviennent dans la forme du quiproquo. Ils sont donc dans la persuasion que tout est pour le mieux dans leurs relations, et nous croyons qu'en leurs qualités respectives, ils sont assortis; et pourtant, s'ils se reconnaissaient l'un l'autre tels qu'ils sont, la situation des deux parts serait pénible, anxieuse, et ne pourrait finir que par une séparation absolue.

Enfin nous ne saurions finir ce chapitre autrement que par la recommandation de se tenir à une certaine distance, pour que, dans ces scènes de familiarité où un médecin est souvent amené à prendre part, il ne puisse être forcé à dévoiler les mystérieux effets de son art; non que la chose soit possible avec la volonté la moins hésitante, mais que dans l'impossibilité de le faire, on ne prenne son refus pour le résultat d'une obligation contractée entre compères. On nous mesure habituellement dans des proportions si mesquines, qu'il ne faut jamais être étonné de voir soupçonner en nous ces petits calculs, ces étroites combinai-

sons qui composent la vie entière de tant d'individus ; mais puisque nous sommes appelés à vivre
avec tout le monde, il faut le faire avec assez de
réserve pour éviter des sottises à ceux que nous fré-
quentons ; c'est une générosité ajoutée à tant d'autres qu'elle ne doit presque pas compter.

CHAPITRE VI.

DES ÉTUDES MÉDICALES PRATIQUES.

A l'existence d'un mal évident auquel il s'agit de remédier, se joint la possibilité d'un mal plus grand encore, par l'effet d'une médication bien indiquée d'abord, mais contre-indiquée ensuite par quelque considération ; de là, anxiété, doute, combat intérieur qui a toujours pour résultat une sorte d'enchaînement des facultés intellectuelles dont ne peut s'affranchir le médecin qui n'est pas doué d'une grande indépendance d'esprit. Mille considérations à la suite les unes des autres, plus nombreuses en raison de la plus grande instruction que l'on a, militent en sens divers et se présentent là comme autant d'exigences qu'on ne peut satisfaire à la fois, parce qu'elles ont des motifs aussi bien appuyés par l'expérience que par la théorie. Autant vaudrait, pour sortir d'embarras, être ignorant et présomptueux.

Mais, il faut l'avouer, une pareille contrainte ne peut vous laisser longtemps dans cette voie de circonspection et d'inertie qu'on est convenu d'appeler sagesse et prudence, parce qu'elle transige avec tout ce qui peut troubler sa direction, au risque des conséquences ; la raison qui devient ici une sorte de nécessité, oblige à se lancer avec vigueur, ou dans la

voie obscure du tâtonnement et du hasard, et Dieu
sait combien de fois alors des succès inespérés ont
favorisé le plus vil charlatanisme, ou dans la voie
lumineuse que traverse le génie, et qui, par de sublimes combinaisons et des résultats brillants, conduit à toute la hauteur de la science. Mais alors, dans
la supposition qu'on a la faculté de choisir cette
dernière, il faut briser les chaînes de l'école et
celles plus lourdes encore du compérage, de l'habitude et de l'esprit de secte; ce n'est pas impunément qu'un médecin, en présence de ses confrères
et de leur doctrine, peut tenter d'autres moyens
que ceux de la mode et de l'époque; il faut qu'en
arrachant son malade aux dangers, il brave lui-
même ceux qui l'entourent, et qu'il livre à l'opinion
un combat dont le succès même ne justifierait pas
l'audace. La funeste influence de la jalousie et des
rivalités offusqueront l'œuvre du génie, et ce sera
une grande concession de l'esprit de coterie, si l'on
se contente de traiter maintenant d'heureuse imprudence ce que plus tard on admirera comme une
inspiration divine.

Nous raisonnons ici dans une supposition avec
ses conséquences possibles; il faut avoir de la fermeté, du courage et des moyens intellectuels, pour
lutter dans le monde contre l'opinion, pour lutter
contre des confrères quand la conscience y oblige,
pour lutter avec soi-même dans des positions incertaines, douteuses, et où il faut se prononcer contre
son propre intérêt.

Mais enfin, si l'on n'a rien de tout ce qu'il faut

pour cela, si l'individu dont la vie entière a été consacrée à l'étude, et dont pourtant le malheur, comme la faute involontaire, a été de se méconnaître, et d'avoir pris pour une vocation ce qui n'était qu'une velléité, qu'une détermination prise légèrement, sans examen, sans conseil, et de s'être enfin fait médecin sans avoir les ressources pour l'être véritablement? Quelle résolution peut-il prendre, si, ayant la conscience de sa faiblesse médicale, il possède encore les qualités de l'honnête homme? Il lui reste l'aveu de sa position, mais l'aveu à lui seul; les confidences seraient trop pénibles, et leurs conséquences ne seraient pas souvent assez équitables et généreuses. Ce moyen est pénible, sans doute, pour celui qui s'était d'abord persuadé de fonder sa réputation par lui-même; mais c'est le seul qui peut le maintenir à une dignité pour laquelle on sacrifie tout quand on a pu l'apprécier. Il ne lui serait pas toutefois plus avantageux d'imiter un tel, que la seule idée d'un retour sur lui-même effraie, et qui, jetant les yeux en arrière sur la route qu'il a parcourue, la voit jalonnée de sottises diverses et même de faits honteux, nullement susceptibles d'être effacés de la mémoire des contemporains, quand même il y consacrerait tout ce qui lui reste encore d'existence.

On voit ici que la nécessité de l'indépendance se reproduit, quoique sous une autre forme, c'est-à-dire, qu'il est besoin de toutes les ressources de l'esprit, du talent et de la science, pour ne pas rester sous le poids des opinions d'autrui.

Mais enfin, ces irrésolutions qui tourmentent les médecins dans leur pratique, tiennent bien, dans le principe, à une susceptibilité de conscience, mais elles démontrent en même-temps que les moyens intellectuels de l'observateur sont assez bornés, parce que, dans la plupart des cas, il faut s'établir juge de ce qui se présente, indépendamment de tout ce que l'école peut en dire.

C'est ainsi que, sans multiplier les exemples propres à confirmer notre opinion, nous citerions les affections gastro-intestinales, qu'avant une doctrine nouvelle on croyait bien dénommées sous les termes de saburre et de flux bilieux; nous verrions que ces états morbides, d'après l'expérience de la plus haute antiquité, généralement traités avec bonheur par les purgatifs de toute espèce, ne sont aujourd'hui, sous d'autres noms, et par la préoccupation des perforations intestinales, que des sujets de terreur pour un grand nombre de praticiens. Vainement l'histoire des temps passés représente à ceux-ci la manne et le séné comme les éléments scourables de tout abdomen oppressé de saburre et d'humeurs. Que disons-nous? et l'antimoine et le vin émétique, violents agitateurs du tube intestinal qui jouirent, à certaine époque, d'une vogue et d'une gloire, aussi inconnues dans les siècles antérieurs à eux-mêmes, qu'ils sont opposés au patelinage antiphlogistique du moment actuel; cependant l'organisation de l'homme était la même, et l'on criait : vive l'antimoine ! Mais enfin ces mêmes praticiens ont des perforations devant les yeux, et le mouvement de leur esprit qui se renforce de toute l'impétuosité de leur imagination, ne leur permet plus d'entrevoir d'autres possibilités.

Mais des perforations sont-elles les seuls sujets de terreur? Et les irritations encéphaliques, et les hypertrophies des principaux organes de la circulation, et nombre d'autres attestant, à la vérité, les progrès de l'anatomie pathologique, mais qui ne servent souvent qu'à accroître l'incertitude du praticien par le défaut de précision des signes dans les diverses espèces de lésions que ces termes comprennent, et qui le jettent souvent, dans la présomption de l'extrême dans la nature de la maladie, par la crainte qu'il en a. Ce dernier sentiment est assez naturel, et il domine volontiers tout homme qui n'est pas assez fort pour s'y soustraire de lui-même. Alors, de deux affections morbides dont la plupart des symptômes sont communs ou analogues, on s'arrête à la plus grave, et l'on établit le traitement en conséquence : *Ad extremum morbum, extrema remedia*. La servitude du médecin à des idées nouvelles qu'il aurait dû juger, lui a fait méconnaître l'opinion de l'hippocrate anglais : « Je n'ai point « honte d'avouer, dit Sydenham, que, dans le trai- « tement des fièvres, lorsque je ne voyais pas clai- « rement ce que je devais faire, j'ai souvent agi « prudemment, pour le malade et pour moi, en ne « faisant rien. »

Pour un grand nombre de praticiens, dans des circonstances semblables, c'est moins le désagrément de se reconnaître incapable, que la crainte d'être effectivement pris pour tel ; par la honte, on n'est esclave que de soi, par la crainte, on l'est des autres, et cette condition est la pire de toutes.

La fermeté d'esprit, l'élévation de caractère, quoique conditions premières pour le maintien de l'indépendance vis-à-vis de l'art, ne suffiraient pas si elles n'étaient appuyées d'une connaissance suffisante de l'histoire de la Médecine, depuis et avant Hippocrate jusqu'au jour présent ; histoire bien faite pour inspirer de la méfiance dans toutes les nouveautés médicales, et du doute sur la plupart des faits dont on prétend les appuyer. C'est donc une instruction médico-littéraire principalement qui peut affranchir les auditeurs crédules, les lecteurs bienveillants, de ces doctrines successives depuis deux mille ans, toujours séduisantes parce qu'elles promettent des succès faciles dans la pratique, autant qu'une grande simplicité dans l'étude.

Avec tout cela, il faut se tenir en garde contre les nouveautés médicales ; on se promet depuis tant de siècles le perfectionnement de l'art, qu'on est tout disposé à prendre pour tel la première extravagance qui nous est présentée. Le succès de celle-ci tient alors à la manière dont s'y prend l'heureux auteur, et au degré de zèle que nous mettons à le seconder. Pour peu que le sort et les méchants ne soient pas trop opposés, nous y trouvons tout ce que l'art et l'humanité ont pu désirer depuis la fondation des écoles de Gnide et de Cos. Quelquefois, il est vrai, le temps, l'expérience, le hasard même y apportent des contrariétés, et opèrent un fâcheux désenchantement; mais c'est la destinée des plus belles conceptions. L'anecdote suivante le prouve : elle est de tous les pays et de toutes les nations.

Un charlatan, assez honnête pour ne pas débiter des drogues malfaisantes, se mit dans l'idée de vendre, à six francs la bouteille, une eau merveilleuse propre à guérir toutes les maladies et à prolonger la vie indéfiniment. Ce nouveau remède ne produisit pas des ravages d'une manière sensible ; aussi eût-il une vogue prodigieuse. Le charlatan faisait déjà des affaires brillantes, quand un malencontreux apothicaire, tant soit peu chimiste, fit l'analyse de cette bénigne drogue, et trouva que c'était de l'eau de rivière toute pure. Dès ce moment personne n'en voulut plus.

Si nous étions bien éclairés sur la nature des choses, et surtout si nous étions bien sur la réserve, le charlatanisme scientifique n'aurait pas plus de succès que celui des tréteaux.

Les divers genres de mérite dont nous avons parlé pour pratiquer l'art divin avec honneur et succès, seraient encore insuffisants si l'on ne leur joignait pas ce qu'on appelle de la véracité ; car pour connaître les objets, il ne faut pas se les dissimuler, quand même ils offenseraient notre amour-propre. Il faut tirer parti de tout ; mais si quelques considérations vous autorisent à taire vos fautes médicales devant le public, tout vous oblige à vous avouer à vous-mêmes les cas où la nature a opéré sans auxiliaire, et ceux où vous avez tellement contrarié sa marche, que vos maladresses l'ont emporté sur ses efforts.

Confessons d'abord l'estime qu'on a et que nous partageons pour un grand nombre de nos collègues, à l'occasion de je ne sais quel fond de bonne foi qui les accompagne dans leur pratique journalière, et qui modifie ce que nous pourrions appeler des fautes ou des inconséquences blâmables dans leurs exercices médicaux. Cependant nous ne pouvons nous empêcher de déclarer routiniers, empiriques, ennemis des études, ceux qui, dans leur niaise confiance en eux-mêmes, semblent ignorer que nous devons tous concourir au perfectionnement de l'art, et que, dans ce but, il faut commencer par obtenir la guérison des malades, en déterminant la part d'influence que la nature, l'art ou le médecin peuvent y avoir; et par une conséquence toute naturelle, après avoir fait ces diverses parts, s'expliquer le plus clairement possible sa propre influence, non pas celle du médecin représentant, avoué de l'art, parce que cette qualité comporte diverses attributions et divers genres de mérite trop difficiles à réunir sur une seule tête pour se présumer prototype médical, mais bien celle de soi-même, individu, ayant étudié la médecine; et ensuite partir de là pour se mesurer avec les diverses branches de la science, s'avouer celles où l'on s'est reconnu faible, et y donner plus spécialement son application pour ne rien laisser en arrière; et plus tard, quand l'expérience, les conseils sincères et les encouragements raisonnés, vous feront entrevoir l'utilité de vos recherches ou de vos observations, vous essayer à les mettre au jour avec toute la réserve possible, mais surtout ne jamais perdre de vue qu'on s'abuse presque toujours en croyant savoir ce qu'on a vu, parce que ce qu'on a vu, on le croit réel dans la doctrine dont on s'est nourri. On oublie qu'une fois l'échafaudage scientifique renversé, les faits, les objets matériels qui lui ont servi de base, auraient besoin d'être vérifiés de nouveau. On reçoit si souvent des démentis dans ce qu'on appelle la science des faits, et nous l'avons démontré plus haut, que ce n'est pas la peine d'y revenir.

Mais qu'est-ce donc quand on veut se faire auteur, et qu'au lieu d'un petit traité ou d'une modeste monographie, on produit audacieusement un système entier, une doctrine, ou plutôt, comme l'orgueil le commande, une science nouvelle, une médecine vraie, l'art de guérir enfin rétabli sur ses véritables bases ? Qu'est-ce seulement quand on s'est engagé à la suite d'un brillant sectaire, et qu'on veut à tout prix une part de la gloire acquise au maître ? On ne capitule plus avec les opinions différentes, on ne transige pas même avec les malheureux soumis aux épreuves ; il faut que ceux-ci guérissent dans les formes prescrites, et, suivant l'événement, on travaille à démontrer leur obstination ou les succès étonnants de la nouvelle doctrine.

Dans l'étude des sciences, plus on est ardent et persévérant, moins on souffre la contradiction, parce qu'on s'est créé des idées devenues autant de propositions incontestables dont on est de droit le défenseur, et dont au besoin on serait le martyr. Une impulsion donnée d'abord par la persuasion, ou par quelque circonstance que ce soit, entretenue par une vocation qui s'en suit, se renforce plus tard de toutes les ressources que peuvent fournir à l'homme la vanité, l'amour-propre et même l'intérêt personnel; et ce qui n'était d'abord que dévoûment généreux à la vérité, devient servitude à la secte ou à la coterie à laquelle on se trouve engagé en dépit de sa propre raison. La lumière la plus vive frapperait vainement les yeux des adeptes jusqu'à l'importunité et la douleur, un faux honneur retient l'expression du désaveu; et tel gémirait, et en médecine il y a souvent lieu, tel gémirait dans son cœur de s'être trompé, qui n'accepterait pas même la ressource d'une confidence ou d'un épanchement amical; il y a quelque chose de plus fort que la raison et que la vérité qui appelle là un *veto* insurmontable : c'est l'orgueil. On se désisterait bien de ses prétentions, mais on ne consentirait pas à la publicité de sa déchéance; on veut vivre hautement et fièrement dans l'opinion, et alors tout ce qu'on appelle talent, science, travaux, humanité, ne sont plus que des prétextes ou des moyens, et jamais l'honorable but pour lequel nous devons exister.

Cependant nous ne voulons pas prendre dans une catégorie si désavantageuse pour les intérêts de l'humanité, le collègue à qui nous essayons de donner des avis sur la manière de rendre ses travaux profitables à l'art; nous le supposons praticien sage et instruit, disposé à utiliser pour lui et les autres les résultats de son expérience. Dans ce but, il faut qu'il se pénètre bien de l'art d'observer, mais dans un sens plus rationnel et plus philosophique qu'on ne le fait ordinairement.

Il doit donc lier, par la réflexion, le moindre accident au passé et à l'avenir, prévoir une foule d'événements indépendants du moment actuel et de tout pouvoir humain, calculer les effets probables des moyens à employer, et se précautionner contre tout ce qui peut s'en suivre.

Il n'est presque aucun cas morbide affranchi de ces éventualités désastreuses qui renversent tous les calculs ; aussi, toutes les sciences naturelles devraient-elles se compléter de la relation, ou au moins de l'index des exceptions et de toutes les possibilités contraires à l'ordre commun. Que d'erreurs on s'épargnerait en médecine, parce qu'on les aurait prévues ! Mais aussi combien il en faudrait rabattre de cette suffisance, de cet aplomb qu'on croit bien acquis parce qu'on a longtemps cru voir des objets semblables qui n'étaient tout au plus qu'analogues, et qu'avec un peu plus de perspicacité on aurait trouvé différents ! La moindre affection trompe comme la plus grave, et là où l'on a raison d'être le plus certain, on est quelquefois le plus promptement désabusé.

Ainsi, dans cette affection fébrile si commune, mais si bénigne, que, regardée comme le terme le plus simple des troubles de l'économie, elle a reçu le nom d'*éphémère*, le médecin s'abandonne à la certitude de ses prédictions, et voit dans une période courte, et pas seulement hebdomadaire, un succès assuré qui ajoute, comme tant d'autres, à sa confiance dans ses propres lumières. Mais des circonstances, quelquefois aussi inconcevables qu'elles sont extraordinaires, viennent multiplier les déceptions dans ce champ si positif de son expérience; à l'époque attendue avec tant de sécurité, une persistance dans les accidents appelle une plus sérieuse réflexion, en même-temps qu'elle exige d'autres dénominations pour s'entendre. Ce n'est déjà plus une continue simple, une faible angéioténique ou une gastrite légère; bientôt la recrudescence des accidents est telle, que les chances heureuses ont disparu, et qu'enfin les probabilités en faveur de la vie ont changé en presque certitude d'une dissolution prochaine. A tous les motifs d'espoir, de contentement, de confiance, a succédé la démonstration de l'incapacité du médecin ou du néant de la science médicale : on est forcé à poser l'alternative.

S'il nous fallait, sans discuter les choses, prononcer sur le premier aperçu, notre jugement serait trop prompt et peut-être trop sévère; certain de l'existence de l'art, parce qu'il s'est trouvé des hommes sages qui en ont démontré le magique pouvoir et les miraculeux effets, nous aurions mille raisons de prononcer que le médecin est un ignorant, et cette expression renfermant tout ce que celui-ci a d'insuffisant, nous aurions toujours raison, en ce que, quelle que fût son instruction, il aurait néanmoins manqué de quelqu'un des moyens nécessaires pour atteindre le but, et il est évident qu'il a omis dans sa clinique la prévision des éventualités, et qu'il a oublié de faire l'histoire négative

de la maladie, ou, en d'autres termes, la contre-
partie de l'observation positive. Nous avons assez
dit ailleurs qu'il ne suffisait pas de savoir ce qu'est
une affection quelconque, mais bien de savoir aussi
ce qu'elle pourrait devenir par mille circonstances
dont le médecin ne dispose pas.

CHAPITRE VII.

DES CONSULTATIONS ET DES PROCÉDÉS ENTRE MÉDECINS.

Le mot de *consultation* veut dire *plan de conduite* pour le malade ; souvent il signifie avis ou
opinion du médecin consultant qu'il faudrait appeler consulté ; il veut dire aussi discussion ou délibération ; il se prend même pour l'assemblée
délibérante des médecins ; on le donne encore à
l'expression écrite ou verbale de cette même assemblée.

Envisageons la consultation comme une délibération dont le but est de faire jaillir la lumière,
de faire ressortir quelque opinion heureuse, et de
réaliser ce qui peut rester d'espoir, dans quelques
cas graves ou obscurs.

Il faudrait d'abord se persuader de la difficulté
de s'entendre par la raison que, dans chaque maladie, les opinions, ainsi que les déterminations,
qui s'en suivent sont si multipliées qu'il est impossible à un médecin de juger un confrère dans un
cas quelconque, même bien évident ; celui-ci, à son
tour, ne pourrait pas même exposer à l'autre la
raison suffisante de sa conduite par le défaut du
langage médical ; les expressions manquent pour
déterminer ce résultat du coup d'œil, ce tact, ce
jugement rapide, qui décident presque toutes les

questions en pratique ; aussi rien n'est pitoyable et
pauvre comme un récit médical fait par un médecin même habile devant des confrères dignes de
lui ; quelle que soit la clarté et l'abondance de son
élocution, on sent qu'il manque toujours quelque
chose au fond de son histoire et qu'il y a toujours pour les auditeurs un travail de l'esprit en
supplément de ce qui manque au récit.

Ici comme ailleurs, la personnalité fait reconnaître son influence, et quand, dans une consultation, nous cherchons à résoudre une question par l'expérience individuelle, très souvent
nous l'éclaircissons moins que nous ne démontrons
l'exiguïté de nos ressources, parce que nous rap-
portons à nous ce qui tient à l'immensité, ou
autrement nous mesurons sur une échelle à notre
usage, un objet incommensurable, et que nous
cherchons à faire mesurer aux autres avec notre
même moyen ; plusieurs errements s'en suivent,
mais dans ces vicieuses habitudes de tout reproduire et résumer dans ses propres idées, si l'on
voulait tenter de se rectifier, on ne pourrait guère
en venir à bout que par un effort de philosophie
en faisant abstraction de soi, pour proposer les
divers modes d'appréciation que donnent les nombreuses doctrines qui ont régné tour-à-tour dans
l'empire médical ; quelque dangereuses que soient
celles-ci, elles fourniraient par la collision plus de
ressources que ces discussions verbeuses, sans caractère ni couleur, où la plupart des consultants
se disent éclectiques sans l'être, et seulement pour

déguiser à eux-mêmes et aux autres leur insuffisance et leur nullité.

Il faudrait alors s'appuyer sur ce qui a été fait
avant nous, et tirer de la pratique des meilleurs auteurs ce qu'on pourrait en faveur d'un cas difficile ;
il ne serait donc pas mal de pouvoir dire : Sydenham a observé un état morbide analogue, Baglivi
un autre, Stoll un autre, Bordeu un autre ; malgré les vices de l'observation, malgré les inconvénients des faits rapportés par des tiers, on renforce toujours la discussion de toutes les ressources
possibles, et on multiplie les matériaux propres à
asseoir un bon jugement ; ne mettre que soi en
avant dans de pareilles études, c'est par trop se
limiter ; ce serait faire preuve d'une suffisance condamnable, si la conviction et la bonne foi du médecin ne la défendaient contre de trop sévères qualifications.

J'ai vu, j'ai fait, j'ai observé..., toutes expressions
de l'amour-propre et qui dénoncent incessamment la
pauvreté du répertoire d'un praticien ; nous exer-
çons individuellement pendant six lustres à peu près,
et notre existence qui forme à peu près la million-
nième partie du monde médical, se rétrécit encore
de la faiblesse de nos moyens personnels ; si nous
ne nous avouons pas tout cela, au moins nous devons y réfléchir.

Cependant, si le cas était tellement spécial qu'il
pût autoriser un médecin à parler d'après son expérience et à dire : j'ai vu, celui-ci prend alors l'engagement de prouver qu'il a vu, non pour lui, car

son propre témoignage lui suffirait, mais qu'il a vu dans le sens que ses auditeurs peuvent comprendre pour juger la question, autrement la discussion devient oiseuse et inutile ; mieux vaut garder le silence, il ne peut que s'interpréter à bien pour le consultant ; cela démontre qu'il aurait au moins le sentiment des difficultés.

On conçoit donc combien un médecin doit peu s'en rapporter aux autres, et combien par les mêmes raisons il doit se méfier de lui-même ; plus on médite, mieux on sent qu'un récit verbal aussi bien qu'une observation écrite, est la traduction d'une traduction ; l'expression directe, nous l'avons dit dans la première partie de ce livre, ne se donne que par la lésion elle-même, et non par les mouvements désordonnés qu'elle produit.

Après ces remarques sur la manière d'envisager les délibérations médicales, il conviendrait d'examiner les diverses relations entre les médecins eux-mêmes et d'en démontrer l'importance, soit pour l'intérêt personnel de ceux-ci, soit pour l'honneur de leur profession.

Toutefois une réflexion, sans doute la plus juste de toutes, vient nous assiéger et nous forcer à l'examen de nos titres pour traiter une matière pareille ; mais nous ne parlons pas *ex professo*, et nous ne fermons pas la carrière aux habiles ; si nous usons du droit de penser et d'écrire, nous ne nous dissimulons pas que c'est là une chétive ressource pour quiconque substitue l'intention au talent, et nous ne la répudions pas.

Pardonnez-donc, honorables collègues, maîtres vénérés de l'art, si, par une intervention de rôles, nous prenons celui de l'allocution au lieu de recueillir vos paroles en silence et de méditer sur vos faits; mais peut-être, copiste de vos exemples, nous n'avons été inspiré que d'après vos leçons.

Outre les devoirs que la société impose à tout homme à l'égard de ses semblables, vous aurez encore à remplir près de vos collègues ceux qui naissent de votre profession, c'est-à-dire, ceux qui ressortent d'une communauté de positions, d'intérêts et de sentiments, et ce seront pour vous les plus difficiles, surtout si vous n'êtes pas pourvus d'un fond de raison, de justice et de connaissance du monde. Vous déguiserez mal cet orgueil inné qui souffre difficilement des égaux et plus difficilement encore celui dont, en dépit de vos prétentions, la supériorité sera révélée par des hommages publics; vous laisserez percer le signe de l'envie, malgré la douloureuse contrainte qui serre vos entrailles à propos de quelque déférence de vos collègues pour tout autre que pour vous; l'esprit de contrariété qui en est la suite, vous jettera dans quelque divagation, nuisible au malade, ridicule pour vous, et, ce qui vous sera écrasant, honorable pour celui que vous attaquerez sans résultat. Vous prendrez cependant garde en voulant, par une conduite contraire, éviter les expressions maussades des passions haineuses, de tomber dans l'excès opposé, par une afféterie, une contenance hypocrite qui décèlerait plutôt le singe maladroit que le médecin probe et sincère.

Divers écarts sont toujours prêts à vous déceler, si, par calcul ou prudence, une résolution vigoureuse de votre esprit n'est pas venue à l'avance remplacer tout ce qui peut vous manquer d'un caractère ferme, noble et loyal.

Nous savons bien tout ce qu'auraient de gênant tant de préceptes à observer pour quiconque est mal disposé; on ne se fait pas, et il est malheureux pour un individu d'être porteur d'un cœur vicieux et d'un cerveau mal fait; mais enfin, si cet individu a étudié la médecine, ce n'est pas probablement pour lui tout seul, et cela est alors bien plus malheureux pour les collègues qui le fréquentent, et plus malheureux encore et plus dangereux en même-temps pour le malade, que de se trouver en rapport avec de pareilles anomalies.

Les collisions, les discussions muettes de l'amour-propre et de toute espèce d'intérêt personnel, ont lieu principalement dans ces réunions où plusieurs médecins convoqués pour délibérer sur l'état d'un malade, émettant leur opinion, trop souvent, hélas! surchargée des expressions de la vanité, de la suffisance, de la confiance aveugle en soi-même, d'un penchant au dénigrement d'autrui, et à l'exclusion de ce qui est préférable, et souvent, ce qui n'est pas mieux, de choses étrangères à l'objet de la consultation.

C'est donc une arène où l'on se présente, pensant plus à soi qu'au malheureux qui souffre, et arrivant armé des moyens propres à accroître chacun son importance, son crédit et sa réputation;

mais les résultats sont quelquefois tout contraires à ce qu'on attendait, et les désappointements sont fréquents.

Baglivi, qui devait se connaître en consultations, puisqu'il avait été médecin du pape, recommandait cette modestie, cette réserve, cette modération, cette sagesse, si utiles dans toutes les situations de la vie, et si nécessaires dans les discussions médicales; il n'aimait pas qu'on s'échauffât à disserter : *Contra mortis imperium nil valet habitu martio incedere, nec contra morborum violentiam terrore disputationum pugnare* (Prax. med. lib. 11.)

Nous vous croyons très disposés à faire fructifier les talents que vous possédez; mais quelques légers obstacles peuvent parfois se présenter et vous les dissiperez facilement, parce qu'ils proviennent plutôt des errements de la société que des vices de votre cœur ou des aberrations de votre esprit.

Ainsi ne vous prévalez jamais près de vos collègues de votre position sociale, si elle est heureuse et brillante, parce que vous ne vous êtes probablement pas faits tels que vous dites, et que vous devez peut-être beaucoup au hasard qui favorise si souvent des personnes indignes au détriment des personnes de mérite.

Ne vous faites pas non plus un titre de suprématie de vos fonctions de médecin ou de chirurgien en chef de tel hôpital, hospice ou établissement public, si vous occupez un poste semblable, parce qu'il n'est pas prouvé qu'un peu de faveur ne soit

pas entré dans votre avancement, et qu'il n'est pas
prouvé que pour cela vous soyez plus habiles. On
recherche volontiers les titres de ceux qui s'élèvent
aux fonctions publiques, et alors on commencerait
par s'informer de vos démarches et de la qualité de
vos patrons; eussiez-vous été assez fiers pour vous
en passer, il serait encore à craindre que vos amis,
pour vous défendre, ne pussent mettre en avant
vos œuvres, vos services, vos écrits et vos belles
actions.

Vous n'affecterez pas de montrer une habileté ou
un savoir hors de nécessité; car, d'un côté, vous
pourriez manquer à vos collègues par une vaine jac-
tance; elle ferait supposer en vous l'intention de leur
donner des leçons, ce qu'il faut éviter; d'un autre
côté, si vous n'êtes pourvus que d'une instruction
médiocre, le débit répété de votre mesquine érudition vous ferait juger trop défavorablement; qui
d'entre nous n'a pas rencontré de ces pesants docteurs, bouffis d'une littérature vulgaire, toujours
prêts à répéter sottement ce qu'on a lu partout
écrit avec esprit et élégance? Soyez donc discrets;
en vous faisant croire modestes, on présumera de
vous mieux que vous n'êtes en droit de l'attendre;
ensuite vous remplirez un devoir, celui de ne pas
abuser d'un temps précieux, mieux employé à une
discussion utile au malade. Si, par hasard, vous
êtes vraiment instruits, laissez aux circonstances le
soin de vous faire connaître; il est bien de ne jamais
faire parade de ce qu'on est, et il est très avantageux de se laisser deviner.

Par la même raison, vous ne vous targuerez pas de votre expérience, eussiez-vous cinquante années de pratique, parce qu'il est des maladies où toute l'expérience est à refaire, et où le plus sage médecin avoue son insuffisance. D'ailleurs, si de longues années et une heureuse pratique vous donnaient quelque avantage, vos collègues solliciteraient vos lumières pour le malade, et non pour eux. D'ailleurs encore, les jeunes médecins, dont la mémoire est fraîchement chargée de tout ce qui s'est fait dans l'art de guérir, vous prouveraient que tels ou tels auteurs ont mieux dit sur le cas en question, dans une de leurs pages, que vous ne raconteriez vous-mêmes pendant tout le temps de ce qui vous reste à vivre.

Si la maladie exige que vous proposiez ce que vous croyez être avantageux, et vous n'êtes venus que pour cela, faites-le sans ostentation et sans prétention, parce que c'est votre conscience ici qui parle; toute autre impulsion qui vous conduirait à des propositions insignifiantes serait comprise à votre désavantage, et dans un grand nombre de cas il est mieux de vous taire.

Ne confondez pas les bienséances qu'observent vos collègues en se contraignant à vous entendre avec l'admiration dont ils peuvent être saisis pour d'autres discours; l'œil exercé aux usages du monde peut s'y reconnaître, tandis que vous vous y méprenez : vous faites le savant, le docte, l'érudit; votre vanité vous fait promener sur les qualifications flatteuses que vous attendez d'eux, et cependant ils gardent le silence; la politesse ne leur permet pas de dire que vous êtes des hommes médiocres; ils l'ont appris aujourd'hui, hier ils en doutaient.

Gardez-vous encore d'étaler devant eux, ni même devant d'autres, les qualités, le rang et le nombre de vos malades; tout le monde sait à quoi s'en tenir à cet égard; et quand vous parlez d'un duc et pair ou d'un ministre, on sait que vous donnez seulement des soins au fils du portier ou au cousin du valet de chambre.

Il faut se garder de ces ridicules étalages de titres dont quelques-uns font parade, et ne rapporter à la suite de votre nom que ceux nécessaires pour être reconnu; vos compatriotes ne s'inquièteront de vous que suivant le besoin qu'ils en auront, parce que vos titres sont votre affaire et non la leur; ils jugeront si vous recherchez la publicité pour l'utilité commune ou seulement pour vous.

Cet orgueil puéril, ces innocentes vanités qui se manifestent par de longues dénominations, indiquent le besoin d'un éclat quelconque pour être aperçu, et l'impossibilité bien sentie de se soutenir par un mérite solide. D'un autre côté, ce fracas qui sent toujours un peu le charlatanisme, nuit en quelque sorte à la considération dont doivent être entourés les corps savants, par la facilité présumée avec laquelle on admet dans leur sein de médiocres sujets.

Celui qui trouvera le spécifique de la peste ou du choléra, n'aura pas besoin de postuler un fauteuil à l'académie pour être couronné d'illustration

et de gloire ; par la même raison , il ne sera pas
tenu de décliner ce qu'il est au public pour être
porté à l'admiration des contemporains et de l'a-
venir.

Ainsi , vos œuvres , vos travaux , vos découvertes
doivent être vos titres ; mais si vous n'êtes pas assez
favorisés du Ciel pour en avoir de semblables, vous
pouvez vous en faire par vos bonnes actions ; il y a
de grandes facilités pour cela. Malgré votre modestie et le mystère dont vous enveloppez votre généreuse conduite , il s'échappera toujours quelque
chose de plus honorable pour vous que toutes les
qualifications données ou prises à tort ou à droit ; la
vraie manière d'acquérir l'estime publique , c'est de
la mériter ; mais dussiez-vous ne pas l'obtenir , il ne
faut pas vous abaisser à de vaines ostentations ; ce
n'est pas votre faute si l'on est injuste à votre égard ;
vous le savez , cela suffit. Ceux qui vous entourent ,
n'étant pas assez avancés dans la voie lumineuse où
l'homme de bien se juge , pourront vous deviner
quand le temps des hallucinations sera passé.

Désignez-vous donc le plus simplement possible ;
et , ne fussiez-vous annoncés dans le monde que sous
un pseudonyme , on vous trouvera bien si vous en
valez la peine ; nous connaissions un confrère estimable autant qu'estimé ; depuis qu'il s'est dit membre
ou correspondant de presque toutes les académies ,
il passe pour un sot.

Parlez toujours en bien de tous vos confrères ,
quelque raison que vous ayez de penser mal d'eux ;
des bienséances impérieuses vous ordonnent de ne

rien publier qui puisse leur être défavorable ; rappelez-vous pour eux comme pour vous la maxime : *Quidquid tibi fieri non vis, alteri ne feceris ;* elle n'est pas nouvelle, mais son application est de tous les jours ; au reste, vous ne savez pas, vous qui vous estimez tant, et qui croyez avoir des raisons pour cela, vous ne savez pas comment ils pensent de vous ; ils dissimulent, par un accueil honnête, leurs vrais sentiments, et ils ont probablement aussi leurs raisons pour cela.

Quand on se trouve, comme nous le sommes presque toujours, dans une collision perpétuelle par les intérêts et l'amour-propre de chacun en particulier, il faut avoir une véritable vertu, ou tout au moins les qualités sociales qui y ressemblent ; autrement on entrerait dans un état de guerre aussi ridicule que nuisible à tous ; les petits esprits, les caractères bas se laissent trop souvent encore, malgré les résolutions que leur inspire leur intérêt, aller au dénigrement des autres médecins, et l'effet qui s'en suit est un préjudice réel causé à quelqu'un et qui ne relève pas l'agresseur. Ainsi, n'entrez jamais avec le public, c'est-à-dire, avec les personnes étrangères à la médecine, en discussion sur le mérite de vos confrères ; les questions qu'on peut vous faire à ce sujet sont quelquefois un piége tendu à tout le corps entier, et le mépris que vous chercheriez à déverser sur un seul, rejaillirait sur la totalité et la plus forte partie sur vous.

Enfin, mes chers collègues, les grandes difficultés de la vie n'ont point lieu entre nous ; soyons donc unis tant qu'il se pourra ; tous les médecins savent que, nonobstant leur mérite, il ne dépend pas toujours d'eux de ne pas éprouver les avanies, les sottises et la méchanceté des individus avec lesquels ils se trouvent en rapport ; Hippocrate avait bien dit : « Le sort des médecins est d'être plus critiqués qu'honorés (Lettre à Démocrite).

Soyons unis, dis-je, plus que jamais ; soyons unis même avec Mirobolan, dès qu'il se dit médecin ; l'honneur de la profession l'exige puisqu'il suit notre bannière ; laissons croire qu'il en est digne. Ce ne serait pas la peine de détromper nos malades ; loin de nous en remercier, ils diraient que nous sommes des jaloux et des envieux ; vive plutôt Mirobolan !

CHAPITRE VIII.

ERREURS DE POSITION SOCIALE.

Ce serait au siècle des lumières, un terrible retard dans la carrière de la vie que l'impuissance de monter à la dignité de l'homme par des idées d'affranchissement, lorsque tout parle de liberté dans les actions et d'égalité dans les droits ; ce serait être bien en arrière que de répudier tant d'avantages pour se trouver à la suite d'intrigants enrichis, de fripons heureux, de butors et d'ignorants de toute espèce ; lesquels, prenant le change sur le sentiment qui nous rapproche d'eux quand ils souffrent, croient que nous les courtisons, et croient en retour nous faire un honneur infini que de nous accorder leur confiance et surtout de nous le dire.

Erreurs de relations, sans doute, mais surtout erreurs d'appréciation ! Parce que nous nous livrons à tous les petits mouvements qui agitent le corps social, on a conclu qu'il n'y avait pas d'estime spéciale pour nous, et que, fondus dans la classe des hommes utiles, nous étions aussi dans la classe des hommes qu'on salarie et dont on ne parle plus.

Il est donc nécessaire de répéter que pour rétablir les choses dans leur ordre convenable, il faut tout résumer pour les médecins dans l'indépendance ; dans cette manière d'être, non telle sans doute que , d'après l'errement commun , on se la fait avec des restrictions suivant le besoin , mais bien dans ces positions sociales calculées dès long-temps pour n'avoir pas à fléchir plus tard sous les mille et une exigences qui se rencontrent dans la vie des hommes faibles, légers ou inconséquents ; il ne s'agirait pas ici rigoureusement de fortune ou de protecteurs , toutes choses mobiles de leur nature, et sur lesquelles il faut peu compter ; et quoique nous ne repoussions pas ces moyens si positifs sui-vant le monde et si recherchés malgré les dés-appointements , nous devons trouver nos vraies res-sources sur une base plus solide et mieux à notre disposition : ce serait premièrement cette estime de soi-même que la calomnie peut faire ressembler à de l'orgueil , mais qui n'ôte aucun de ses avantages à l'homme de bien, c'est-à-dire, à l'homme dont les efforts, pour valoir mieux, sont pour sa conscience un témoignage non trompeur de son mérite , et qui l'autorise à des comparaisons avec ses semblables , et par suite des jugements dont les résultats sont en sa faveur. Ce serait secondement, comme consé-quence , une mesure des choses dites nécessaires à la vie matérielle , ou plutôt une restriction dans les besoins journaliers , afin de ne pas s'enfoncer dans une préoccupation continuelle pour les faire taire , et afin de ne pas s'égarer ainsi dans les sentiers mesquins de ces petits intérêts qui absorbent tout, quelquefois jusqu'à l'honneur. Ce serait troisième-ment , de regarder comme un domaine inaliénable de père en fils un nom rendu précieux par une suite

d'actions honorables, de vertus publiques et privées, et de repousser comme nuisibles ces opinions
de renversement, de destruction morale, de re-
nouvellement social; opinions qui tendent à considérer l'homme tel qu'un être spontané, sans souvenirs et sans espérances, paraissant au monde dans
tout l'égoïsme du moment et de l'heure; semblable
au champignon qui apparaît un instant sur des débris infects, sans laisser le vestige du germe qui l'a
produit ou de la semence qui doit perpétuer
l'espèce.

Il ne faudrait pas inférer de ce que nous disons en faveur de cette transmission de noms et de
souvenirs, contre le mérite sans appui, sorti de la
foule et se faisant jour par une vocation spéciale
plutôt que par un de ces petits mouvements de la
personnalité qui conduisent tant d'hommes dans
l'ornière commune; le mérite est bien venu partout, mais il naît plus difficilement sur les sols in-
grats qu'une longue et bonne culture n'a pas dès
longtemps préparés. C'est là sans doute une des
meilleures raisons à présenter pour démontrer l'a-
vantage de l'éducation paternelle et des études préliminaires.

C'est donc vainement qu'on voudrait voir dans
l'exercice de la médecine une profession à la portée
de tous, parce qu'une idée philosophique a été mise
en œuvre par un système d'égalité sociale, espèce
de saint-simonisme réduit en pratique avant qu'il y
eût un saint-simonisme, et qui présente tous les
individus pareillement doués des mêmes moyens in-

tellectuels et naturels , et par conséquent propres à
remplir toutes les fonctions et tous les emplois ; erreur grave que l'expérience de tous les jours dé-
nonce continuellement.

Mais en avouant qu'il faut pour exercer notre
profession une vocation spéciale , nous sommes loin
d'approuver l'empressement de quelques collègues
pour des moyens d'illustrations hors de la science
elle-même ; *suum cuique* : il faut que chacun s'en
tienne à ce qui lui est dévolu par le sort , surtout
quand on se trouve honorablement partagé ; on s'é-
gare alors par une ambition qui ne doit pas être la
nôtre , et l'on voit assez de gens qui , pour avoir
voulu être magistrats , publicistes , diplomates , en
même-temps que physiciens, ont fini par n'être rien
du tout.

Est-ce en effet un honorable progrès , une brillante ascension , une radieuse destinée pour un médecin admiré et cher au monde , que ces promotions
à de certaines fonctions publiques où l'on n'a de volontés que par les volontés d'autrui , où l'on pense
en vertu de ce qu'un autre a pensé , où l'on se lie
par les appas de l'ambition à tel ou tel homme ,
celui que vous savez , intrigant parvenu , arrivé au
pouvoir avec une exiguïté matérielle qui lui permettait toutes les souplesses, et lui rendait faciles les
exigences d'un haut patronage; il fait son temps, et,
bientôt chassé , il s'en retournera avec un peu de
honte , beaucoup de huées et probablement un
scandaleux embonpoint.

Certes , si dans le but louable de rendre service à

la chose publique , on consent à être édile ou questeur , on devrait bien être en garde contre les suggestions perfides dont plusieurs ont été dupes ; ou plutôt on ferait bien mieux de rester dans le rôle indépendant que nous donne notre profession , sans nous assujettir à servir de comparses dans les scènes jouées par des scapins politiques.

Notre ambition n'est pas et ne doit pas être d'une nature vulgaire ; basée sur le perfectionnement du genre humain et non sur la dégradation morale , elle s'associe par les efforts de la pensée aux œuvres de la création , et , par des résultats qui ne tiennent pas aux volontés du premier venu, donne à l'homme le sentiment de sa dignité.

Mais nous l'avouons avec peine : tous les médecins ne comprennent pas leur situation élevée , parce que quelques-uns , semblables aux auditeurs bénévoles des séances des carrefours et des boulevards , prennent quelquefois , à force de l'entendre, pour l'expression généreuse d'une confraternité universelle, les déclamations tendant à faire d'eux de petits tribuns au lieu de savants distingués ; et quand ils se sont laissé dire qu'avec de patriotiques intentions on était propre à tout , la science a été négligée et nos collègues sont tombés trop bas.

D'autres tombent plus bas encore ; ce sont ceux qui aux méditations scientifiques, joignent les spéculations mercantiles , et cherchent ainsi à se dédommager de la minimité des émoluments sur lesquels ils comptaient dans leur pratique , par le lucre souvent avilissant des tripotages du commerce ; vainement ils cherchent à concilier dans leur cœur deux cultes différents : celui d'une divinité à vertu ambiguë , à probité douteuse , et le culte noble et pur dû au fils d'Apollon.

Ne pas s'avilir est bien , mais il ne faut pas avilir les autres par un zèle mal entendu à secourir les malheureux ; ainsi il ne faudrait pas chercher à corriger les fautes du sort à l'égard de ceux de nos confrères qu'il aurait maltraités , par des secours matériels , mais seulement par les ressources de la bienveillance , de l'empressement et d'un appui moral qui sert toujours au besoin et honore tout le monde. Il se pourrait que ces principes nous eussent empêché de juger sous leur vrai point de vue les déterminations prises au sein d'une grande cité par des médecins pour venir au secours de leurs collègues tombés dans la détresse , par des associations et par suite des cotisations ; quelle chute , pour n'avoir pas formulé le généreux sentiment qui a dicté ce louable dessein dans le sens qu'il inspirait , et pour l'avoir au contraire traduit en terme de compagnonage et de trafic ! Une déplorable idée politique couvrant la société entière de ses conséquences désorganisatrices , a repoussé la dignité du malheur sous le prétexte de besoins matériels à satisfaire , et là où l'on a vu un confrère dans le dénûment , là on lui a fait une nécessité de se dépouiller du noble orgueil que la profession , la science , la famille, lui inspiraient, pour le traîner dans l'ignominie de l'aumône. On couvre vainement d'une phraséologie commode les dons faits au nom de l'humanité, il y a inconséquence ; nous adoptons avec empressement les usages, les opinions, les susceptibilités quelconques de la société , et nous oublions ici que si elle couronne d'immortelles celui qui donne , elle marque d'un stigmate humiliant celui qui reçoit.

Cependant on ne peut douter que les auteurs du louable projet n'eussent l'intention de conserver un homme dans son existence vraie, c'est-à-dire , de maintenir le médecin affaibli par la diminution de ses ressources au rang honorable où il s'était placé et où la société le reconnaissait ; il y a assurément là un besoin déguisé du retour aux anciennes corporations , à ces institutions respectables qui rendaient dans la même position sociale un homme responsable de son égal, sans avilir ni l'un ni l'autre.

Sans doute , si le sentiment généreux qui a conduit tant d'honorables collègues à chercher les moyens de soulager l'infortune , ne tendait pas à faire revivre l'esprit de corps , comme un domaine inaliénable reçu pour être transmis , il les conduirait à des résultats faux , au lieu de tout ramener dans la voie où nous devons marcher.

Certes les cotisations ne remplissent pas ce but ; les secours à domiciles , quelle que soit la main qui les porte, sont d'autant plus insuffisants qu'ils augmentent les besoins en leur ôtant le voile modeste qui les déguisait par amour-propre , et une fois que le malheureux a touché le centime de la bienfaisance , il n'y a plus en lui le noble motif de cacher sa détresse sous le manteau d'une honorable fierté. On a beau dire, en fait de philanthropie, il s'agit moins du morceau de pain pour se nourrir un jour, que de cette espèce d'amour-propre qui supplée à tout, et fait vivre les générations par la transmission de noms sans tache dans la même profession; une famille, pauvre dans le sens de l'égoïsme public, mais riche de ses vertus, est admise au monde avec ce front, sinon rayonnant de la prospérité, au moins sévère et pur, qui commande le respect. Et enfin, si l'on voulait nous permettre de parodier une maxime du législateur des chrétiens, nous dirions : l'homme en société ne vit pas seulement de pain, mais de la dignité de la science et des exigences de l'honneur.

De quel héritage d'illustration peut se glorifier celui donc le père a reçu le denier de la cotisation? Appréciant par nos mœurs et nos scrupules ce que c'est qu'un don à titre gratuit, il recommencera sans doute la fortune de l'honneur, pour laisser à ses fils une existence qu'ils puissent avouer, et des souvenirs qu'ils puissent opposer aux détracteurs de leur père.

Mais enfin, il travaille à nouveaux frais, et les fruits de ses nobles acquisitions seront pour ses enfants seuls, à qui il dira un jour ce que nous disons maintenant : les théories de la philanthropie sont en contradiction avec les mœurs trop susceptibles de la société; on honore l'homme bienfaisant, mais on avilit le malheureux; pour soulager celui-ci de besoins passagers, faciles à faire taire, on l'atteint de blessures morales qui ne guérissent jamais;

comptez sur vous, et surtout calculez dès votre début.

Mais qu'on nous permette encore quelque chose sur la position sociale des médecins et sur leurs intérêts particuliers. Nous nous sommes mis personnellement sur la voie de la censure, et peut-être nous sommes-nous trop appuyé de l'autorité de Montaigne : A contrôler, dit-il, les productions et les « actions d'un chacun, il s'engendre envie des « bonnes et mépris des mauvaises. » Il ne nous appartenait pas trop de commenter par notre livre cette proposition du plus sage des philosophes modernes ; car en disant que tels ou tels ont tort, nous ne pouvons pas nous vanter d'avoir toujours raison, surtout devant ces hommes recommandables à qui l'on doit d'autres tributs que des compliments vulgaires ordinairement peu flatteurs.

Aussi nous trouvons-nous moins embarrassé à énumérer les possibilités de leurs errements, que de les applaudir de l'infaillibilité de leur raison ; hommes de sagesse dans le chemin de l'honneur, mais hommes du doute dans celui des sciences, il nous comprendront ; et quand nous dirons que la philosophie de quelques-uns a de la peine à résister au torrent des systèmes à la mode, des intérêts de coteries, des petites ambitions, et que ce sont là autant de fléaux, érigés en quelque sorte en nécessités par de funestes habitudes, de fâcheux exemples, venus de haut et de loin, alors ils s'examineront sans doute, et pour la gloire de la profession et le bien de l'humanité, ils aviseront et feront mieux que nous ne sommes capables de le proposer.

Une occasion n'est pas éloignée peut-être où la pratique médicale aura besoin de leur influence et de leur appui, pour n'être pas étouffée sous les étroites combinaisons du système social qui tend à restreindre la pensée sous un joug rendu commun à tout ce qui est de l'homme intelligent. Des projets règlementaires non moins gênants pour l'exercice de l'art que pour son perfectionnement, sont à la veille d'éclore, dit-on, au sein des pouvoirs législatifs, et ce qui en a transpiré précédemment, n'est pas trop fait pour donner beaucoup d'essor au génie médical, et pourrait fort bien contrarier les vrais soutiens de l'art, sans réduire au silence les voix audacieuses qui trompent le genre humain.

On ne remplira nullement le but qu'on envisage, et comme il est plus facile d'être médecin sous la protection de la loi que sous les auspices de la science et de l'honneur; toute disposition législative tendra à renforcer les manœuvres de la fourberie et de la cupidité au préjudice de la médecine elle-même.

Ainsi en accordant un titre à l'homme de mérite qui pourrait s'en passer, on en donne également un à celui qui en a besoin pour suppléer au mérite qu'il n'a pas, et pour le protéger contre les accusations de l'humanité.

Vainement on objecterait le danger de multiplier les saltimbanques par l'absence de tous moyens répressifs; si les lumières se répandent, le charlatanisme en plein vent doit perdre son crédit , et ce ne sera pas contre les tréteaux que la philanthropie aura des plaintes à porter.

Nous l'avons dit si souvent qu'il est fastidieux pour nous de le répéter et encore plus pour ceux qui nous entendent : le charlatanisme habile et dangereux ne s'aventure pas en plein air ; il prospère dans les salons , il pénètre même dans les académies ; il est poli , attentif , élégant ; il se monte au ton de la société qu'il fréquente , porte fort bien la physionomie des honnêtes gens , parle plus haut que tout le monde et semble toujours avoir raison.

Nous ne pouvons pas trop comprendre quelle action la meilleure législation possible pourra avoir sur une existence pareille.

CHAPITRE IX ET DERNIER.

CONCLUSION.

Arrivé au terme où l'on ne s'échappe plus, par des divagations ou des réflexions inutiles, du réquisitoire lancé par la raison, pour s'expliquer catégoriquement devant le public, nous ne nions pas la nécessité de formuler d'une manière précise ce que nous avons dit précédemment, et d'accepter le jugement qu'on en portera. Nous siérait-il bien de réclamer de l'indulgence quand peut-être avons-nous provoqué le mécontentement de quelques collègues à idées fixes, à pratique routinière, à marche invariable, malgré le mouvement perpétuel; braves gens qui verront ici moins des améliorations à introduire que des dérangements incommodes pour leur conduite médicale, et qui, pour toute objection, seront à nous demander nos titres à parler si haut sans faire mieux.

Réduisons enfin la matière de nos dissertations en propositions peut-être obscures, peut-être fausses, et certainement peu méthodiques, mais que chacun peut rectifier suivant sa persuasion; nous ne repoussons rien de ce qui peut les redresser dans la véritable voie si elles s'en écartent; disons donc :

Qu'il n'y a pas de perfectionnement scientifique à espérer, sans perfectionnement intellectuel préa-

Que l'art de guérir est un texte que l'avidité, la convoitise, la fourberie, commentent à leur gré, et un champ qu'elles exploitent sans contrariétés sensibles, sans obstacles réels, et sans répressions efficaces ;

Que les sentiments généreux ne sont point en opposition aux résultats heureux de l'art, mais qu'ils ne mettent point l'obligé dans une nécessité absolue de reconnaissance, parce qu'ils établissent des compensations hors de la portée commune et comprises seulement de celui qui oblige ;

Qu'il en sera ainsi tant que la société jugera le mérite des médecins sur les mêmes bases qu'elle juge tout ce qui l'environne ;

Qu'alors il s'en suit un assentiment à tous les travers et à toutes les petitesses, et qui comporte une médiocrité d'instruction et une paucité de talents dans le but de se rapprocher mieux de ceux avec qui on est en relation habituelle ;

Que dans cette dernière position, dans cet état où l'infériorité est admise comme nécessité dans le fond pour le maintien de l'équilibre moral entre médecins et malades, quoique repoussée dans les termes, il serait superflu maintenent de chercher à faire prévaloir le contraire, et à rompre l'espèce d'harmonie sociale qui existe. On peut, avec le temps et une instruction préalable, dirigée plutôt vers l'appréciation des médecins que de la médecine, espérer de modifier en mieux cet ordre de chose ; mais au moment présent, si une pareille entreprise pouvait se justifier par l'ardent amour de l'humanité, elle ne le serait pas suffisamment par l'espoir de la réussite, et par conséquent ce n'est pas dans ce sens qu'il faut opérer; ce n'est pas en heurtant la société et les objets de son choix qu'on parvient à la réformer; c'est en lui montrant le ridicule, c'est en lui peignant la sottise, c'est en ouvrant les yeux à tout le monde sur les illusions et les fourberies de toute espèce qui peuvent prendre terrain dans l'empire médical; la crainte du danger fera assez le reste : il y a un tel qui ne mourra pas sans qu'on se soit informé quand et comment l'accident a eu lieu, et la sûreté de tous sera une active surveillante pour chacun en particulier;

Que néanmoins, dans cet état de choses, la meilleure manière d'exercer tout à la fois honorablement et fructueusement, dépend plus des qualités morales appréciables par tous, qu'au mérite scientifique, par la difficulté de trouver des juges compétents;

Qu'en conséquence les qualités morales donneront la démonstration, autant qu'il est possible dans les choses de ce monde, de la supériorité de talent dans l'art de guérir, parce qu'elles certifieront la véracité de l'homme qui se présentera à ses semblables comme capable de les secourir, et digne de leur confiance.

Arrivé à la fin de ce livre, nous ne saurions taire qu'en l'écrivant, nous avons moins cédé à une exaltation légitime pour les intérêts de la science, qu'au besoin de replacer la question sociale qui nous concerne sous son véritable jour ; ainsi donc, en nous résumant, ce ne sera pas seulement dans un ordre spécial d'études, dans une manière d'être limitée, dans un intérêt borné, que nous pourrons concevoir l'existence du vrai médecin; homme universel dans la science, mais homme sublime dans ses rapports avec l'auteur de la création, c'est vainement que l'esprit du siècle le ramènerait dans la ligne commune du système social ; sans doute, individu, il est le semblable et l'égal de ce qui respire comme lui; mais adepte, mais élu, mais sectateur de l'art divin, il appartient aux régions supérieures, et dans la sphère élevée où il conçoit et exécute, et d'où il envisage ses rapports avec le genre humain, il apprécie mieux tout ce qu'on poursuit si avidement sur la terre ; l'intérêt matériel, c'est un besoin grossier; l'ambition, extravagance ou folie ; l'amour de la gloire, fumée, enivrement; la renommée, charlatanisme ou sottise ; toutes variétés de l'égoïsme dont on se lasse, parce qu'elles puisent leur aliment dans l'estime de gens que nous estimons ordinairement moins que nous.

Il faudra donc, quelque anticipation qu'il y ait de notre part sur l'avenir, que la profession médicale se livre à une alternative dont elle s'approche tous les jours, ou elle s'abandonnera par l'impulsion de notre époque, aux mouvements des spéculations industrielles, avec l'ignoble cortége de la publicité, des concurrences et des rabais ; ou elle se constituera en secte philosophique, religion na-

turelle, corporation scientifique, ou association
généreuse quelconque, et comprendra alors tout
ce qui entre dans l'ordre des connaissances humaines, tout ce qui existe de mieux dans l'organisation physique comme dans la constitution morale;
révolution sublime qui se prépare, mais qui en elle
résumera tout.

Il le faudra; ainsi, talent, science, honneur,
vertu, expressions synonimes un jour, mais
diverses maintenant par la pitoyable nécessité de
multiplier les attributions, de satisfaire aux exigences de toute nature, de contenter les passions
égoïstes, de jeter une part à l'avidité, d'accorder
à chacun quelque chose d'honorable pour avoir la
paix sur la terre; sorte de transaction honteuse à
laquelle l'honnête homme lui-même est obligé de
se soumettre, pour n'être pas éliminé du monde
et isolé au milieu de ses semblables; mais il n'y a
qu'un mode de perfectibilité, comme il n'y a qu'un
but, et si l'homme marche toujours, s'il atteint
cet apogée tant promis, assurément il y arrivera
par la science médicale, la science du perfectionnement; tous nos travaux, nos découvertes, nos
lumières tendent là; et s'ils n'ont pas encore donné
le résultat qu'on est en droit d'attendre, c'est que
le genre humain n'est pas arrivé à l'époque de
maturité dont chaque jour le rapproche; tout ce
qui a été fait de bien n'est qu'un germe, mais un
germe jeté dans l'avenir, et qui se développera
pour la réalisation de nos espérances.

FIN.

TABLE DES CHAPITRES.

FIN.